東洋医学概論の解説書

図説・霊枢 現代語訳（鍼経）

淺野 周 訳

黄帝内經靈樞巻第一

九鍼十二原第一

黄帝問於岐伯曰余子万民養百姓而収其租税余

哀其不給而属有疾病余欲勿使被毒薬無用砭石

欲以微鍼通其経脈調其血気営其順逆出之会

令可伝於後世必明為之法令終而不滅久而不絶

まえがき

中国で鍼灸の先生に会うと、「私は『素問』、『霊枢』、『甲乙経』、『大成』の四書を全部暗記している」と自慢する。しかし『素問』から記載を拾ってみるが、どうも鍼の記載が少なすぎる。それでも『傷寒論』や『難経』より多いものの、『素問』は鍼の知識というより趣味で読むものと思える。『傷寒論』は湯液中心の書で、鍼の治療が散見されるだけである。『難経』は完全に脈の本だが、最後に少しだけ鍼の得気や男女の刺入深度が記載されている。やはり鍼灸と表題のある『鍼灸甲乙経』、そして『鍼灸大成』、さらに『甲乙経』で『鍼経』と紹介され、また巻頭に「これを『鍼経』と名づける」と記載されている『霊枢経』が古典の三大鍼灸書であろう。その三書の翻訳に私は関わってきたのだが、『甲乙経』と『大成』は唐や明代だから、木版の彫師が間違えない限り問題はない。しかし『霊枢』の時代は、紙がなかったので竹簡《ちくかん》や木簡《もっかん》に文が書かれており、まず竹の繊維によって墨が縦に流れて散る。さらに木簡や竹簡は木片や竹片に穴を開け、横から紐を通して繋いだ代物なので、『霊枢』に記載されているように、何度も読むと繋いだ紐が竹や木の端で擦れ、切れてバラバラになってしまう。そこでバラバラになった木片に再び紐を通して繋ぎ直すのだが、そのとき文章の書かれた木片が間違って入れ替わってしまう。間違って繋がるのだから文が前後する。それが錯簡《さっかん》の起きる原因だ。白絹に文字を書けば錯簡は起きないが、絹は王侯貴族しか手に入らない。だから庶民《しょみん》は木片や竹片に文字を書いていた。そして紙が発明された。最初の紙は、足長蜂の巣をたくさん集め、水で溶かして薄く延ばした飴色《あめいろ》の紙だった。さらに和紙が発明され、木を砕いて煙で漂白し、皮を煮詰めた膠《にかわ》（ゼラチン）で繊維を固めるようになった。紙が作られるようになると木版印刷で書物ができるようになり、錯簡が起きなくなる。しかし『霊枢』は『素問』より古い書物であり、すでに錯簡が起きていたり、竹に書いた墨が散って判読困難な文字がある。しかも木版を彫る職人の誤字もあって、後世の人が文字を校正し続けた結果、数種類の『霊枢』が存在する。そこで何《いず》れの『霊枢』の文字が正しいのか推測しなければならないが、さいわいにして『黄帝内経太素』や『鍼灸甲乙経』に同じ文が残っている。それらの文字を比較することで、正しい文が何だったかを推理できる。『甲乙経』は中国に残っているし、『太素』は正倉院に残っているが、いずれも唐代の書物である。私は『甲乙経』も『太素』も持っており、『呉註』や『発微』もあるので、『霊枢』を訳すのに相応しい人間なのかもしれない。

私は北京堂という鍼灸院をやっているが、その治療は『霊枢』に基づいたものだ。とはいっても、私は日本語訳の『素問』や『霊枢』を読んだことがない。読んだとしても学生時代のはるか昔で、まったく記憶にない。『霊枢』は昔の解剖書である。経絡学とは現代の脈管学であり、筋肉には索と呼ぶ凝固した部分があり、血管には横絡と呼ばれる滞った脈があるので、それを目標に刺鍼すると書かれている。さらに十二刺や九刺、五刺、三刺などの刺鍼法があり、得気して重怠くならなければ鍼の効果がないこと、そして脹論や寒熱には「発病した直後なら一回、時間を経《へ》ていれば三回の刺鍼で治癒する」とあり、寿夭剛柔には「発病して九日目なら三回、一月《ひとつき》なら十回の刺鍼で治癒する」と、治療回数の目安が書かれている。また玉版には「不治の患者を治療してはならない」と書かれている。金の棒で擦られる治療を受けていた癌の女優がいたが、亡くなった。もし治療者が『霊枢』を読んでいれば、自分が治せない患者を治療しなかっただろうし、十回治療しても好転しなければ転院させたと思う。『大成』には不治の患者を治療してはならない理由を「患者の家族に恨まれるからだ」と書いている。現在のような情報社会では、死亡した患者を誰が治療していたのか簡単に分かり、その人の治療は誰も受けないだろう。

私は『超初心者用・鍼灸院治療マニュアル』にて『霊枢』の要点をまとめたつもりだが、『霊枢』のすべてを書いたわけではない。私が取捨選択した部分がある。現代に治療している鍼灸師は、誰しも古代の鍼灸書に基づいて治療していると思うが、それは『素問』か『霊枢』か『傷寒論』か『難経』の何《いず》れかだと思う。しかし一部のみを抜粋して強調してしまえば、「木を見て、森を見ず」になってしまう。だから『超初心者用・鍼灸院治療マニュアル』で『霊枢』の要点を抜粋するのみでなく、全体がどうなっているかを公開しなければ、「自分の都合のいいところだけとって、週刊誌のように繋ぎ合わせてある」など、我田引水を疑われる。また現代文だけでは解釈の違いを判断できないため、原文も一緒に出すことにした。これまでの訳文では原文と訳を並行させせたり、最後に原文だけを細かな文字で載せたりしていたが、それでは訳文と照合するのに不便であり、また他の訳本を持っている人が原文を参照したい場合の経済性も考え、訳本と原文を分けて上下二冊とすることにした。

これまでは鍼の古書として『難経』を読む人が多かったが、私は『難経』は脈の本で、鍼灸の書ではないと思う。やはり鍼灸と表題にある『鍼灸甲乙経』や、自書や『甲乙経』で『鍼経』と紹介されている『霊枢』こそが最初の鍼の専門書であり、治療で役に立つと思う。『難経』や『傷寒論』は鍼のことが多少述べられているにせよ、それに基づいて有効な鍼灸ができるのかは疑問だ。

柳谷素霊は「古典に還《かえ》れ」と宣《のたま》わったという。だからといって素霊訳の『素問』『霊枢』は見たことがないが、私は鍼灸の一治療家として、『大成』、『甲乙』、『霊枢』を現代語に訳して残したい。なお『霊枢』の原文だが、古代の文字は読みにくいので、それを同じ意味の現代の文字と入れ替えている。また原文に句読点はないが、それも私が勝手に付け加えた。

私は勉強会や講演会にはほとんど参加したことがなく、ひたすら鍼灸書を読んで実践してきた。その結果は鍼灸院として十分やれているし、私がまとめた『鍼灸院治療マニュアル』で勉強した弟子たちも繁盛している。私は千冊以上の鍼灸書を持っているが、世間では鍼灸師は本を読まないと言われる。本に書かれたことを実践して確かめようともしないのだから、三回で治癒させる治療法など全く身に付かず、患者が効果を感じられないからやって行けてない。私は弟子に「もっと鍼灸の本を読め」と指導している。

なお、私の鍼に対する知識は知れたものなので、あたりまえだが本書には理解しにくい訳や誤訳があるはずだ。それは「何ページのどこが誤訳で、正しくはこうだ」と具体的に御指摘いただけるとありがたい。すぐに訂正します。本書を理解しやすいように、私は『中医基礎理論』や『中医診断学』、『鍼灸学釈難』、『鍼法灸法学』などを訳しているので参照されたい。そうすれば本書の説明不足を補えるはずだ。

これまで私は日本語で『霊枢』を読んでこなかった。本書を出版することで「盗作」と言われることもなく、今後は安心して日本語の『霊枢』を読めるようになった。この訳は下手だと思われる方々があれば、是非とも新たな『霊枢』を出して、きちんとした訳を公開して欲しい。まずは下手クソが歌い始めなければ、上手が歌えない。トリに出てきてもらうためにも、私の下手な訳は必要と考える。

目次

九鍼十二原篇・第一

黄帝が岐伯に尋ねる。「私は万民を愛し、百官を養い、彼等から税金を徴収している。私は、彼等が病気になって税金が貰えないことを悲しむ。病気になったら毒薬（薬物）を使わず、また刃物も使わないで、小さな鍼によって経脈を通じさせ、気血を調え、経脈の逆順出入の機能を正常にして病気を治したい。それを後世に伝えるためには、必ずマニュアルを作らねばならぬ。マニュアルが終世まで滅することなく、久しく絶えることなく、使いやすくて忘れにくくするため、整理して体系にする。章節に分けて、経脈の表裏を分け、起点と終点を明らかにしてマニュアルとする。それぞれの鍼には形があるので、まず『鍼経』を編集する。そのために鍼の内容を尋ねる」

岐伯「臣は順序立てて、法則性を持たせ、一から九まで教えましょう。では、その理屈を言います。小鍼のポイントは、言うはやさしく〔易陳〕、習得は難しい〔難入〕。下手は形式を守り〔粗守形〕、上手は神気を守る〔上守神〕。正と邪〔神客〕は、ともに経脈にある〔在門〕。その病を見ずに〔未観其疾〕、どうして原因が分かろうか〔悪知其原〕？　刺鍼のポイントは速度にある〔刺之微在速遅〕。下手は関節以下の五兪穴を守り〔粗守関〕、上手は身体の反応を守る〔上守機〕。反応の動きは、その経穴と関連している〔機之動不離其空〕。経穴の反応は、静かで、かすかである〔空中之機清静而微〕。邪気が盛んなのに補法してはならず〔其来不可逢〕、正気が虚しているのに瀉法してはならない〔其往不可追〕。反応を知るものは、間髪を入れずに射る〔不可掛以髪〕。反応を知らねば、叩いても射らない〔叩之不発〕。経気の往来を知り〔知其往来〕、刺鍼するタイミングがポイントになる〔要与之期〕。下手には分からず〔粗之闇〕、上手には分かる。正気が去れば逆で〔往者為逆〕、来れば順〔来者為順〕。逆と順が分かれば、治療に間違いがない〔明知逆順、正行無問〕。鍼尖で迎えて奪えば〔迎而奪之〕、虚とならないことがあろうか？　沿わせて救えば〔追而済之〕、実とならないことがあろうか？　迎えるか随伴するか、そして和《なご》ます意図が鍼道である」。

岐伯「鍼を使うものは、虚を補い〔虚則実之〕、邪が満ちていれば排出し〔満則泄之〕、欝血があれば散らし〔宛陳則除之〕、邪が盛んならば瀉す〔邪勝則虚之〕。『大要』に〝ゆっくり刺入して速抜すれば補〔徐而疾則実〕、速刺して徐々に抜けば瀉〔疾而徐則虚〕〟とある。実と虚は、鍼下が硬いものと柔らかいもの〔言実与虚、若有若無〕である。実か虚かを調べ、存亡を確かめる〔察後与先、若存若亡〕。虚と実は、鍼下が柔らかくなった感じと硬くなった感じ〔為虚与実、若得若失〕。虚実のポイントは、九鍼が一番。補瀉するときは、鍼でする」

岐伯「瀉法では、持った鍼を速く入れ、鍼孔を広げて邪気を出す。陽部である表層の衛気を排除し、鍼を得れば、邪気が排出される。皮膚を圧してから鍼を入れて引き出せば、それは〝内温〟であり、欝血は散ることができず、邪気は出ることができない」

岐伯「補法は〝随之〟というが、従わせる意味である。入るままに刺入し、ゆっくりと押し入れ、蚊や虻が止まるように刺す。留《とど》めたら抜鍼するが、抜くときは弦が切れたような勢いで抜き、左手で右手の鍼孔を押さえる。それによって体内の正気が止まり、すでに外門が塞がれているため、中で気が実となる。内出血したら、すぐに血を出す」

岐伯「鍼の持ち方は、しっかりと持ち、左右に傾けないよう直刺する。鍼尖に神経を集中し、患者を観察して、血脈を調べれば、刺しても危険はない。刺鍼するときは、患者の目と眉に注意し、注意を逸《そ》らさないようにすれば、病の存亡が分かる。血脈が腧穴の横にあり、はっきり見え、触って堅ければ、それを避けて刺入する」

岐伯「九鍼の名で、それぞれ形が異なる。一に鑱鍼、長さ一寸六分。二に圓鍼、長さ一寸六分。三に鍉鍼、長さ三寸半。四に鋒鍼、長さ一寸六分。五に鈹鍼、長さ四寸、幅二分半。六に圓利鍼、長さ一寸六分。七に毫鍼、長さ三寸六分。八に長鍼、長さ七寸。九に火鍼、長さ四寸」

岐伯「鑱鍼は鍼尖が大きくて先端が鋭く、表面の陽気を瀉す。圓鍼は玉子のような形で、肉を按摩するものであり、肌肉を傷付けずに肉の邪気を瀉す。鍉鍼は尖端が黍粟のように丸く、脈を押して刺入することなく気を至らす。鋒鍼は三隅に刃があり、慢性疾患を治療する。鈹鍼は剣のように鋭く、大膿を取る。圓利鍼は長い毛のようで、丸くて鋭く、鍼体が少し太く、急病を取る。毫鍼は尖端が蚊や蛇の喙のようで、静かに刺入し、わずかな刺激で久しく留めると、それによって正気が回復し、真邪ともに元へ戻り、抜鍼して養生すれば痛痺が取れる。長鍼は鋭利で鍼体が細く、深部の痛みを取る。火鍼は尖端が鋭くて少し丸く、関節に溜った水を瀉す。これにて九鍼は終了」

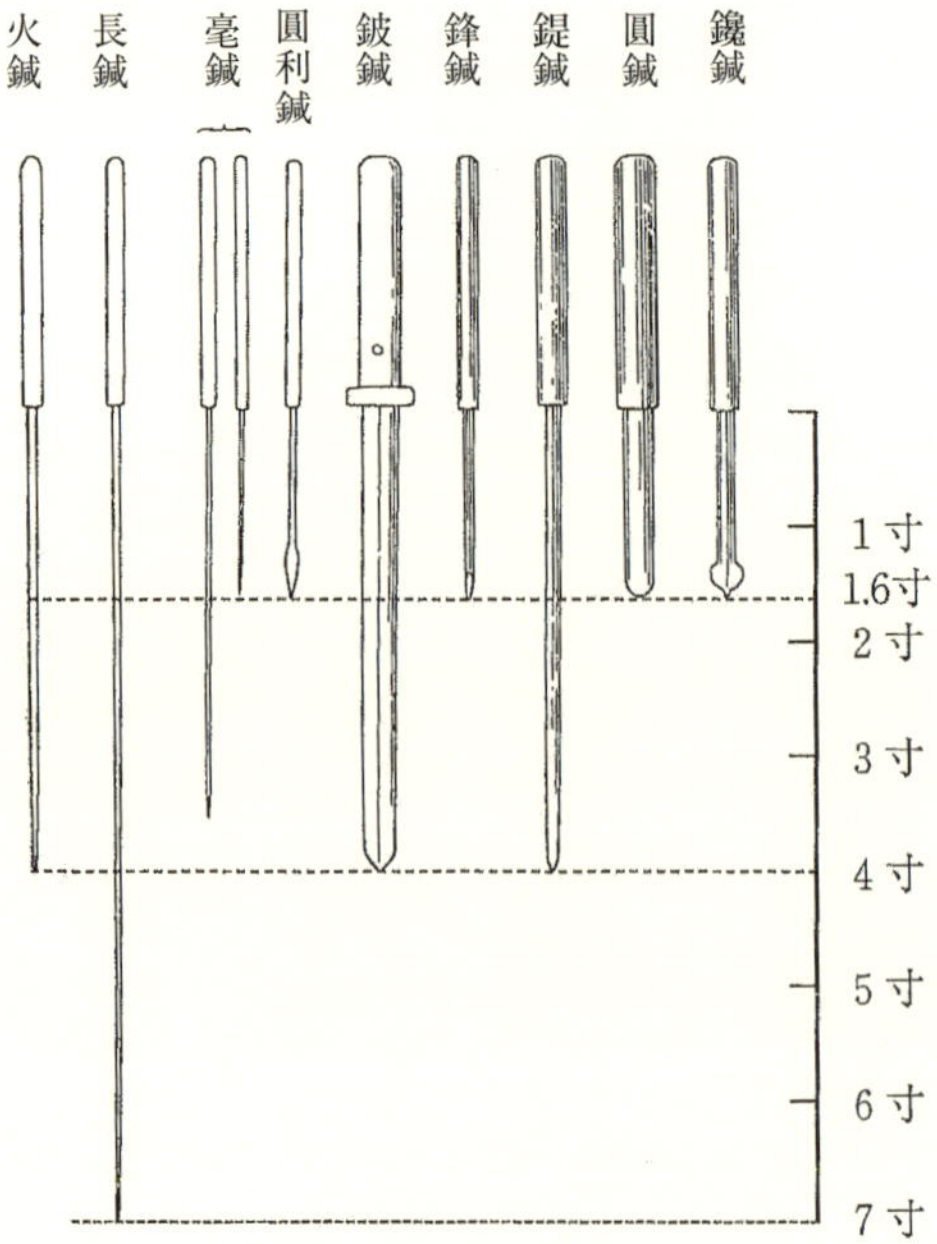

図1　九鍼

名称	使用方法	治療方法
1・鑱鍼	皮膚を浅刺する	陽分の邪気を瀉し、熱を瀉す
2・圓鍼	分肉の間を按摩する	分肉の間の病気を治療する
3・鍉鍼	経脈を按圧して（刺さない）邪を出す	虚弱を治療する
4・鋒鍼	出血させる（三稜鍼）	経絡の頑固な痛みを治療する
5・鈹鍼	切開して排膿する	癰腫で化膿したものを治療
6・圓利鍼	鋭利で太く、速刺する	突然の痛みや急病を治療する
7・毫鍼	応用範囲が広く、寒熱痛痹に用いる	扶正祛邪で、一般の病を治療
8・長鍼	筋肉の厚い部位に深刺する	深部の邪や遠痹を治療する
9・火鍼	刺鍼して水を排出する	関節水腫を治療する

図2　九鍼の使用法

岐伯「気が脈にあるときである。邪気は上焦にあって〔夫気之在脈也。邪気在上〕、濁気は中焦にあり〔濁気在中〕、清気は足にある〔清気在下〕。だから鍼を脈に当てれば邪気が出て〔鍼陥脈則邪気出〕、鍼を脈に入れれば濁気が出る〔鍼中脈則濁気出〕。鍼を深く入れ過ぎれば邪気が逆に奥へ入り〔鍼太深則邪気反沈〕、病が悪化する。だから皮肉筋脈は、それぞれの深さがあり〔皮肉筋脈、各有所処〕、病にもそれぞれ適宜がある。九鍼の形が違うので、それぞれの部位の適宜がある。実に補法し、虚に瀉法しないよう。不足を損なって有余に益すれば、それを甚病と呼び、病が悪化する。五臓脈を取るものは死に〔取五脈者死〕、三腑脈を取るものは衰弱する〔取三陽之脈者恇〕。陰臓の気を奪えば死に〔奪陰者死〕、陽腑の気を奪えば狂う〔奪陽者狂〕。これらが鍼の害の全てである。刺鍼して気が至らねば、何度でも刺し直せ。刺して気が至れば抜鍼し、それ以上刺鍼するな。九鍼には、それぞれ適宜があり、各々の形状が異なるので、使い道も異なる。刺鍼のポイントは、気が至れば有効で、効果の信頼性は、風が雲を吹き飛ばし、蒼天が見えるが如し。これが鍼の道理である」

黄帝「五臓六腑の気が出る場所は？」

岐伯「五臓は井滎輸経合で、五×五＝二十五腧。六腑は井滎輸原経合で、六×六＝三十六腧。経脈が十二、絡脈が十五で、合わせて二十七脈の気が全身を上下する。出る所が井・溜る所が滎・注ぐ所が輸・行く所が経・入る所が合、それが二十七脈の気が行くところで、すべては五兪穴にある。節の交わりである経穴は、三百六十五ある〔節之交、三百六十五会〕。そのポイントを知るものは一言でまとめるが、知らぬものは延々と喋り続ける。節と呼ばれる経穴は、神気の存在する気血が流れ込んだり流れ出てゆく所であり、皮肉筋骨ではない」

岐伯「顔色を見て、目を観察すれば、正気が散ってしまうか回復するか分かる〔観其色、察其目、知其散復〕。患者の身体を見て、その呼吸を聴けば〔一其形、聴其動静〕、邪正が分かる〔知其邪正〕。右手で鍼を入れ、左手で鍼体を支え〔右主推之、左持而御之〕、気が至ったら抜く〔気至而去之〕」

岐伯「鍼をしようとすれば、まず脈を診て、気の虚実を調べてから治療する。五臓の気が体内で尽きているのに〔五臓之気已絶於内〕、鍼で体表の陽気を実にすれば、それを重竭と呼ぶ。二重に竭れば、必ず死ぬが、その死にざまは静かである。治療者が、気に反して、腋と胸を取ったからである。五臓の気が体表で尽きているのに〔五臓之気已絶於外〕、鍼で内の陰気を実にすれば、それを逆厥と呼ぶ。逆厥では必ず死ぬが、その死にざまはもがく。治療者が、気に反して四肢を取ったからである。鍼の害は、病巣にあたっても抜鍼しなければ精が漏れる。あてずに抜けば、邪気が至る。精が漏れれば、病が悪化して衰弱する。邪気が至ればオデキになる」

岐伯「五臓には六腑があり、六腑には十二原穴があって、十二原穴は四肢の関節に出て、四肢関節の原穴は五臓を主治する。五臓に疾病があれば、十二原穴を取る。十二原穴は、五臓が三百六十五穴の経気を受ける部位である。だから五臓に疾病があれば、十二原穴に反応となって現れる。そして十二原穴は、それぞれに出る内臓がある。つまり原穴を知っており、その反応を見れば、どの五臓が障害されているか分かる」

岐伯「横隔膜から上になる陽中の少陰は肺であり、その原穴は太淵に出て、太淵は二穴ある。陽中の太陽は心であり、その原穴は大陵に出て、大陵は二穴ある。横隔膜の下になる陰中の少陽は肝であり、その原穴は太衝に出て、太衝は二穴ある。陰中の至陰は脾であり、その原穴は太白に出て、太白は二穴ある。陰中の太陰は腎であり、その原穴は太渓に出て、太渓は二穴ある。膏の原（胸）は鳩尾に出て、鳩尾は一穴である。肓の原（腹）は脖胦《ぼつよう》（気海）に出て、脖胦は一穴である。この十二原は、五臓六腑の疾患を主治する。腹脹には足三陽経を、下痢には足三陰経を取る」

岐伯「いま五臓に疾患があるとする。例えば刺すような、例えば汚れているような、例えば結ばれたような、例えば閉塞したような感覚がある。久しく刺さったままでも抜ける。久しく汚れたままでも洗える。久しく結んであってでも解ける。久しく塞がったままでも切り開ける。慢性だから治らないというのは、誤った説である。鍼の名人が疾病を治療するときは、刺さったものを抜くように、汚れを洗うように、結び目を解くように、塞がりを決壊させるようにする。慢性の病にも終わりがある。治らないというのは、まだ技術に達してないからである」

岐伯「熱に刺すときは、手で熱湯を探るように当たったら離す。冷えに刺すときは、去って欲しくない人のように留める。陰である深部に陽の熱があれば、足三里を取れば危険がない。邪気が鍼下に来れば止《や》め、来なければ刺し直す。上部で内の臓に病があれば陰陵泉を取る。上部で外の腑に病があれば陽陵泉を取る」

＊括弧〔〕の中は、あとで『小鍼解』が解説している語句。

迎と追は、鍼を経脈方向に沿わせるのと逆らうことを述べていると解釈できるが、ここに「鍼はしっかり持って左右に傾けない」とあるので、当時は直刺しかないと分かる。直刺しかないなら経脈方向に沿わせるか逆にするかを、別の角度から解釈しなければならない。

本輸篇・第二

黄帝が岐伯に尋ねる。「刺鍼では、必ず十二経絡の起点と終点、絡脈の別れる部位、井滎輸経合の五輸穴、六腑と合流する経別、季節ごとの気血の深さ、五臓の背兪穴、経絡の幅、経穴の深さ、体幹と末梢の関係に精通しなければならない。それが聞きたい」

岐伯「順序を言う。肺経は少商に出て、少商は手親指の内側にあり、井木である。魚際に溜るが、魚際とは母指球であり、滎である。太淵に注がれるが、太淵は母指球の後ろ一寸にある陥中で、輸である。経渠を行くが、経渠は橈骨動脈の寸口にあり、動いて停まらず、経である。尺沢に入るが、尺沢は肘中の動脈にあり、合である。これが手太陰経である」

岐伯「心経は中衝に出て、中衝は手中指の端にあり、井木である。労宮に溜るが、労宮は手掌中指の中手指節関節後の中間にあり、滎である。大陵に注がれるが、大陵は手掌後ろで両骨間の下にあり、輸である。間使を行くが、間使の道は両筋間で三寸中にあり、病があれば反応し、病がなければ反応がなく、経である。曲沢に入るが、曲沢は肘内側の下にある凹みで、肘を曲げると得られ、合である。これが手少陰経である」

岐伯「肝経は大敦に出て、大敦は足親指の端、そして三毛の中にあり、井木である。行間に溜るが、行間は足親指の間にあり、滎である。太衝に注がれるが、太衝は行間の上二寸の凹みで、輸である。中封を行くが、中封は内踝の前一寸半で、陥凹の中にあり、逆気すれば塞がり、和《なご》めば通じて、足を揺らして取穴し、経である。曲泉に入るが、曲泉は脛骨の下、大きな筋の上にあり、膝を曲げて取穴し、合である。これが足厥陰経である」

岐伯「脾経は隠白に出て、隠白は足親指の端、内側にあり、井木である。大都に溜るが、大都は指節間関節の後ろ下陥凹にあり、滎である。太白に注がれるが、太白は第一中足指節関節の下で、輸である。商丘を行くが、商丘は内踝の下、陥凹の中にあり、経である。陰陵泉に入るが、陰陵泉は脛骨の下、陥凹の中にあり、膝を伸ばして取穴し、合である。これが足太陰経である」

＊本節とは指節関節のことだが、本文の脾経は、大都が本節の後、下陥者の中とある。また次の太白は核骨だが、それも第一中足指節関節である。それで前者を指節間関節の誤りと考えた。

岐伯「腎経は湧泉に出て、湧泉は足心であり、井木である。然谷に溜るが、然谷は然骨（舟状骨粗面）の下にあり、滎である。太渓に注がれるが、太渓は内踝の後ろ、跟骨（踵骨）の上で、陥中にあり、輸である。復溜を行くが、復溜は内踝の上二寸にあり、動脈が動いて止まらず、経である。陰谷に入るが、陰谷は脛骨の後ろ、大筋（半腱様筋）の下、小筋（半膜様筋）の上にあり、圧すると手に応える、膝を曲げて取穴し、合である。これが足少陰経である」
岐伯「膀胱経は至陰に出て、至陰は足小指の端にあり、井金である。通谷に溜るが、通谷は中足指節関節の前外側にあり、滎である。束骨に注がれるが、束骨は中足指節関節の後ろ陥中にあり、輸である。京骨を過ぎるが、京骨は足外側で中足骨の下にあり、原である。崑崙を行くが、崑崙は外踝の後ろで、跟骨（踵骨）の上にあり、経である。委中に入るが、委中は膕（膝窩）の中央にあり、合であり、膝を曲げて取穴する。これが足太陽経である」
岐伯「胆経は竅陰に出て、竅陰は足小指次指（第四趾）の端にあり、井金である。侠渓に溜るが、侠渓は足小指次指の間にあり、滎である。臨泣に注がれるが、臨泣は侠渓から一・五寸上の陥中にあり、輸である。丘墟を過ぎるが、丘墟は外踝の前下で、陥凹中にあり、原である。陽輔を行くが、陽輔は外踝の上で腓骨の前、そして絶骨の端にあり、経である。陽陵泉に入るが、陽陵泉は膝外の陥中にあり、合であって、足を伸ばして取穴する。これが足少陽経である」
岐伯「胃経は厲兌に出て、厲兌は足大指内側次指（第二趾）の端にあり、井金である。内庭に溜るが、内庭は足第二趾の外間にあり、滎である。陥谷に注がれるが、陥谷は足中指内間の上、二寸ほど上行した陥中にあり、輸である。衝陽を過ぎるが、衝陽は足跗（足背）の上、五寸の陥凹中にあり、原で、足を揺らして取穴する。解渓を行くが、解渓は衝陽の上一・五寸の陥中にあり、経である。下陵に入るが、下陵とは膝下三寸、胻骨（脛骨）外側の足三里であり、合である。さらに足三里の下三寸が巨虚上廉（上巨虚）。さらに上廉の下三寸が巨虚下廉（下巨虚）である。大腸は上巨虚に属し、小腸は下巨虚に属すが、どちらも足陽明胃脈である。大腸小腸とも胃に属す。これが足陽明経である」

岐伯「三焦の気は、手少陽経で上合し、関衝に出て、関衝は手小指次指（薬指）の端にあり、井金である。液門に溜るが、液門は小指と薬指の間にあり、滎である。中渚に注がれるが、中渚は中手指節関節の後ろ陥中にあり、輸である。陽池を過ぎるが、陽池は腕（手首）上の陥凹中央にあり、原である。支溝を行くが、支溝は手首の後ろ三寸で、両骨（尺骨橈骨）の間陥中にあり、経である。天井に入るが、天井は肘外側で大骨（尺骨・肘頭）の上陥中にあり、合で、肘を曲げて取穴する。三焦経の下合穴は、足太陽（原作は太陽が大指）の前で、少陽の後ろにあり、膝窩中の外側に出て、名は委陽、これは足太陽の絡脈である。これが手少陽経である。三焦脈は、足の少陽や太陽（太陰とした書もある）と一緒に行き、太陽の経別である。外踝の上五寸で、足太陽から別れて腓腹筋を貫き、委陽に出て、足太陽経別と合流し、膀胱へ入って絡まり、下焦（膀胱）を制約する。実ならば排尿障害となり、虚では遺尿となる。遺尿なら補法、排尿できなければ瀉す」

岐伯「小腸の気は、手太陽経で上合し、少沢に出て、少沢は小指の端にあり、井金である。前谷に溜るが、前谷は手外側で本節（中手指節関節）の前陥中にあり、滎である。後渓に注がれるが、後渓は手外側で中手指節関節の後ろにあり、輸である。腕骨を過ぎるが、腕骨は手外側で、手首の骨の前にあり、原である。陽谷を行くが、陽谷は鋭骨（尺骨茎状突起）の下陥凹の中にあり、経である。小海に入るが、小海は肘内側で大骨（尺骨）の外側、肘の外側端から半寸離れた陥中にあり、前腕を伸ばして取穴し、合である。これが手太陽経である」

岐伯「大腸の気は、手陽明経で上合し、商陽に出て、商陽は人差し指の端にあり、井金である。中手指節関節の前にある二間に溜り、滎である。中手指節関節の後ろにある三間に注がれ、輸である。合谷を過ぎるが、合谷は親指が分かれる二股骨の間にあり、原である。陽渓を行くが、陽渓は両筋間の陥凹中にあり、経である。曲池に入るが、曲池は肘で橈骨の陥中にあり、前腕を屈して取穴し、合である。これが手陽明経である」

岐伯「これが五臓六腑の腧穴であり、五臓が五腧で二十五腧、六腑が六腧で三十六腧ある。六腑は、いずれも足の三陽経に出て、手では上合するだけである」

岐伯「両側の缺盆の中点は任脈であり、天突という。一次（その次）は任脈傍らの動脈で、足陽明であり、人迎という。一次脈の外側にある二次脈は手陽明であり、扶突という。二次脈の外側にある三次脈は手太陽であり、天窓という。三次脈の外側にある四次脈は足少陽であり、天容という。四次脈の外側にある五次脈は手少陽であり、天牖という。五次脈の後ろにある六次脈は足太陽であり、天柱という。両六次脈の中点にある七次脈は項中央の脈で、督脈であり、風府という。腋内の動脈は手太陰で、天府という。腋下三寸は手心主（手厥陰）であり、天池という」

岐伯「上関を刺すときは口を開け、閉じてはならない。下関を刺すときは口を閉じ、開けてはならない。犢鼻を刺すときは膝を曲げ、伸ばしてはならない。内関と外関を刺すときは肘を伸ばし、曲げてはならない」

岐伯「足陽明は喉を挟む動脈（人迎）である。その腧穴は前胸部の中央（乳中ライン）にある。手陽明は次で、その腧穴の外側にあり、曲頬（下顎角）の一寸内側（扶突）。手太陽は曲頬に当たる（天窓）。足少陽は、耳の下で、曲頬の後ろにある（完骨）。手少陽は、耳の後ろに出て、完骨の上に加わる（天牖）。足太陽は、項大筋（僧帽筋）の中を挟む髪際である（天柱）。上肢屈側の尺動脈は五里にあり、五腧の禁（刺鍼すれば五臓の気が途絶する）である」

岐伯「肺は大腸と表裏であり、大腸は伝導の腑（ウンコの通路）である。心は小腸と表裏であり、小腸は受盛の腑（胃の消化物を受け取って実になる）である。肝は胆と表裏であり、胆は中清の腑（中に清汁を貯える）である。脾は胃と表裏であり、胃は五穀の腑（五穀を入れる）である。腎と膀胱は表裏であり、膀胱は津液の腑（尿の貯蔵）である。少陰は腎に属し、腎は肺と繋がるので二枚ある。三焦は中涜の腑（溝）であり、水道が出て膀胱に属し、孤独の腑（表裏がなく、ひとりぼっち）である。これが六腑との合（表裏。組み合わせ）である」

岐伯「春は、絡脈・滎穴・大きな経脈・分肉（ここでは筋溝）を取り、重症なら深刺し、軽症なら浅刺する。夏は、輸穴・孫絡・肌肉（脂肪組織）や皮膚の上を刺す。秋は合穴を取るが、他は春と同じである。冬は、井穴と五臓の背兪穴を取り、深刺して留鍼する。これが四季にかなった刺鍼法で、気のある部位が病の宿る部位で、鍼が適する。転筋（筋肉の引きつり）なら、そこを直ちに刺せば、すぐに治る。痿厥（弛緩性麻痺で萎縮して冷える）なら、突っ張りを刺せば、すぐに心地好くなる」

小鍼解篇・第三

〝易陳〟とは、言うことがやさしい意味。〝難入〟とは、会得することが難しいこと。〝粗守形〟とは、下手は刺鍼法にこだわること。〝上守神〟とは、上手は気血の過不足に基づいて補瀉すること。〝神客〟とは、正気と邪気の両者が戦うこと。〝神〟とは正気である。〝客〟とは邪気である。〝在門〟とは、正気が出入する経絡を使って邪気が侵入すること。〝未観其疾〟とは、まず邪気や正気が、何経で発病しているかを知ること。〝悪知其原〟とは、まず何経の発病かを知り、その経穴を取ること。〝刺之微、在数遅〟とは、徐疾の意味である。〝粗守関〟とは、下手は四肢の五輪穴を刺すことは知っているが、血気や正邪の往来は分からぬこと。〝上守機〟とは、上手は得気を失わぬようにすること。〝機之動、不離其空中〟とは、気の虚実が分かり、鍼で徐疾すること。〝空中之機、清静而微〟とは、鍼で得気させ、得気を失わぬように注意すること。〝其来不可逢〟とは、邪気が盛んならば補法してはならぬこと。〝其往不可追〟とは、正気が虚しているのに瀉法してはならぬこと。〝不可掛以髪〟とは、得気が失われやすいことをいう。〝扣之不発〟とは、補瀉の意味が分からず、血気が尽きてしまい、邪気も追い出せないこと。〝知其往来〟とは、気の逆順や盛衰が分かること。〝要与之期〟とは、気の取れるタイミングが分かること。〝粗之闇〟とは、下手には気の変化が全く分からぬこと。〝妙哉。工独有之〟とは、鍼の意味を知り尽くしていること。〝往者為逆〟とは、気が虚して脈の小さいことで、小さければ逆（悪）である。〝来者為順〟とは、身体と気が釣りあっていることで、釣りあっていれば順（良）である。〝明知逆順、正行無問〟とは、取穴部位が分かることをいう。〝迎而奪之〟とは瀉である。〝追而済之〟とは補である。〝虚則実之〟とは、気口（寸口）が虚脈ならば補法すること。〝満則泄之〟とは、気口の脈が盛んならば瀉法すること。〝宛陳則除之〟とは、瘀血のある浮絡を点刺すること。〝邪勝則虚之〟とは、経脈が盛んであれば、その経の邪を瀉すことを言う。〝徐而疾、則実〟とは、ゆっくり刺入して、速く抜鍼すれば実になること。〝疾而徐、則虚〟とは、速く刺入して、ゆっくり抜鍼すれば虚になること。〝言実与虚、若有若無〟とは、実では邪気があり、虚なら正気がないことをいう。〝察後与先、若亡若存〟とは、気の虚実、補瀉いずれを先にするか、得気が鍼下に来たか、まだ鍼下に得気があるかなどを察することを言う。〝為虚与実、若得若失〟とは、補法したら患者は正気が充満して何かを得たような気分になり、瀉法したら患者はホッとして何かを取り除かれたような感じになること。〝夫気之在脈也、邪気在上〟とは、邪気が経脈に侵入したあと、風などの陽邪は肺など上焦を侵犯するので〝邪気在上〟という。〝濁気在中〟とは、水穀は胃へ入り、その精気が肺へ注がれて、濁は胃腸に溜る。温度が不適当だったり、飲食不節などで胃腸が発病するので〝濁気在中〟という。〝清気在下〟とは、冷たい湿地の気が人を侵すもので、必ず足から発生するため〝清気在下〟という。〝鍼陥脈、則邪気出〟とは、風邪のような症状には、上焦の経脈を取って治療すること。〝鍼中脈、則濁気出〟とは、胃腸疾患なら陽明経の下合穴を取って治療すること。〝鍼太深、則邪気反沈〟とは、表層の病で深刺してはならないのに深刺すると、邪気が鍼尖に押し込まれて奥へ入るので〝反沈〟という。〝皮肉筋脈、各有所処〟とは、皮肉筋脈は、それぞれ専門の経絡が管理していること。〝取五脈者、死〟とは、病が五臓にあり、気が不足しているのに、鍼で陰経の経脈を大きく瀉せば、臓の気が漏れて死んでしまうこと。〝取三陽之脈者、恇〟とは、瀉して三陽の経気が尽きれば、病人が衰弱して回復しなくなること。〝奪陰者、死〟とは、尺部の手五里を取り、五回瀉せば死ぬこと。〝奪陽者、狂〟とは、三陽経の正気を瀉して尽きれば、精神が虚弱になって狂うこと。

＊邪気は、皮毛や口鼻から入るが、それは肺が管理しているため、まず肺が発病する。そのため肺は嬌臓と呼ぶ。濁気は、水穀の濁気。それが心肺に上がらぬよう防ぐために膈（横隔膜）がある。清気の清は、冷たいとか清冷の意味。陰邪は脚気のように足から犯す。「鍼陥脈、則邪気出」と「鍼中脈、則濁気出」は、経脈を押して邪気が出て、血管に刺入して血が出ることと思う。「皮肉筋脈、各有所処」は、皮は肺、肉は脾、筋は肝、脈は心が管理すること。

〝観其色、察其目、知其散復、一其形、聴其動静〟とは、上手が目の五色を観察し、脈の大小や緩急、滑渋を診察して、どこの病か判断すること。〝知其邪正〟とは、発病が虚邪の風によるものか正邪の風によるものかを判断すること。〝右主推之、左持而御之〟とは、右手で鍼を刺入し、左手で鍼体を支えて鍼を出し入れすること。〝気至、而去之〟とは、鍼下に気が至り、補瀉操作して気が調ったら抜鍼すること。〝調気、在於終始一〟とは、運鍼して気を調えるときには、始めから終わりまで心を一つにして集中すること。〝節之交、三百六十五会〟とは、絡脈が気血を送り込んでいる経穴の数である。〝五臓之気、已絶於内〟とは、沈脈がなく、陰臓の気が絶えているのに、体表の病巣と陽経の下合穴を取り、留鍼して陽気を至らせる。刺鍼部位に陽気が引き出されて至れば、体内にある陰臓の気は二重に竭き、重竭になれば死ぬ。その死にざまは、動かす気がないため静かである。〝五臓之気、已絶於外〟とは、浮脈がなく、五臓の陽気が絶えているのに、四肢末端の輸穴（原穴）を取り、留鍼して陰気を至らせる。陰気が体表に至れば、表面にあるべき陽気が体内へ入り、陽気が入れば内陰外陽の原則と逆になり、逆になれば死ぬ。その死にざまは、陰気が体表にあり余り、体内に陽気があるので手足をバタバタ動かす。〝察其目〟とは、五臓の精気が目に注がれているので五色が明るく分かり、五色がはっきり分かれば声も通り、声が通っていれば、病人と異なる。

＊虚邪と正邪は『難経・五十難』に「後ろ（子）から来るものが虚邪、自経が発病するものが正邪」とある。季節と合った方角から吹くのが正邪で、反対方向から吹くのが虚邪。臓気が尽きているのに合穴を取るとは、内腑は下合穴で治すから。

「調気、在於終始一」の文は『九鍼十二原』にないので、その部分が紛失したと考えられる。

腑気が尽きているのに輸穴を取るとは、陰経の原穴は輸穴であり、陰臓は原穴で治すから。

逆とは厥逆であり、経脈の気が逆流したり、途切れること。五臓の精気は、目と耳に注がれる。目は、肺が白眼、心が眼両縁の赤い筋肉、脾が瞼、肝が虹彩、腎が瞳孔。これらで五色を見分けるという。この内容は『霊枢・九鍼十二原』の解説なので、「九鍼十二原」を書いた人と別の人物が解説して加えたものと思われる。

邪気臓腑病形篇・第四

黄帝が岐伯に問う。「外邪は、どのように人へ中《あ》たるのか？」
岐伯「外邪は、人の上部へ中《あ》たる」
黄帝「上部とか下部とかの法則があるのか？」
岐伯「上半身は外邪が中《あ》たり、下半身は湿が中《あ》たる。だから〝外邪が人へ中《あ》たるのには規則性がない〟という。陰である体内に中《あ》たれば腑へ溜り、陽である体表に中《あ》たれば経脈へ溜る」
黄帝「陰経と陽経は、名前は違うものの同類だ。上下の経脈は互いに出会い、経絡は互いに貫かれていて、輪のように端がない。外邪が人へ中《あ》たるときは、陰経に中《あ》たったり、陽経に中《あ》たったり、上下左右の経脈に中《あ》たったり、規則性がないという。それはなぜ？」
岐伯「すべての陽経は、みな顔面に集まっている。外邪が人へ中《あ》たるときは、衛気が虚したときに乗じたり、力を使ったばかりで疲労したり、飲食したりして汗が出て、腠理が開くと外邪が侵入する。外邪が、顔面に侵入すれば陽明経を下がる。後頚部に侵入すれば太陽経を下がる。頬に侵入すれば少陽経を下がる。胸や背中・両脇に侵入すれば、そこを通る経脈へと侵入する」

黄帝「陰経に侵入するときは、どうなのだ？」
岐伯「陰経に侵入するときは、必ず前腕や下腿から始まる。前腕と下腿は、内側の皮膚が薄く、肉が湿っているので、どちらも風を受けやすく、内側だけが傷付く」
黄帝「そのケースでは臓が傷付かないのか？」
岐伯「身体に風邪が入っても、臓が動《どう》じるとは限らない。だから邪が陰経へ入っても、その臓気が充実していれば、邪気が入っても居座れず、腑へ戻ることになる。だから陽経に邪が入れば経脈に溜り、陰経に邪が入れば腑に溜る」

黄帝「邪が人の臓へ中《あ》たるときは、どうなのだ？」
岐伯「心配したり恐がれば心を傷める。身体が冷えたり、冷たい飲料は肺を傷める。身体の冷えと、飲料による体内の冷えが重なれば、身体の内外ともに傷付くので、気逆して上行し、咳が出る。落下すると瘀血が体内に留まるが、それに加えて激しく怒れば、気が肝経を上がって降りなくなり、脇下に積もって肝を傷める。打撲したり、酔ってセックスし、汗をかいて風に当たると、脾を傷める。力を入れて重量物を持ち上げたり、過度なセックスしたり、汗をかいて水を浴びれば、腎を傷める」
黄帝「五臓の中風（五臓に風邪が侵入）とは、どういうことか？」
岐伯「陰部である臓、陽部である体表、この両方が傷付けば、邪が五臓に侵入できる」

黄帝「なるほど」

黄帝が岐伯に問う。「頭面と身体のことである。骨と筋は繋がっており、血は気と一緒に循行している。天が寒ければ、地が氷りついて割れる。急に寒くなると、手足は力が入らなくなるのに、顔は服を着ない。なぜ？」

岐伯「十二経脈、三百六十五絡（経穴）、その血気は全て顔面に上がって空竅（五官の竅。口や目）へ走る。その精陽の気は上がって目に走り、眼睛となって視力になる。それから別れた気は耳へ走り、聴力となる。その宗気は上がって鼻へ出て嗅覚となる。その濁気は胃に出て、唇と舌へ走り、味覚となる。その気の津液は、すべて上がって顔面を熏蒸するので、面《つら》の皮は厚く、その肉は堅い。だから天気が非常に寒くても、面《つら》の皮には勝てない」

黄帝「邪が人に侵入すると、その病状はどうなるのだ？」

岐伯「虚邪（季節と反する外邪）が身体に侵入すると、ゾクゾクと寒けがして身体が震える。正邪（季節に一致する外邪）が身体に侵入しても軽微で、まず顔色が悪くなるが、身体には感じない。あるようなないような、ないようなあるような、症状があるようなないような。その状態は分からない」

黄帝「なるほど」

黄帝が岐伯に問う。「顔色を見て、病を知ることを明と呼ぶ。脈を診て、病を知ることを神と呼ぶ。病を聞いて、病巣部を知ることを工と呼ぶ。見て知る、触って分かる、問うて究める。どうしてか？」

岐伯「顔色、脈、そして尺膚（前腕屈側の皮膚）は対応している。バチで叩けば太鼓が鳴るようなもので、一つでも欠かすことができない。これは本末、根と葉の出るようすと同じで、根が死ねば葉も枯れる。色・脈・身体・肉は、一つとして欠かすことができない。だから一つを知っていれば工医、二つを知っていれば神医、三つとも知っていれば神かつ明医である」

黄帝「それが聞きたい」

岐伯「顔色が青ければ、弦脈である。赤ければ鉤脈である。黄色なら代脈である。白ければ毛脈である。黒ならば石脈である。顔色と脈が一致せず、逆に相尅関係の脈ならば死ぬ。だが相生関係の脈ならば病が治る」

＊こうした各脈については、『難経・十五難』で解説されている。

黄帝が岐伯に問う。「五臓により、どのように病態が変化するのか？」

岐伯「始めに五色と五脈の対応を確定すれば、病が区別できる」

黄帝「色と脈を確定したら、どうやって区別するのだ？」

岐伯「その脈の緩急・小大・滑渋を調べれば、病変が確定できる」

黄帝「どのように調べる？」

岐伯「脈が急ならば、尺膚の皮膚も引きつっている。脈が緩ければ、尺膚の皮膚も緩んでいる。脈が小さければ、尺膚の皮膚も痩せて気が少ない。脈が大きければ、尺膚の皮膚もツヤツヤして隆起している。脈が滑ならば、尺膚の皮膚も滑らかである。脈が渋ならば、尺膚の皮膚もザラザラしている。こうした変化は、わずかだったり顕著だったりする。だから尺膚を調べるのに長けていれば脈を診なくとも分かる。脈を調べるのに長けていれば顔色を見なくとも分かる。顔色・脈・尺膚の三者を総合できるものが上医であり、上医なら十人のうち九人が治る。二つを照合できれば中医であり、中医なら十人のうち七人が治る。一つしかできなければ下医であり、下医なら十人のうち六人が治る」

黄帝「脈の緩急・小大・滑渋は、病態とどのような関係があるのか？」

岐伯「臣下は、五臓の病変を言う。心脈がひどく急ならば瘈瘲。わずかに急ならば心痛で背中まで痛く、食物が喉を通らない。ひどく緩ならば狂って笑う。わずかに緩ならば腹直筋が堅くなる伏梁であり、心下で気が上下し、しょっちゅう血の唾を吐く。ひどく大ならば喉に何か詰まったよう。わずかに大ならば心痺のため背中まで痛く、しょっちゅう涙が出る。ひどく小ならばしょっちゅうシャックリする。わずかに小ならば糖尿病。ひどく滑ならばしょっちゅう喉が渇く。わずかに滑ならば心痛が臍まで達し、下腹が鳴る。ひどく渋ならば声が出ない。わずかに渋ならば口や鼻から血が溢れ、四肢厥冷、耳鳴、鬱状態となる。

肺脈がひどく急ならば鬱状態。わずかに急ならば肺の悪寒発熱で、身体が怠く、咳して唾《つば》に血が混じり、咳すると痛みが腰背胸に及んで、鼻にポリープがあれば息が通じない。ひどく緩ならば多汗。わずかに緩ならば足が無力・瘻（リンパ結核で瘻孔のできたもの）・半身不随となり、頭から下の汗が止まらない。ひどく大ならば脛の腫れ。わずかに大ならば肺痹のため胸背まで痛く、日光を眩しがる。ひどく小ならば下痢。わずかに小ならば糖尿病。ひどく滑ならば息賁で上気（咳）する。わずかに滑ならば鼻や肛門から出血する。ひどく渋ならば嘔血。わずかに渋ならば頚や腋下のリンパ結核であり、下肢が身体を支えられず、それに応じて足が痛怠くなる。

肝脈がひどく急ならば悪口を言う。わずかに急ならば肥気（肝積）で、脇下に盃を伏せたようなシコリがある。ひどく緩ならば嘔吐ばかりする。わずかに緩ならば水瘕痹となり、胸下に水が溜って小便が出ない。ひどく大ならば臓腑や腹腔内のデキモノとなって、しょっちゅう吐血する。わずかに大ならば肝痹で、陰嚢や陰茎が縮み、咳すると下腹が痛む。ひどく小ならば飲（水っぽい痰）が多い。わずかに小ならば糖尿病。ひどく滑ならば鼠径ヘルニア。わずかに滑ならば遺尿である。ひどく渋ならば四肢の浮腫。わずかに渋ならば痙攣する筋痹である。

脾脈がひどく急ならば痙攣して震える。わずかに急ならば膈中となって食べると嘔吐し、肛門から泡沫が出る。ひどく緩ならば手足に力がなくなって冷える。わずかに緩ならば風痿となり、手足が動かなくなるが意識はハッキリしており、病気ではないかのようである。ひどく大ならば脳卒中で卒倒する。わずかに大ならば痞気（脾積）となり、腹内部で胃腸の外に大膿血がある。ひどく小ならば悪寒発熱。わずかに小ならば糖尿病。ひどく滑ならば鼠径ヘルニアや排尿障害。わずかに滑ならば体内寄生虫による腹部発熱である。ひどく渋ならば直腸脱出。わずかに渋ならば腸内の潰瘍で膿血を下すことが多い。

腎脈がひどく急ならば頑固な鬱病。わずかに急ならば下肢が厥冷して奔豚となり、足に力が入らず、大小便が出なくなる。ひどく緩ならば背骨が折れるように痛む。わずかに緩ならば洞泄となるが、洞泄とは食べたものが消化せず、呑み込んだものが上がって口から出る。ひどく大ならばインポ。わずかに大ならば腹水であり、臍下から下腹までがダブダブと垂れ、上は胃袋まで及んで死ぬ、不治。ひどく小ならば洞泄という激しい下痢。わずかに小ならば糖尿病。ひどく滑ならば排尿障害や鼠径ヘルニア。わずかに滑ならば骨痿で腰掛けたら立ち上がれず、立ち上がると目まいする。ひどく渋ならば大きなオデキ。わずかに渋ならば無月経症や内痔」

＊脾脈の痞気は、原文が「疝気」だが、心の伏梁、肺の息賁、肝の肥気、腎の奔豚があり、脾だけ積がないのはおかしい。それで疝気は脾積である痞気の誤字と判断した。

黄帝「病で六種類の脈状変化があるものには、どのように刺すのか？」

岐伯「脈が引きつって緊迫していれば寒が多い。緩ければ熱が多い。大ならば多気少血。小ならば血気ともに少ない。滑ならば陽気が盛んで少し熱がある。渋ならば多血少気で、わずかに冷えがある。だから脈が緊迫していれば深刺して久しく留鍼する。緩なら浅刺速抜して熱を追い出す。大ならば、わずかに気を瀉して、出血させない。滑ならば浅刺速抜し、陽気を瀉して熱を追い出す。渋ならば、必ず経脈に中《あ》て、症状の逆順に合わせて久しく留鍼するが、必ず刺鍼する前に経脈を圧して撫で、抜鍼したあと直ちに鍼孔を押さえて出血を防ぎ、脈を調和させる。小脈ならば、陰陽の肉体と気がともに不足しているので、刺鍼せず甘薬で調える」

黄帝「五臓六腑の気は、滎穴や輸穴から合穴へ入ると聞く。どの通路から入り、入ったあとは、どこを通って繋がるのか、それを聞きたい」

岐伯「これは陽経から別れて体内に入り、腑に属するものである」

黄帝「滎輸穴と合穴は、それぞれ名称があるのか？」

岐伯「滎輸穴は経脈に沿った痛みを治し、合穴は六腑を治療する」

黄帝「六腑を治療するには、どうするのか？」

岐伯「合穴を取る」

黄帝「合穴には、それぞれ名称があるのだろう？」

岐伯「胃の合穴は足三里。大腸の合穴は上巨虚から腑へ入る。小腸の合穴は下巨虚から腑へ入る。三焦の合穴は委陽から腑へ入る。膀胱の合穴は委中から腑へ入る。胆の合穴は陽陵泉から腑へ入る」

黄帝「どのように取穴するのか？」

岐伯「足三里は、足を底屈させて取る。巨虚は、足を背屈させて取る。委陽は、膝を屈伸し、膝窩外側の腱を探る。委中は、膝を曲げて取る。陽陵泉は、膝を立てて揃えた下、委陽の外側を取る。外経病に使う経穴を取るときは、四肢を引っ張って伸ばしてから取穴する」

＊胃の合穴は足三里で、原文に「胃合於三里」とあり、「胃合入於三里」となってないので、そのまま訳した。

黄帝「六腑の病を聞きたい」

岐伯「顔面が熱ければ足陽明病。母指球の絡脈が充血していれば手陽明病。両足背の衝陽脈が硬かったり陥没していれば足陽明病、これは胃脈である。

大腸病では、腸が切られるように痛くてゴロゴロと腸鳴し、冬に冷えると下痢となり、臍が痛くて、長らく立っていられない。大腸は胃と同族なので、上巨虚を取る。

胃病では、腹が脹満し、胃袋が心臓に当たって痛む。上は両脇が支え、横隔膜と食道が通らず、飲食が下がらない。足三里を取る。

小腸病では、下腹が痛み、腰椎が睾丸を引っ張って痛む。尿意が切迫すると、耳前が発熱する。冷えがひどかったり、肩の上だけが非常に熱かったり、手の小指と薬指の間が熱かったりする。脈が陥没していれば、この病証である。手太陽病なので、下巨虚を取る。

三焦病では、腹がガスで膨隆するが、下腹が特に堅く、排尿できず、尿意が切迫し、水が溢れると水腫になり、溜ると腹が脹満する。足太陽の外側にある大絡を探す。大絡は、足太陽と少陽の間にあり、脈が赤く見える。その委陽を取る。

膀胱病では、下腹だけが腫れて痛み、そこを手で圧すると、すぐに排尿したくなるが出ず、肩の上が熱い。もし脈が陥没していれば、足小指外側、さらに脛と踝の後ろが全て熱い。脈が陥没していれば、委中を取る。

胆病では、溜め息ばかりつき、口が苦く、苦い液を嘔吐し、心下がドキドキし、誰かが自分を捕まえにくるように恐れる。喉の中に物が支えたようで、何度も唾を飲む。足少陽の本末を見て、その脈が陥没していれば施灸する。悪寒発熱があれば陽陵泉を取る」

＊大腸の原文は「与胃同候」だが、それでは意味が通じないので「候」は「侯」の誤字と考えた。侯は「二番目の地位」という意味。

胃の原文は「上肢両脇、膈咽不通」という文だが、「上肢両脇が不通」ではおかしい。それで肢は支の誤字と考え、「上支両脇、膈咽不通」と解釈した。

黄帝「刺し方に方法があるのか？」

岐伯「刺すときは、気穴（反応点。気の感じる部位）に必中させるが、それは肉節（皮膚の痛点）に中《あ》てるのではない。気穴に中《あ》たると鍼感が路地を遊走する。肉節に中《あ》たると皮膚が痛いだけだ。補瀉を逆にすれば病が悪化する。筋に中《あ》てると筋が緩み、邪気が出ずに、邪気と真気が争って、気が乱れて邪気が去らず、かえって体内へ入らせてしまう。鍼するときに調べなければ、治りやすい順証を治りにくい逆証へと変えてしまう」

根結篇・第五

岐伯「天地がともに感じ、寒暖が移り変わる。陰陽の道理は、どれが少なくて、どれが多いかだ。陰道は偶数で、陽道は奇数だ。春夏に発病すれば、陰気が少なくて陽気が多い。そのとき陰陽が不調ならば、何を補って何を瀉すか？　秋冬に発病すれば、陽気が少なくて陰気が多い。陰気が盛んで陽気が衰えるから、茎や葉が枯れて、湿雨も地面へ帰る。このように陰陽が推移していれば、何を瀉して何を補うのか？　不正の邪が経脈に入ると、数え切れないほどの症状が発生する。そこで根結や五臓六腑を知らなければ、太陽が折れて少陽は敗れ、開闔の枢が消え、陰陽が大きく失調し、回復しなくなってしまう。九鍼の妙は終始にある。だから終始が分かれば、一言で尽きる。終始を知らなければ、鍼道が全て途絶える。

＊離は罹の意味がある。

太陽は至陰に根差し、命門に結ぶ。命門とは目である。陽明は厲兌に根差し、顙大に結ぶ。顙大とは鉗耳（喉頭蓋）である。少陽は竅陰に根差し、窓籠に結ぶ。窓籠とは耳中である。

＊鉗耳だが、鉗はペンチ類の意味で、耳を挟むと解釈され、馬蒔は頭維とし、張志聡は喉頭蓋としている。顙は額、頬、喉などの意味があるので、頭維とも喉頭蓋とも解釈できる。他の文は「目、耳」とあるので、私は、頭維ではなく器官を意味すると思う。また足太陽は目から始まり、足少陽は耳から始まる。足陽明は鼻から始まる。顎関節は、耳を挟むペンチのようであり、また足太陽は目、足少陽は耳、足陽明は歯と関係することから、鉗耳を喉頭蓋と解釈する。衛気篇に、同じ文がある。

太陽を開、陽明を閉（闔）、少陽を中心軸（枢）とする。

だから開の太陽が折れれば、皮膚の経穴が〝涜〟となって急病が起きてくる。だから急病には太陽を取り、有余と不足を見る。〝涜〟とは、皮肉が焦げたようになり、弱くなることである。

闔の陽明が折れれば、気が〝無所止息〟となり、運動麻痺が起きてくる。だから運動麻痺には陽明を取り、有余か不足かを見る。〝無所止息〟とは、真気が滞留し、邪気が居座ることである。

枢の少陽が折れれば〝骨繇〟となり、安定して立てない。だから〝骨繇〟では少陽を取り、有余か不足かを見る。〝骨繇〟では、関節が緩んで収縮しない。〝骨繇〟は、ユラユラと揺れる。

その本を探し出す。

太陰は隠白を根とし、中脘に結ぶ。少陰は湧泉を根とし、廉泉に結ぶ。厥陰は大敦を根とし、玉堂に結び、膻中へ絡まる。太陰を開、厥陰を闔、少陰を枢とする。

だから開の太陰が折れれば、穀物倉（胃）は食物を輸送できなくなり、噎膈（食道閉塞）と洞泄

（消化不良の下痢）となる。この膈洞には太陰を取り、有余か不足かを見る。だから開が折れれば、気が不足して発病する。

闔の厥陰が折れれば、気絶（経脈の気が途切れて失神）して、しょっちゅう悲しがる。よく悲しがれば厥陰を取り、有余か不足かを見る。

枢の少陰が折れれば、経脈に結んで通じない部分ができる。経脈が通じないものは少陰を取り、有余か不足かを見る。経脈が結んで硬くなった部分があれば、それを全部取る。

足太陽は至陰に根差し、京骨に溜り、崑崙へ注いで、天柱と飛揚へ入る。
足少陽は竅陰に根差し、丘墟に溜り、陽輔へ注いで、天容と光明へ入る。
足陽明は厲兌に根差し、衝陽に溜り、足三里へ注いで、人迎と豊隆へ入る。
手太陽は少沢に根差し、陽谷に溜り、小海へ注いで、天窓と支正へ入る。
手少陽は関衝に根差し、陽池に溜り、支溝へ注いで、天牖と外関へ入る。
手陽明は商陽に根差し、合谷に溜り、陽渓へ注いで、扶突と偏歴へ入る。
この十二陽経は、盛んな絡（穴位）があれば、それを全部取る。

一昼夜で経気は五十周し、五臓の精を栄養している。五十周の数に相応しなければ、狂いが生じたという。五十営とは、その気を五臓すべてが享受し、寸口脈を持つと拍動するものである。脈が五十拍して一回も途切れなければ、五臓すべてが気を受けている。四十拍して一回途切れれば、一臓の気がない。三十拍して一回途切れれば、二臓の気がない。二十拍して一回途切れれば、三臓の気がない。十拍して一回途切れれば、四臓の気がない。十拍に満たずに一回途切れれば、五臓とも気がなく、短命が明白である。ポイントは『終始』にある。五十拍して一回も途切れなければ正常であり、五臓が正常と分かる。短命が明白ならば、脈が突然に速くなったり疎《まば》らになったりする」

＊予には、決定や明白の意味がある。

黄帝「『逆順五体（逆順肥痩篇）』の言う、人の骨節の大小、肉の堅軟、皮の厚さ、血の清濁、気の流れやすさ、経脈の長短、血の多少、経絡の数などについては分かった。それらは全て一般人のことである。だが王侯貴族は肉食の君であり、身体が柔らかく、肌肉が軟弱で、血気がすばしっこくて流れやすい。それに対する刺鍼の速度、刺入の深さ、鍼の本数の多少は、同じで良いのか？」

岐伯「美食と粗食の味が同じわけがあろうか？　気が滑れば速く抜き、気が渋れば遅く抜く。気が激しければ小さい鍼で浅刺し、気が渋れば大きい鍼で深刺する。深刺したら留鍼し、浅刺なら速抜する。それから考えると、木綿を着た一般人は深刺して留鍼する。絹を着た貴人は小さな鍼をゆっくり刺す。それは気がすばしっこくてスベスベしているからである」

黄帝「身体と気の逆と順（異常と正常）は、どうなのか？」
岐伯「身体も機能も弱く、症状が強ければ、邪が勝っているので、すぐに瀉す。身体も機能も強くて、症状が弱ければ、すぐに補う。身体も機能も弱くて、症状が弱ければ、陰陽とも気が弱っているので刺鍼してはならない。これに刺鍼すれば衰弱が激しくなり、衰弱が激しいと陰陽ともに尽きて、血気がなくなり、五臓が空虚となって筋骨や髄が枯れ、老人は死に、若者は回復しない。身体も機能も強くて、症状が強ければ、陰陽ともに強いので、すぐに邪を瀉して、経脈の虚実を調整する。だから〝余っていれば瀉して捨て、不足していれば補う〟と言う。それで〝逆と順を知らずに刺鍼すると、真気と邪気が結合する〟という。邪で満ちているのに補法すれば、四肢の陰陽経脈に邪が溢れ、胃腸中に拡散し、肝と肺の内に満ちて、陰陽の気が錯乱する。正気が虚しているのに瀉せば、経脈が空虚となり、血気が枯れ尽きて、胃腸が働かず肉が削げ、皮膚が薄くなって骨に付着し、髪や腠理が焦げたように艶がなくなって、死期が明白となる。だから〝鍼のポイントは、陰と陽のバランスを調えることにあり、陰陽が調和すれば生命力が充満し、身体と気が一体となって、神が体内に納められる〟という。それで〝上医は気を調え、凡庸な医者は脈を乱し、下医は気を途絶させて生命を危険にする〟という。だから〝医療を下すときは慎重にすべきだ〟という。必ず五臓の変化、五臓脈との対応、経絡の虚実、皮膚の状態を観察してから刺鍼すべきだ」

＊「子之死期」は「予之死期」の誤字。有名な「精気乃光」という句だが、これを「精気が光り」と解釈するとお

かしくなる。『甲乙経』では「精気の充」となっており、精気が充ちるという意味で、光は充の誤字である。

寿夭剛柔篇・第六

黄帝が少師に尋ねる。「人は生まれながらに、筋肉の柔らかさ、体質の強弱、身長の高い低い、陰体質と陽体質があると聞く。それによる処方を尋ねたい」

少師「陰中の陰があり、陽中の陽がある。陰陽を調べてから鍼を処方する。発病原因を知ると刺鍼の根拠ができる。病気の発端と季節の対応関係を測り、体内では五臓六腑と一致させ、体表では筋骨や皮膚と一致させる。だから体内の臓腑も陰陽に区分でき、体表も陰陽に分類できる。体内では、五臓が陰、六腑が陽である。体表では、筋骨が陰、皮膚が陽である。それで〝病が陰である体内の陰臓にあれば、陰経の滎輸穴を刺す。病が陰である体内の陽腑にあれば、陽経の下合穴を刺す。病が陽の体表で、陰である深層の筋骨にあれば、陰経の経脈を刺す。病が陽の体表で、陽である浅層の皮膚にあれば、絡脈を刺す〟という。だから〝病が浅層の陽分にあれば風と呼ぶ。病が深層の陰分にあれば痺と呼ぶ。陰分も陽分も発病していれば風痺と呼ぶ〟という。病に形があっても痛みがなければ陽に分類される。形がなくとも痛みがあれば陰に分類される。形がなくて痛めば、陽は完全だが陰が傷付いている。すぐに陰を治療して、陽は攻めない。形があるのに痛まねば、陰は完全だが陽が傷付いている。すぐに陽を治療して、陰は攻めない。陰陽ともに発病していれば、形があったかと思うと形がなくなり、気持ちが落ち着かない。それを〝陰が陽に勝つ〟という。これは表でも裏でもなく、形が長くは続かない」

＊この原文は「病在陽之陽者、刺陽之合」となっている。しかし他篇と整合性がない。この文には、陰陽の写し間違いが多いが、訳では道理があるように直した。

黄帝が伯高に問う。「形気（身体と気）の病には後先《あとさき》があり、内外が対応していると聞くが、どうか？」

伯高「風寒は身体を傷め、憂い、恐れ、憤怒は気を傷める。気が臓を傷めれば、臓が発病する。寒は肉体を傷めるので、それに五体が反応する。風は筋脈を傷めるので、筋脈が反応する。これが形気外内の対応である」

黄帝「どのように刺鍼するのか？」

伯高「発病して九日目なら三回刺せば治る。発病して一カ月なら十回刺せば治る。発病してからの日数によって、刺鍼効果が衰える。長期の痛みが治らなければ、その血絡を見て血を出し尽くす」

黄帝「外と内の病で、難治と易治（治り易さ）はどうか？」

伯高「身体から発病し、まだ臓へ入っていなければ、刺鍼は発病してからの日数の半分、つまり発病して一カ月なら五回でよい。臓から発病し、身体に影響が及んでいれば、罹患してからの日数の倍、だから発病して一カ月なら二十回になる。これが外と内の難易である」

黄帝が伯高に問う。「身体には緩急、気には盛衰、骨には大小、肉には堅い脆い、皮には厚い薄いがあると聞くが、それは寿命と関係があるのか？」

伯高「身体と気が釣り合っていれば長寿、不釣り合いなら短命。皮と肉が頑丈ならば長寿、頑丈でなければ短命。血気や経絡が肉体に勝っていれば長寿、肉体に及ばなければ短命」

黄帝「身体の緩急とは何だ？」

伯高「身体が充実して皮膚が緩やかならば長寿、身体が充実して皮膚が引きつっていれば短命。身体が充実して脈が堅く大きければ順（良）、身体が充実して脈が小さく弱ければ気が衰えており、気が衰えていれば危険である。身体が充実して頬が出てなければ骨が小さく、骨が小さければ短命。身体が充実して、大肉や䐃が堅く、筋溝がはっきりしていれば肉が堅く、肉が堅ければ長寿。身体が充実して、大肉の筋溝がなければ肉が脆く、肉がもろければ短命。これは先天的な寿命なので、身体と気によって寿命を見る。この理屈を知り、身体と気に基づいて、患者を診て生死を決定する」

黄帝「長寿と短命に、基準はないと聞くが？」

伯高「墻の土台（顔周囲の骨格を喩えた）が低く、高さが地（肉）に達しなければ三十歳までに死ぬ。それに病気が加われば二十歳までに死ぬ」

黄帝「身体と気のバランスで、長寿と短命を分けるのはどうして？」
伯高「正常人で、気が身体より勝っていれば長寿。病人で身体の肉が落ちており、気が身体より勝っていれば死に、身体が気より勝っていれば危ない」

＊任には符の意味がある。果には勝つという意味がある。大肉は大きい筋肉だが、尻や大腿の筋肉と考えられている。䐃は三角筋のように盛り上がった筋肉。筋溝もなく、脂肪ばかりなら糖尿病で短命だろう。

黄帝「刺鍼には三種の変化があると聞く。三種の変化とは何か？」
伯高「営を刺す。衛を刺す。寒痺が経脈に留まったものを刺すの三種です」
黄帝「三種の変化に刺すとは？」
伯高「営を刺すとは出血させること。衛を刺すとは気を出すこと。寒痺に刺すとは内熱すること」
黄帝「営衛や寒痺の病とは、どんなの？」
伯高「営の病は、悪寒発熱して気が少なく、身体の経脈を邪が上下します。衛の病は、気痛（移動する痛み）が起きたり治まったりし、胸が支えて腹がグウグウ鳴りますが、これは風寒が胃腸に侵入しているのです。寒痺（冷えによる痛み）の病は、邪が経絡に留まって去らず、常に痛くて皮膚が感じません」
黄帝「寒痺に刺して内熱するとは？」

伯高「庶民を刺すときは、焼き鍼を使います。身分が高ければ、薬物を使ってホットパックします」

黄帝「薬物のホットパックは、どうするのか？」

伯高「淳酒二十升、蜀椒一斤、乾姜一斤、桂心一斤、この四種を噛み砕き、酒の中に漬けます。綿一斤、細い白布四丈とともに酒の中に入れる。その瓶を馬糞の中で暖めるが、瓶は密封して漏れないようにする。こうして五日五晩寝かしたあと、布と綿を取り出し、日光で乾かしたら、乾いたものを再び漬け込む。これを瓶の汁がなくなるまで続ける。毎回一昼夜ほど漬け込んでは、出して乾かす。乾いたら瓶に残ったカスと綿を布で包んで巾にし、長さ六〜七尺の重ねた巾を六〜七枚作る。そして寒痺の部分を刺し、この巾を寒痺の部分に載せ、桑の枝を燃やして作った炭で巾を焙り、寒痺の刺した部分を暖める。こうして熱が病巣に入るようにし、冷えたら巾を焙って暖めることを三十回ほど繰り返して止《や》める。汗が出たら巾で身体を拭き、これも三十回ほどで止《や》める。そして室内を歩かせるが、風に当たらないようにする。刺すごとに必ず巾でホットパックすれば、病が治る。これが内熱である」。

官鍼篇・第七

刺鍼のポイントは、官鍼が重要である。九鍼の長所は、それぞれ使用範囲があり、長短大小によって適応症が異なる。使用方法が間違えば、病は去らない。病が浅いのに深刺すれば、体内の良肉を傷め、皮膚がオデキとなる。病が深いのに浅刺すれば、病気が瀉されずに、かえって膿瘍となる。病が小さいのに鍼が大きければ、正気も瀉してしまい、病が必ず悪化する。病が大きいのに鍼が小さければ、邪気が瀉されずに、やはり衰敗する。鍼が適さなければ、大きな鍼なら正気も瀉し、小さな鍼なら治らない。すでに鍼の過誤を述べたので、その使用範囲を解説する。

病が皮膚にあって、常に移動すれば、鑱鍼を病巣部に使うが、皮膚が白ければ刺さない。病が分肉（筋溝）にあれば、圓鍼を病巣部に使う。病が経絡にあって慢性に痛めば、鋒鍼を使う。病が経脈にあって、気が少なくて補わねばならなければ、井滎輸経合の経穴に分けて鍉鍼を使う。化膿していれば鈹鍼を使う。急性の痛みには圓利鍼を使う。痛みが消えなければ毫鍼を使う。病が深部にあれば長鍼を使う。水腫の病で関節が腫れていれば火鍼を使う。病が五臓に固く居座っていれば鋒鍼を使い、

図３　『内経』記載の九刺

名称	方　法	
輸　刺	諸経の滎輸（五輸穴）と臓腧（背兪穴）を刺す	滎輸（五輸穴）と背兪穴
遠道刺	病が上にあれば下を刺す。下合穴を刺す	上には下を取る
経　刺	大経の硬結を刺して、絡と経を分ける	大経を刺す
絡　刺	小絡の血脈を刺す	血絡を刺す
分　刺	分肉の間を刺す	筋肉を刺す
大写刺	鈹鍼で刺して排膿する	膿や水を瀉す
毛　刺	皮膚の痛みを浮かすように刺す	皮膚を浅刺
巨　刺	左ならば右、右ならば左を取る	左右の交叉刺
焠　刺	燔鍼を刺して痛みを取る	痛む場所に焼いた鍼を刺す

井滎輸経合の経穴に分け、四季に従って取る。

刺鍼には九種あり、九種の病変と対応する。一には輸刺、輸刺は、諸経の滎輸（五輸穴）と臓兪（五臓の背兪穴）を刺す。二は遠道刺、遠道刺は、病が上にあれば下を取り、六腑の下合穴を刺す。三は経刺、経刺は、大経（五臓六腑と直接繋がる経脈）で、結絡（経と絡が交わる）の経分を刺す。四は絡刺、絡刺は、小絡の血管を刺す。五は分刺、分刺は、分肉の隙間を刺す。六は大瀉刺、大瀉刺は、膿瘍に鈹鍼を刺して排膿する。七に毛刺、毛刺は、皮膚の痹（痛み）に浮かして刺す。八は巨刺、巨刺は、左なら右、右なら左を刺す。九に焠刺、焠刺とは鍼を焼いて刺し、痹を取る。

＊分肉には、筋溝、脂肪と筋肉層の境などの意味がある。

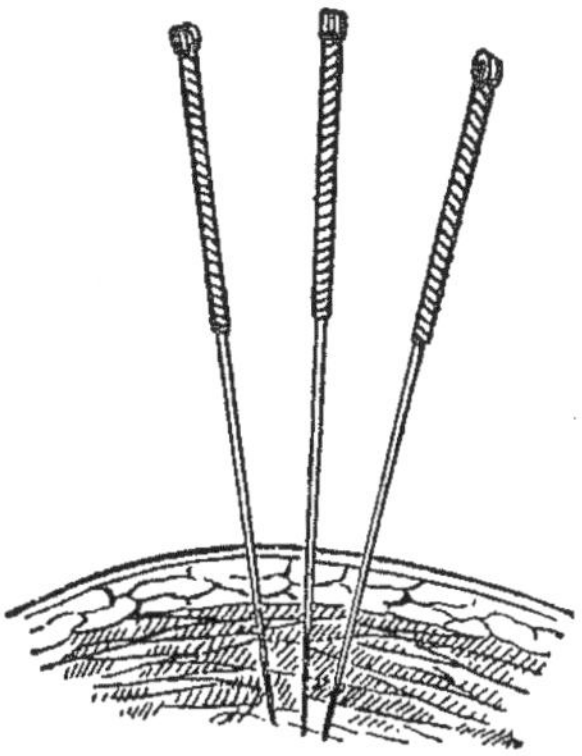

図４　斉刺

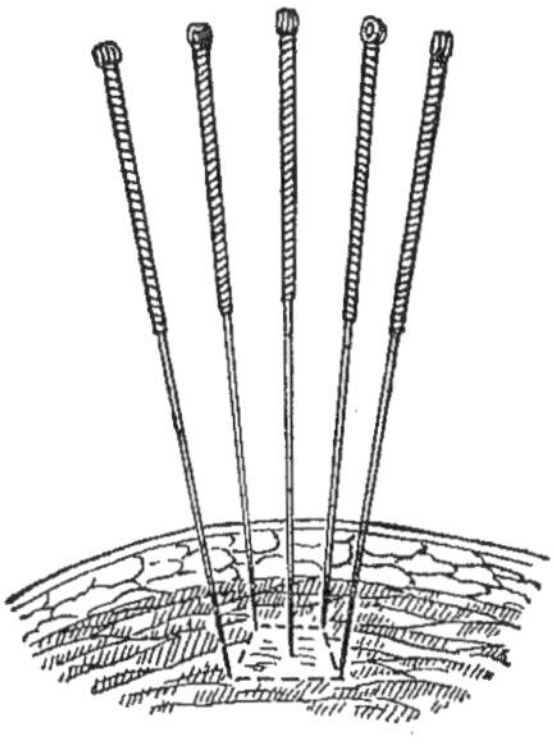

図５　揚刺

刺鍼には十二節あり、十二経と対応する。一に偶刺、偶刺は手を心と背に当てるが、そこが痛む部位である。一刺は胸、一刺は背で、心痹を治す。この刺し方は、傍らへ向けて斜刺する。二は報刺、報刺は動き回る痛みに刺す。上下に動けば、鍼を直刺して抜かず、左手で動いた痛みの部分を押さえ、抜鍼したらそこへ刺す。三は恢刺、恢刺は傍らに直刺し、鍼を引き上げて前後へ動かし、筋急（筋肉の引きつり）を回復させて筋痹を治す。四は斉刺、斉刺は直刺した一本の傍らに二本入れ、範囲が小さくて深部の寒気を治す。または三刺とも呼び、三刺は範囲が小さくて深部の痹気を治す。五は揚刺、揚刺は中央に一本、その周辺に四本刺して浮かせ、広範囲の寒気を治す。六は直鍼刺、直鍼刺は皮を引っ張って刺し（摘み押手の沿皮刺）、浅層の寒気を治す。七は輸刺、輸刺は垂直に刺入して垂直に抜鍼し、少ない鍼で深く刺し、気が盛んで発熱する症状を治す。八は短刺、短刺は

図7 『内経』の十二刺

名称	方法	主治
偶刺	身体の前後で刺鍼。病巣に向け一本は前、一本は後	心痹
報刺	刺鍼したあと刺鍼。すぐ抜かずに左手で探って刺鍼する	痛む部位が移動する
恢刺	多向刺し、関節を動かす。筋肉の傍らで刺鍼転向法	筋痹（筋肉の痛み）
斉刺	三本を同時に刺入。病巣の正中に一本、両側に二本	狭くて深い寒痹
揚刺	五鍼を同時に刺入。病巣の正中に一本、周囲に四本	広くて大きい寒痹
直鍼刺	沿皮刺。皮膚を摘み上げて刺入	浅い寒痹
輸刺	深部で提插。ゆっくり直刺して真っ直に引き上げる	邪気が盛んで発熱する
短刺	骨の近辺に刺入。少し揺らしながら刺入する	骨痹（骨の痛み）
浮刺	肌肉（皮下脂肪）に斜刺。傍らから浮かして斜刺	皮膚が冷えて攣縮する
陰刺	左右の穴位に刺鍼。両側を同時に取穴する	寒厥（冷えて痛む）
傍鍼刺	二本の鍼を使う。病巣部に一本は直刺、一本は斜刺	慢性の痹（疼痛）
賛刺	浅い散鍼を繰り返して出血させる	癰腫（オデキ）

骨痺（骨の痛み）に刺し、少し揺らせながら深く入れ、骨の部位へ鍼を到達させ、上下に動かして骨を摩擦する。九は浮刺、浮刺は病巣部の傍らから入れ、浮かして沿皮刺し、肌急（肌肉の引きつり）して冷えるものを治す。十は陰刺、陰刺は左右に焠刺して寒厥（失神して手足が冷たくなる）を治す。寒厥に中《あ》たったら足踝後ろの少陰（太渓）を刺す。十一は傍鍼刺、傍鍼刺は直刺と傍刺を一本ずつ入れ、久しく居座った留痹を治す。十二は賛刺、賛刺は直刺して垂直に抜き、何度も刺入して浅く出血させ、癰腫（オデキ）を治す。

＊焠刺の原文は率刺だが、『素問・長刺節論』に基づいて、率は卒の誤りと考えて訂正した。

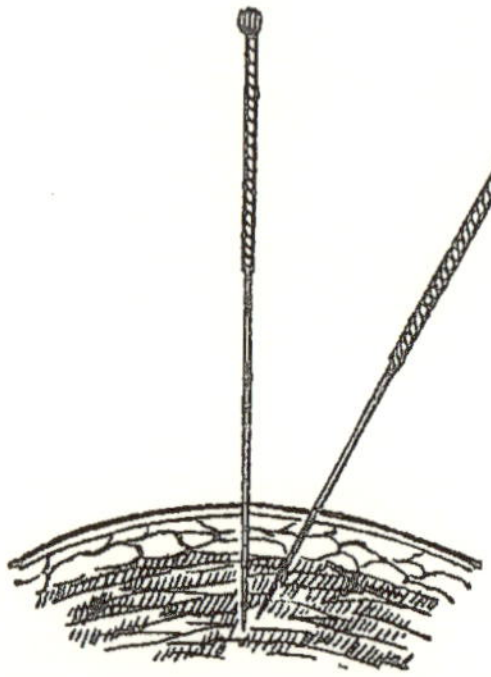

図6 傍鍼刺

経脈が深くて見えなければ、少し刺入して久しく留め、空になっている脈気を至らせる。経脈が浅ければ刺すなかれ、その経脈を圧迫し、遮断してから刺せば、精を漏らすことなく、邪気だけが出る。

三刺して穀気が出るとは、まず浅刺して切皮すれば陽部（表層の衛部）の邪が出る。さらに刺して陰部（深層の営部）の邪が出るとは、少し深く刺し、切皮から肌肉に至らせるが、まだ分肉間（ここでは骨と筋肉の境）には入っていない。分肉の間に入れれば穀気が出る。それで『刺法』は〝始めに浅く刺し、邪気を駆逐すれば血気がやって来る。そのあと深く刺して陰気の邪（営分の邪気）を引き寄せる。最後に極めて深く刺して穀気を下げる〟という。だから鍼を使うものは、年ごとに加わる気候変化、気の盛衰、虚実の症状を知らねば、工（鍼灸師）とは言えない。

刺鍼には五つあって五臓と対応する。一が半刺、半刺は浅く刺して速抜し、鍼を肉まで刺さず、毛を抜くようにして皮の邪気を取り、肺と対応する。二に豹文刺、豹文刺は左右前後に刺鍼し、脈に中《あ》てて出血させるため豹文刺（豹紋刺。豹の模様）であり、経絡の血を取って、心と対応する。三に関刺、関刺とは、筋の尽きる上（関節）を左右に直刺し、筋痹を取るが、慎重にして出血させず、肝と対応する。淵刺や豈刺とも呼ぶ。四に合谷刺、合谷刺は左右へ鶏足のように表面を刺し、分肉の間（脂肪と筋肉の境）へ刺鍼して肌痹を取り、脾と対応する。五が輸刺、輸刺は垂直に入れて垂直に抜き、深く刺入して骨に到達させ、骨痹を取り、腎と対応する。

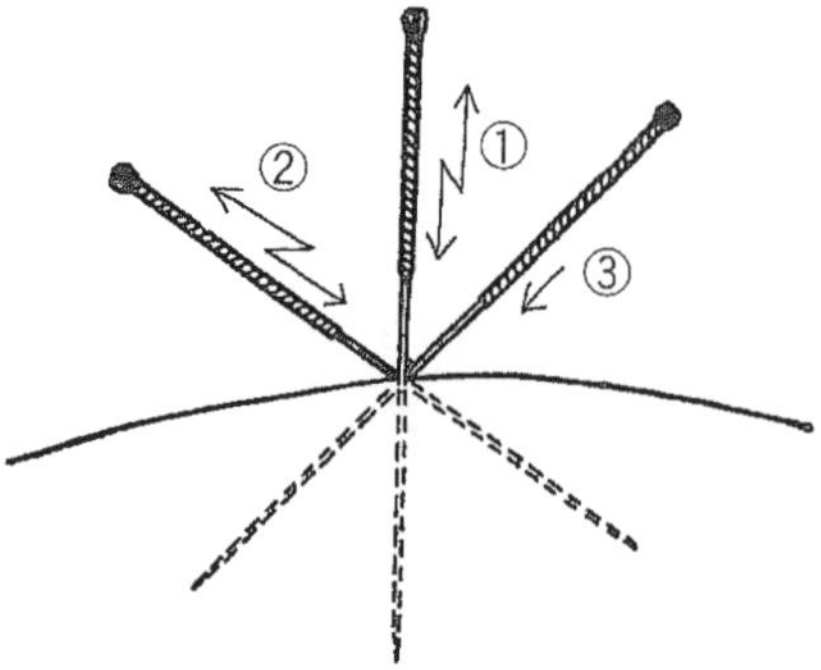

図８　合谷刺

図９『内経』の五刺

名　称	方　　　法	対応する内臓
半　刺	浅刺し、速抜して皮気を除く。	肺（主皮毛）
豹文刺	多く刺鍼し、脈に当てて出血させる。	心（主血脈）
関　刺	筋の尽きる上に刺鍼する。	肝（主筋）
合谷刺	分肉の間を一鍼で多方向に刺す。	脾（主肌肉）
輸　刺	垂直に出し入れ、骨まで深刺する。	腎（主骨）

本神篇・第八

黄帝が岐伯に問う。「刺鍼では、まず神を根本とする。血・脈・営・気・精、これらは五臓に貯えられる。それが失われて臓から離れれば、精が消え、魂魄が飛散し、意志がぼんやりして乱れ、知性や思慮がなくなってしまうが、どうしてそうなる。天の罪か？　人の過ちか？　徳・気・生・精・神・魂・魄・心・意・志・思・智・慮とは何か？　それを聞きたい」

岐伯「天が我に与えるものが徳であり、地が我に与えるものが気である。徳が流れて気と結合すれば生となる。だから生が来るものを精と呼び、男女二つの精が結合したものを神と呼び、神の往来に伴うものを魂と呼び、精と一緒に出入りするものを魄と呼び、物を支配するのが心である。心に留まるものが意であり、意の久しくあるものが志であり、志を実現しようとするものが思いであり、思いを実現させるため考慮するのが慮であり、慮を実行するのが智である。だから智者の養生は、必ず四季の寒暑に適合させ、喜怒を和ませて安穏と生活し、陰陽を節制して剛柔を調えるので、僻邪（発病要因）が至れず、長生きして様々なことを見聞できる。

＊原文は「血・脈・営・気・精・神」だが、血は肝、脈は心、営は脾、気は肺、精は腎なので、神は紛れ込んだも

のと考えられる。

だからビクビクして心配すれば神を傷め、神が傷つけば恐れが流れ出して止まらない。悲哀が中焦を動じさせれば、尽き果てて生を失う。楽しめば、神が散らばって収蔵できない。悩みでは、気が閉塞して流れない。怒り過ぎれば、正気を失って治まらない。恐怖は神が揺れ動いて収まらない。

心がビクビクしたり心配すると神を傷め、神が傷つけば恐れで自失し、身体が痩せ衰えて、毛のツヤがなくなり、顔色が悪くなり、冬に死ぬ。脾が憂いて解けなければ意を傷め、意が傷つけば胸が煩悶し、四肢が上がらなくなって、毛のツヤがなくなり、顔色が悪くなり、春に死ぬ。肝が悲哀で中焦を動じさせれば魂を傷め、魂が傷つけば狂って忘れて精神が正常でなく、精神が異常なら人に対しても正当な反応がなくなり、陰嚢が縮んで筋が痙攣し、両脇骨が上がらなくなって、毛のツヤがなくなり、顔色が悪くなり、秋に死ぬ。肺が喜び過ぎると魄を傷め、魄が傷つけば発狂し、狂えば傍若無人となり、皮膚が焦げたようになって、毛のツヤがなくなり、顔色が悪くなり、夏に死ぬ。腎が盛んに怒って止《や》まなければ志を傷め、志が傷つけば、前に言ったことをしょっちゅう忘れ、腰椎が前後に屈伸できず、毛のツヤがなくなり、顔色が悪くなり、季夏（盛夏）に死ぬ。

恐れが解けねば精を傷め、精が傷つけば骨が怠くなって痿厥（足が無力になって冷える）になり、しょっちゅう精液が出る。つまり五臓は精を貯蔵するものであり、傷めてはならず、傷付けば貯蔵できなくて陰虚になり、陰虚では気がなくなり、気がなくなれば死ぬ。だから鍼を使うものは、病人の状態を観察するが、それによって精神や魂魄の存亡や得失を知る意図である。五臓が傷付いていれば、鍼しても治らない。

肝は血を貯蔵し、血には魂が宿る。肝気が虚せば恐れ、実では怒る。脾は営を貯蔵し、営には意が宿る。脾気が虚せば四肢が動かず、五臓が安定しない。実では腹脹し、月経や尿が出なくなる。心は脈を貯蔵し、脈には神が宿る。心気が虚せば悲しく、実では笑いが止《と》まらない。肺は気を貯蔵し、気には魄が宿る。肺気が虚せば鼻が詰まって呼吸が不利になり、微弱呼吸になる。実では喘いで胸満し、上を向いて呼吸する。腎は精を貯蔵し、精には志が宿る。腎気が虚せば手足が冷え、実なら腹が脹満して五臓が安定しない。だから必ず五臓の病状を審査し、臓の気の虚実を知って慎重に調える」

終始篇・第九

鍼の道理は『終始』に尽きる。『終始』を知り、五臓に基づき、陰陽を定める。陰は臓、陽は腑である。陽経は四肢末端で経気を受け継ぎ、陰経は五臓にて経気を受け継ぐ。だから瀉法では迎撃し、補法では随行する。迎と随が分かれば、経気を調和できる。経気を調和する処方は、陰陽に精通せねばならない。五臓を陰とし、六腑を陽とする。これを後世に伝え、血判の約束をし、大切にすれば栄え、おざなりにすれば滅ぶ。道理もなく自分勝手にやれば、必ず夭折《ようせつ》する。

自然の節理を尊重し、『終始』を言う。『終始』とは経脈の法則である。寸口と人迎の脈により、陰陽の過不足、バランスを知る。それが道理のポイントである。平人とは無病の人で、無病なら寸口と人迎の脈は朝晩や季節と対応する。脈は上半身と下半身が相応して循環し、六経の脈が結代したり動じたりせず、体幹と手足の温度が調節され、体型や肉と血気の均衡がとれているものが健康人である。

少気では、寸口や人迎ともに拍動が小さく、寸と尺の脈が釣り合っていない。これは陰陽ともに不足している。陽を補えば陰が尽き、陰を瀉せば陽が脱ける。これは甘薬を使うべきだが、剤に至るほど飲んではいけない。こうしたものは久しく飲むな。治らないものは、それによって瀉され、五臓の気が壊れてしまっている。

人迎脈が寸口の倍ほど盛んならば病が足少陽にある。倍盛んでザワザワしていれば病が手少陽にある。人迎脈が寸口の二倍ほど盛んならば病が足太陽にある。二倍盛んでザワザワしていれば病が手太陽にある。人迎脈が寸口の三倍ほど盛んならば病が足陽明にある。三倍盛んでザワザワしていれば病が手陽明にある。人迎脈が寸口の四倍ほど盛んで、大きくて数ならば溢陽である。溢陽では外格（強すぎる陽気が陰気を体内に閉じ込め、陰陽交流しない）となる。

寸口が人迎脈の倍ほど盛んならば病が足厥陰にある。倍盛んでザワザワしていれば病が手心主（手厥陰）にある。寸口が人迎脈の二倍ほど盛んならば病が足少陰にある。二倍盛んでザワザワしていれば病が手少陰にある。寸口が人迎脈の三倍ほど盛んならば病が足太陰にある。三倍盛んでザワザワしていれば病が手太陰にある。寸口が人迎脈の四倍ほど盛んで、大きくて数ならば溢陰である。溢陰は内関（陰気が体内に溢れ、陽気を外に追い出す）となる。内関となって表裏が通じなくなれば死ぬ。不治。人迎脈と太陰肺経の寸口が、ともに普通の四倍以上も盛んならば関格（陰陽とも盛ん過ぎて陰陽交流しない）と呼ぶ。関格では死期が間近である。

人迎脈が寸口の倍ほど盛んならば、足少陽を瀉して足厥陰を補う。陽経を二度瀉して陰経を一度補い、一日一回治療するが、脈診すれば必ず効果が現われている。ザワザワしていれば上の手少陽と手厥陰を取り、脈気が和んだら刺鍼を終える。人迎脈が寸口の二倍ほど盛んならば、足太陽を瀉して足少陰を補う。陽経を二度瀉して陰経を一度補い、二日に一回治療するが、脈診すれば必ず効果が現われている。ザワザワしていれば上の手太陽と手少陰を取り、脈気が和んだら刺鍼を終える。人迎脈が寸口の三倍ほど盛んならば、足陽明を瀉して足太陰を補う。陽経を二度瀉して陰経を一度補い、一日二回治療するが、脈診すれば必ず効果が現われている。ザワザワしていれば上の手陽明と手太陰を取り、脈気が和んだら刺鍼を終える。

寸口が人迎脈の倍ほど盛んならば、足厥陰を瀉して足少陽を補う。陽経を二度補って陰経を一度瀉し、一日一回治療するが、脈診すれば必ず効果が現われている。ザワザワしていれば上の手厥陰と手少陽を取り、脈気が和んだら刺鍼を終える。寸口が人迎脈の二倍ほど盛んならば、足少陰を瀉して足太陽を補う。陽経を二度補って陰経を一度瀉し、二日に一回治療するが、脈診すれば必ず効果が現われている。ザワザワしていれば上の手少陰と手太陽を取り、脈気が和んだら刺鍼を終える。寸口が人迎脈の三倍ほど盛んならば、足太陰を瀉して足陽明を補う。陽経を二度補って陰経を一度瀉し、一日二回治療するが、脈診すれば必ず効果が現われている。ザワザワしていれば上の手太陰と手陽明を取り、脈気が和んだら刺鍼を終える。一日二回治療するのは、太陰が胃を管理しているが、胃は穀気が多いため、多気多血の経脈だから一日二回治療できる。人迎脈と寸口が、ともに普通の三倍以上も盛んならば、陰陽倶溢と呼ぶ。これは陰陽とも開かないので交流がなく、血脈が閉塞し、気が流れず、体内に溢れて五臓が内傷する。こうした患者に施灸すると、変化して他の病になる。

＊一倍盛んとか二倍盛んだが、これは元の大きさにプラスして一倍盛んなので、一倍盛んなら正常の二倍、二倍盛んなら正常の三倍という意味である。だから四倍以上盛んとは、正常の五倍以上の強さのこと。

刺鍼の道理は、気を調えれば終える。五臓の正気を補って邪気を瀉せば、声が明瞭になり、耳目がハッキリする。これに反すれば血気が流れなくなる。気が至って有効となったものは、瀉せば虚となり、虚だから脈が元の大きさでも堅くない。脈が元のような大きさで堅ければ、患者が元どおりに回復したと言っても、病は去っていない。補えば実となり、実だから脈が元の大きさでも堅い。脈が元のままの大きさでも堅くなければ、患者が爽快になったと言っても、病は去っていない。だから補って実になり、瀉して虚になれば、痛みが抜鍼とともに消えなくとも、病は必ず後退する。まず十二経脈に発生する病に精通し、それから『終始』の内容が理解できる。だから陰陽変化がなく、虚実が片寄っていなければ、その経脈を取る。

刺鍼の類は、三刺（皮膚、肌肉、分肉への刺入）して穀気を至らせる。邪が侵入して正気と出合って争う・陰気が表面で陽気が深層へと存在する場所が変化する・経脈の流れが逆順へと反対になる・脈の浮沈も部位が変わる・脈状が四季とも一致しない・邪気が稽留して溢れるなどでは、鍼によって追い出さねばならぬ。だから一刺で陽邪が出、再刺で陰邪が出、三刺で穀気が至り、穀気が至れば終える。〝穀気が至る〟とは、補法して正気が実したり、瀉法して邪気が虚すことで、それによって穀気の至ったことが分かる。邪気だけが去れば、まだ陰と陽が調整されていなくとも、病の治ることが分かる。だから〝補法して実となったり、瀉法して虚になれば、痛みが鍼とともに減らなくても、病は必ず衰えて去る〟という。

陰が盛んで陽が虚していれば、陽を補ってから陰を瀉して調和させる。陰が虚して陽が盛んならば、陰を補ってから陽を瀉して調和させる。

陽明・厥陰・少陰の三脈が、第一趾の間に拍動しているので、その脈の虚実を必ず調べる。虚しているのに瀉せば重虚と呼び、虚が重なるので病が悪化する。刺鍼するときは、脈を指で圧し、脈動が実で数なら瀉し、虚で遅ければ補う。逆にすれば病が悪化する。その拍動は、陽明なら足背の衝陽、厥陰なら足趾間の太衝、少陰なら足底の湧泉にある。

＊「三脈」は、陽明・厥陰・少陰と解釈されている。馬蒔は「陽明動於大指次指之間、凡厲兌、陥谷、衝陽、解谿在足跗上也。厥陰動於大指次指之間、正以大敦、行間、太衝、中封在足跗内也。少陰則動於足心、其穴湧泉乃足跗之下也」と解説している。「脈動而実且疾者、疾瀉之」は、『甲乙経』巻五では「脈動而実且疾者、則瀉之」となっている。そちらが正しい。

膺兪は胸、背兪は背中にある。肩関節が虚していれば上を取る。重舌（舌下の血管が腫れ、二枚舌のようになったもの）ならば舌小帯を鈹鍼で刺す。手を曲げたまま伸ばせなければ病が筋にあり、伸ばしたまま曲げられなければ病が骨にある。病が骨にあれば骨を治療し、筋にあれば筋を治療する。

実証には深く刺入し、抜鍼したら鍼孔を押さえず、邪気を出し尽くす。虚証では浅刺し、脈を養って、抜鍼したら鍼孔を押さえ、空中の邪気が鍼孔から入らないようにする。

＊原文は「補須一方実」となっているが、文が脱けていて意味が通じない。「補瀉須一方実」となるべき。

邪気が来ると、鍼下が締めつけて痛む感覚がある。正気が来れば、鍼下が緩んで和む感覚がある。実脈ならば深刺して邪気を出す。虚脈ならば浅刺して精気を出さないようにし、脈を養って邪気だけを出す。痛みに刺すものは、すべて実脈である。

だから〝腰から上の病は、手の太陰と陽明が主治する。腰から下なら、足の太陰と陽明が主治する。病が上にあれば下を取る。病が下にあれば高きを取る。病が頭にあれば足を取る。病が腰にあれば膝窩を取る〟という。病が頭にあれば頭が重い。手にあれば前腕が重い。足にあれば足が重い。病を治すには、発病した部位から刺鍼する。

＊原文の「病在足者、取之膕」は、『太素』や『甲乙経』に基づいて「病在腰者、取之膕」に変更した。

春は邪気が毫毛にあり、夏は邪気が皮膚にあり、秋は邪気が分肉にあり、冬は邪気が筋骨にあるので、病を刺すときは季節を剤（刺入深度の目安）とする。だから肥えた人を刺すには秋冬を剤とする。痩せた人を刺すには春夏を剤とする。

痛みの病は陰である。痛みを手で圧しても特定できなければ、深部の陰にあるので深刺する。痒みは陽なので浅刺する。病が上にあれば陽邪である。病が下にあれば陰邪である。

＊原文は「病痛者陰也、痛而以手按之不得者陰也、深刺之。病在上者陽也。病在下者陰也。痒者陽也、浅刺之」だが、『甲乙経』に基づいて「病在上者陽也。病在下者陰也」を後ろに移動させてまとめた。

陰から発病していれば、陰を治療してから陽を治す。陽から発病していれば、陽を治療してから陰を治す。

熱厥（発熱して失神する）に刺すときは、留鍼して冷たくさせる。寒厥（冷たくなって失神する）に刺すときは、留鍼して熱くさせる。熱厥に刺すときは、陰経に二回補法し、陽経に一回瀉法する（二陰一陽）。寒厥に刺すときは、陽経に二回補法し、陰経に一回瀉法する（二陽一陰）。〝二陰〟とは、陰経を二回刺すことである。〝二陽〟とは、陽経を一回刺すことである。

慢性の病は、邪気が深く入っている。こうした病を刺すときは、深く刺入して久しく鍼を留め、隔日一回刺鍼する。必ず身体の左右を比較し、静脈から欝血を除いて、刺鍼の道は終わる。

刺鍼では、まず身体と気を観察する。身体の肉も落ちておらず、気が少なくて、脈もザワザワしている。こうした躁厥には必ず繆刺し、散った正気を収め、集まった邪気を散らす。治療は静かなところで、患者の精神状態を観察し、ドアを閉めて窓を閉じ、他のことを考えず、意識を精気に集中し、人の声を聞くなかれ。そうして精を収め、必ず精神を統一し、意識を鍼に集中させ、浅く刺して留め、わずかに浮かせ、患者の精神を鍼に集め、鍼下に気が至ったら終える。男は内で得気させ、女は外で得気させるが、得気したら堅く鍼を持って出さず、慎重に気を守って奥に入れない。それが得気である。

刺鍼の禁止事項。セックスしたばかりなら刺すことなかれ、刺したばかりならセックスすることなかれ。酔った人に刺すことなかれ、刺したら酔うことなかれ。怒っていたら刺すことなかれ、刺したら怒ることなかれ。仕事を終えたばかりなら刺すことなかれ、刺したら労働することなかれ。食事したばかりなら刺すことなかれ、刺したばかりなら食事することなかれ。空腹なら刺すことなかれ、刺したら空腹となることなかれ。喉が渇いていれば刺すことなかれ、刺したら喉を渇かすことなかれ。驚いたり恐がっていれば、精神が落ち着いて、気が定まってから刺す。車に乗ってきた患者は、横にして休ませ、30分ぐらい（一回の食事時間）してから刺す。歩いてきた患者は、腰掛けさせて休ませ、60分ぐらい（十里。五キロ歩く時間）してから刺す。この十二禁の患者は、その脈は乱れて気が散って、営衛が逆になり、経気が繋がらないので、そうした患者に刺鍼すれば、陽病が陰へ深く入り、陰病なら陽の浅層に出て、邪気が活動を再開する。それを粗工（ヤブ医者）は観察せずに刺鍼するが、これを〝身を伐《う》つ〟と呼び、身体が怠くて力が入らなくなり、脳髄が消えて、津液が作られず、五味の食欲がなくなるが、それを〝失気〟と呼ぶ。

太陽の脈が絶えるとき、病人は目が上に向き、角弓反張、瘈瘲し、顔色が白くなり、皮膚が絶えて末期の汗をかく。末期の汗が出ると死ぬ。少陽の脈が絶えるとき、病人は耳が聞こえず、身体中から力が脱け、眼球が動かなくなる。眼球が動かなくなると一日半で死ぬ。その死は、色が青白くなって死ぬ。陽明の脈が絶えるとき、病人は口眼を動かし、しょっちゅうヒキツケが起き、意味不明なことを口走り、皮膚が黄色くなる。手足の陽明経脈が盛り上がって流れなくなれば死ぬ。少陰の脈が絶えるとき、病人は顔が黒くなり、歯肉が減って歯が伸びて歯垢が溜り、腹脹して閉塞し、口からは食べられず、下からは大小便が出なくなって死ぬ。厥陰の脈が絶えるとき、内熱となって喉がイガイガし、しょっちゅう排尿し、心煩（煩悶）して、ひどければ舌が巻いて、睾丸が縮み上がって死ぬ。太陰の脈が絶えるとき、病人は腹脹して排便できず、息もできず、ゲップしてしょっちゅう嘔吐し、嘔吐すれば気が上逆し、上逆すれば顔が赤くなり、上逆しなければ口からは食べられず、下からは大小便が出なくなり、口で食べられず大小便も出なくなると顔が黒くなり、皮毛が焙ったようになって死ぬ」

経脈篇・第十

雷公が黄帝に問う。「『禁服篇』は〝鍼の治療は、経脈を始めとする。その中を営が流れ、その長さを知り、内では五臓と連絡し、外は六腑と繋がる〟という。その原理とは何か」

黄帝「人が生まれるとき、まず精ができ、精は脳髄を生み、骨が支柱となり、脈が栄養し、筋が力となり、肉が壁となって、皮膚が固く守り、毛が生え、穀が胃に入り、脈道が通り、気血が流れる」

雷公「なにとぞ経脈の始まりを聞かせて欲しい」

黄帝「経脈は生死を決定し、それによって百病が起こるので、虚実を調え、通じさせなければならない。

＊経脈を取る時の姿勢だが、『霊枢』では親指を前にした気を付け姿勢で経絡走行を述べている。現在の解剖姿勢ではない。

手太陰肺経は中焦に起こり、下がって大腸に絡まり、戻って胃を巡ったあと横隔膜に上がり、肺に属する。さらに気管支と一緒に上がって、横に曲がって腋の下に出て、上腕内側に沿って下がり、手

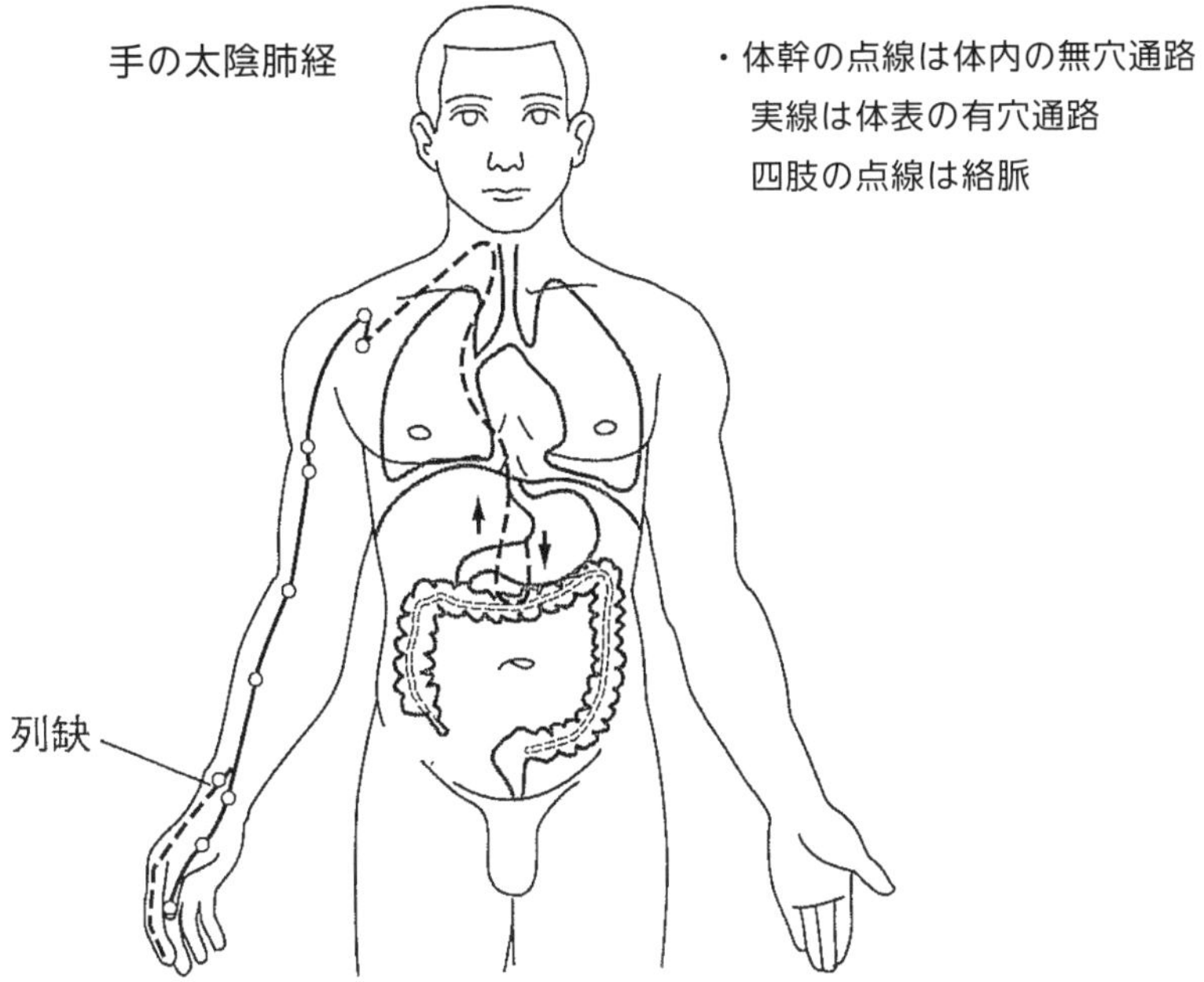

少陰と手厥陰（心主）の前（橈側）を行く。まっすぐ肘の中に下がり、前腕内側（屈側）の橈骨下縁に沿って進み、寸口動脈に入る。魚（母指球）に上がり、魚際（母指球の際《きわ》）を巡って大指（親指）の端に出る。その分支は手首後ろから次指（人差指）内側に出て、その端に出る。この経が動じた病。肺の脹満、むせたり喘咳、缺盆中央（天突）の痛み。ひどければ両手で胸を押さえて眼前が暗くなるが、これを臂厥と呼ぶ。次は肺脈が主治する所に生じた病である。咳、呼吸困難、ゼイゼイ喘ぐ、煩悶、胸が詰まる感じ、手の太陰肺経に沿った上肢屈側橈側の痛みや冷え、掌のひらが熱い。本経の気が多過ぎると肩背部の痛み、風寒で汗が出る、中風、小便の回数が増えて量が少なくなる。本経の気が不足すると、肩背部が冷えて痛む、微弱呼吸となって息と呼ぶには足りない、小便の色

が変化する。これら諸病は、盛んなら瀉し、虚なら補い、熱なら速抜し、寒ならば留め、陥没していれば灸し、実でも虚でもなければ経を取って治療する。盛んならば寸口脈が人迎脈の四倍となり、虚では寸口が人迎脈より小さい。

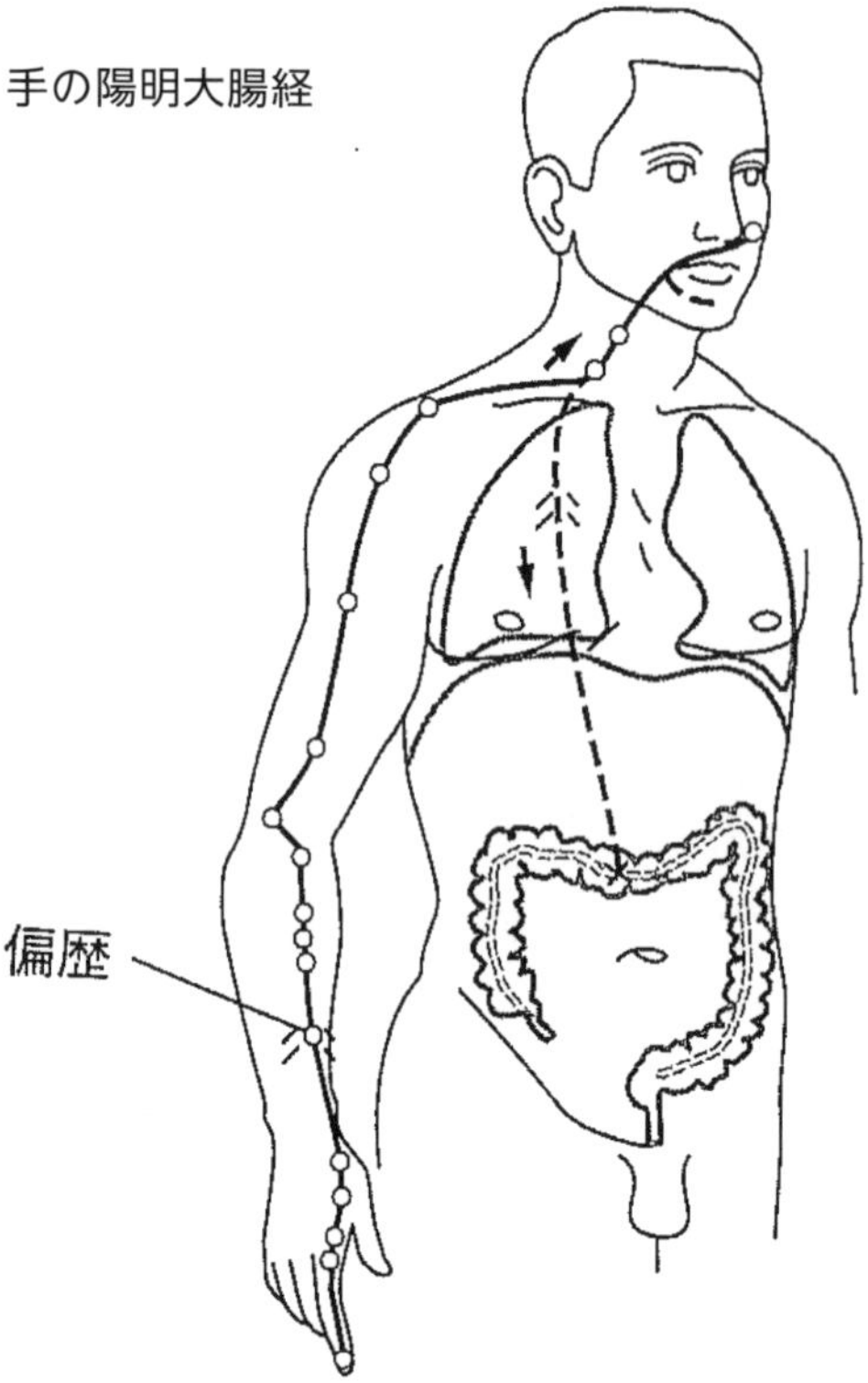

手陽明大腸経は人差指の先端に起こり、人差指の橈側を通り、両骨間の合谷に出て、両筋の間を入って上がり、前腕の橈側を巡って肘の外側に入り、上腕の外側前縁を上がって、肩に上がり、肩髃（上腕骨頭）の前縁に出て、上がって柱骨（頚椎）に出て大椎で左右の経脈が交わり、下がって缺盆に入り、肺に絡まり、横隔膜を下がり大腸に属する。その分支は缺盆から頚を上がって頬を貫き、下歯の中に入り、戻って口を挟んで回り、人中で左右の経脈が交差し、左が右に行き、右

が左に進み、鼻孔を挟んで上がる。この経が動じた病。歯痛や首の腫れ。次は津が主治する所に生じた病である。目が黄色、口が乾く、鼻水と鼻血、咽喉の痛み。肩の前や上腕の痛み。人差指の腱鞘炎である。気が余っていれば、この脈が通っている場所が熱く腫れる。虚せば寒くて鳥肌が立ち、温めても回復しない。これら諸病は、盛んなら瀉し、虚なら補い、熱なら速抜し、寒なら留め、陥没していれば灸し、実でも虚でもなければ経を取って治療する。盛んならば人迎脈が寸口の四倍となり、虚では人迎脈が寸口脈より小さい。

足陽明胃経は鼻に起こり、上がって両目の中間にある鼻梁の低くなった部分で交わり、傍らの太陽脈に絡まり、鼻の外側を巡って下り、上歯の中に入る。戻って口を挟んで唇を回り、下がって承漿で左右の経脈が交わる。戻って顎の後下縁を巡った後、大迎に出、頬車を巡り、耳の前に上がり、客主人（上関）を過ぎて、髪際に沿って前頭骨に出る。その分支は、大迎から前に行き人迎へ下がり、喉嚨（気管）を巡って缺盆に入り、横隔膜へ下がって胃に属し、脾に絡まる。その真っ直な脈は、缺盆から乳内側を下がり、臍を挟んで下がり、気衝中に入る。その分支は胃から起こり、腹中を巡って下がり、気衝に降りて前の分支と合流し、髀関に下がり、伏兎へ行き、膝蓋骨中に入って下がり、脛外縁を下がって、足背へ下がり、第三趾の内側に入る。その分支は膝下三寸から別れ、第三趾の外側に入る。その分支は足背で別れ、第一趾の間に入り、その端に出る。この経が動じた病。冷水を浴びた

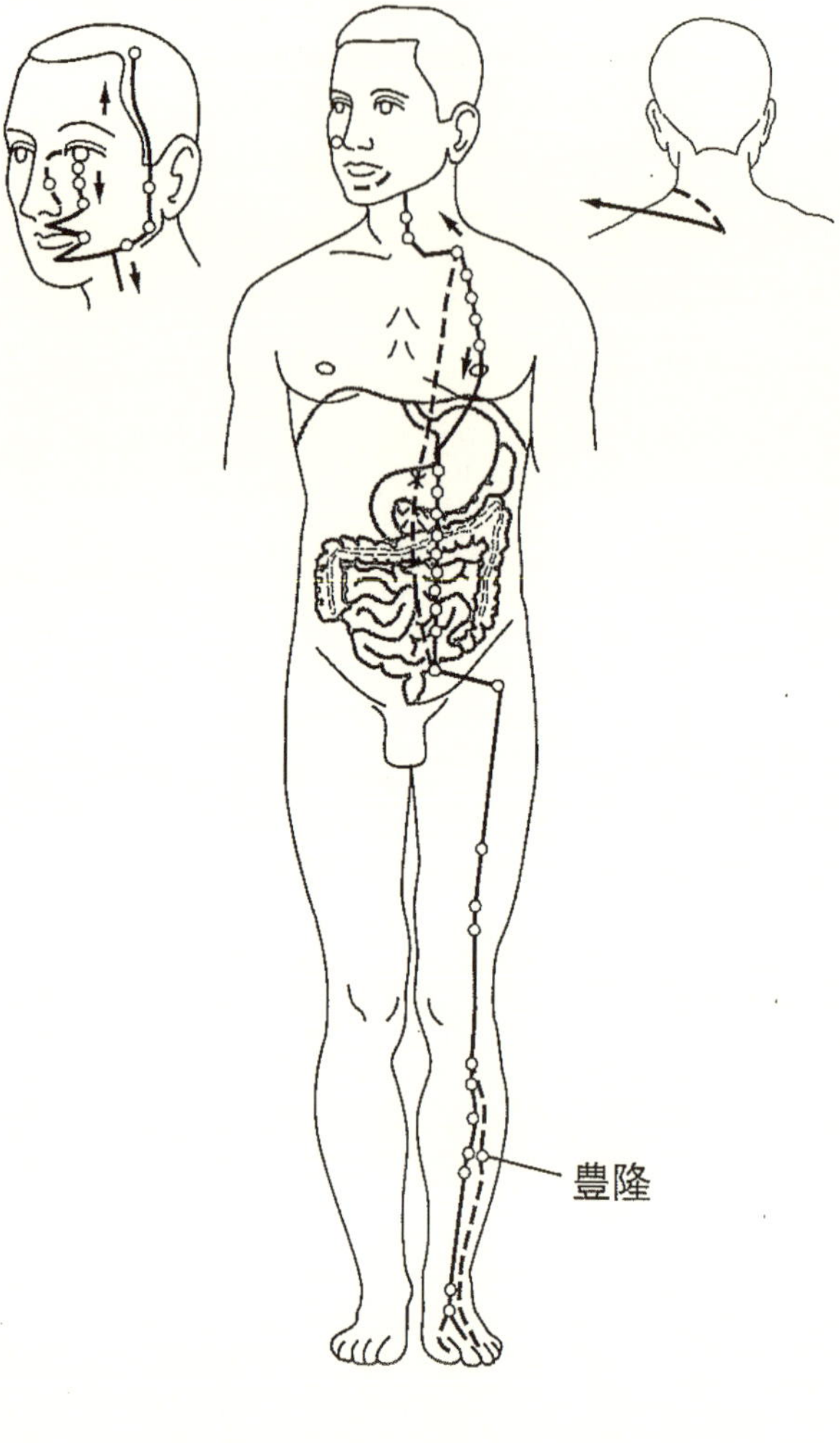

足の陽明胃経

ように寒くて震え、伸びやあくびが多く、顔が黒い。ひどければ人や火を嫌い、ちょっとした物音でもびっくりして驚き、心臓がドキドキして、ドアと窓を閉め切って一人でひっそりとしている。陽が盛んなときは高いところに登って歌いたがり、服を脱いで走ろうとし、そのうえ腹が脹って腸が鳴るなどの症状がある。これを骭厥と呼ぶ。次は血が主治する所に生じた病である。躁状態で暴れる、マラリア症状、温病で汗がダラダラ出る、鼻水や鼻血、顔面麻痺、唇のできもの、頚の腫れや咽喉の痛み、腹水、膝蓋骨の腫痛。胸・乳・気衝・股・伏兎・脛の外縁・足背などの痛み。第三趾が動かない。気が盛んならば身体の前面がみな熱い。胃の気が余れば糖尿病初期のように腹が減り、尿が黄色になる。気が不足すれば身体の前面がみな寒くて鳥肌が立つ。胃中に寒があれば胃が脹満する。これら諸病は、盛んなら瀉し、虚なら補い、熱なら速抜し、寒なら留め、陥没していれば灸し、実でも虚でもなければ経を取って治療する。盛んならば人迎が寸口の四倍となり、虚では人迎が寸口より小さい。

足太陰脾経は第一趾の端に起こり、指内側で足底と足背の境を巡り、親指の丸い骨（第一趾の中足指節関節）の後ろを過ぎて、内踝の前側に上がり、フクラハギの内側を脛骨の後ろに沿って上がり、足の厥陰と交わって厥陰の前に出て、膝と大腿の内側前縁を上り、腹へ入って脾に属し、胃に絡まり、横隔膜を上がり、食道を挟み、舌根に連なり、舌下に散る。その分支は、胃から再び別れて横隔膜を上がり、心中に注ぐ。この経が動じた病。舌根のこわばり、食べると吐く、胃痛、腹脹してしょっちゅうゲップし、ウンコが出たりオナラをすると腹脹が消えたように爽快となる、身体が重い。次は脾脈が主治する所に生じた病である。舌根の痛み、身体を動かせない、食事が喉を通らない、落ち着かない、心窩部の引きつり痛、消化不良や下痢、尿が出ない、黄疸、横になれない、無理に立つと大腿や膝の内側が腫れて冷える、第一趾が動かない。これら諸病は、盛んなら瀉し、虚なら補い、熱なら速抜し、寒なら留め、陥没していれば灸し、実でも虚でもなければ経を取って治療する。盛んなら

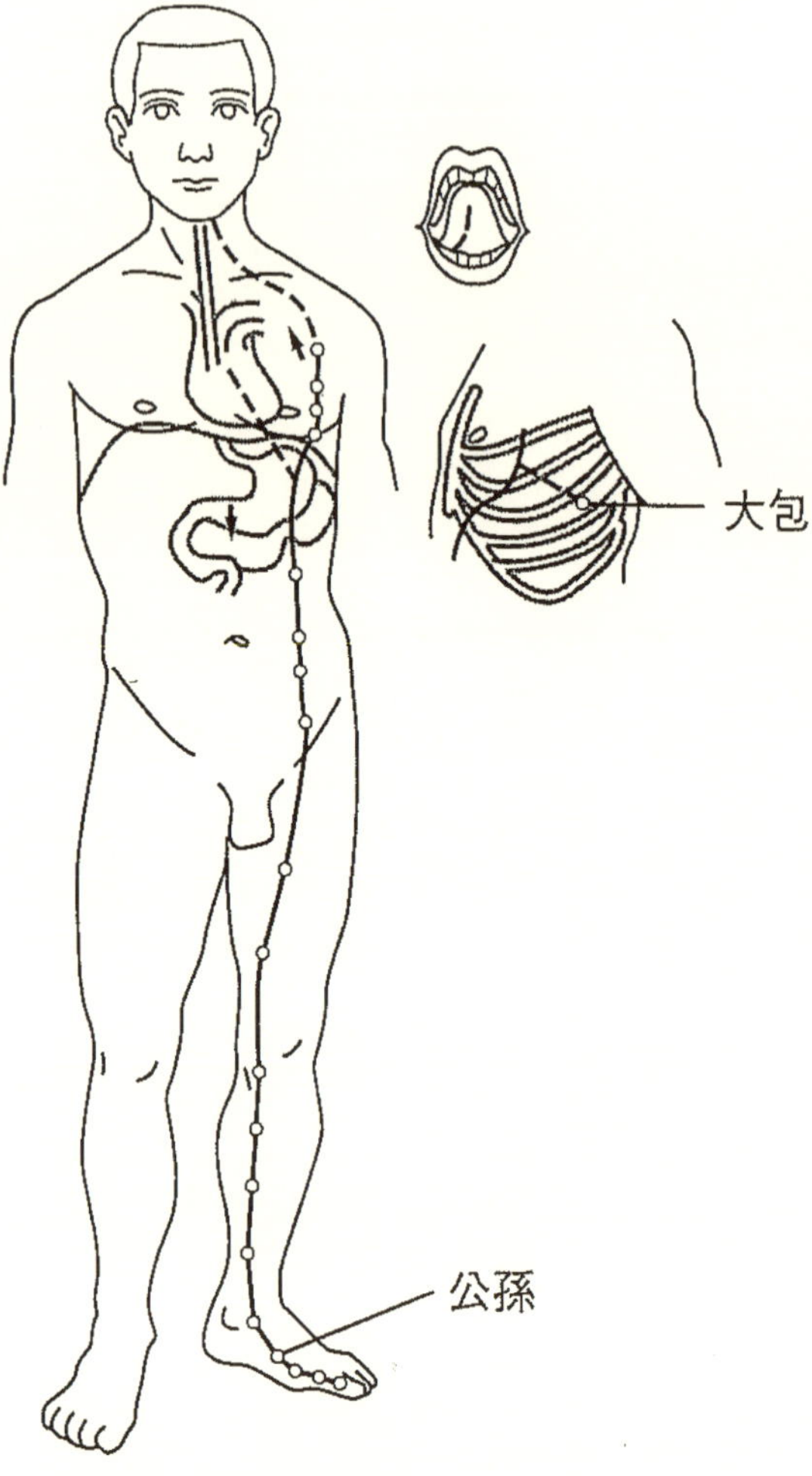

足の太陰脾経

手の少陰心経

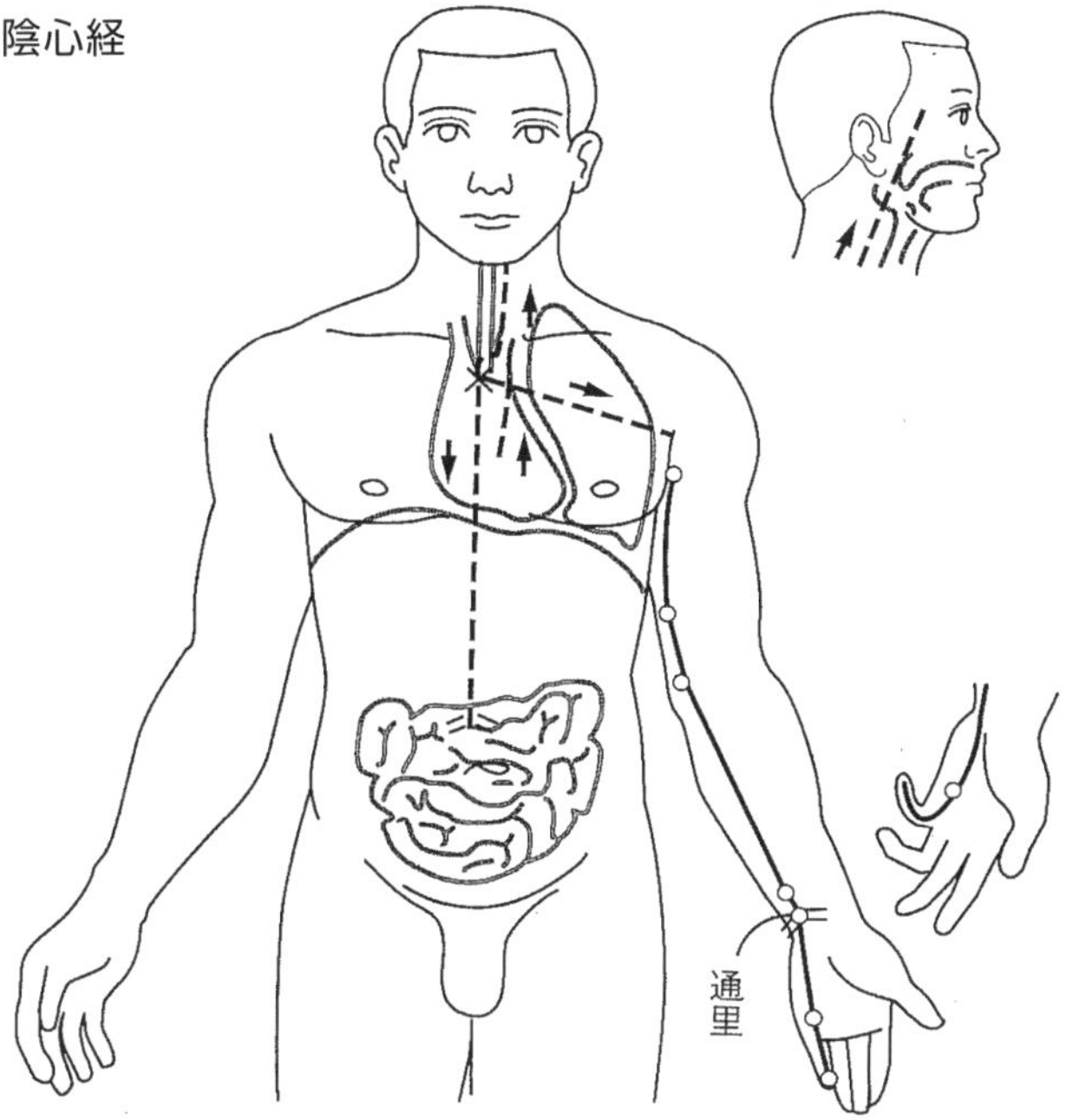

ば寸口脈が人迎の四倍の強さとなり、虚では寸口が人迎より小さい。

＊「強立」は、その後の文字が脱けてる感じ。強立を消した方がスッキリする。

手少陰心経は心中に起こり、心系（上行大動脈）に出て、それに属し、横隔膜を下がり小腸に絡まる。その分支は心系から食道を挟んで上がり、目系（視神経）に繋がる。その直行する脈は、再び心系から肺に上がり、腋下に下がって出、上腕内側（屈側）後縁を下がり、手の太陰と厥陰（心主）の後ろを行き、肘の内側に下がり、前腕内側後縁を巡り、手首後ろにある豆状骨の端に出、手掌の内側後縁に入り、小指の内側を巡って、その端に出る。この経が動じた病。咽喉のイガイガ、心痛、喉が渇いて水を飲みたがる。これ

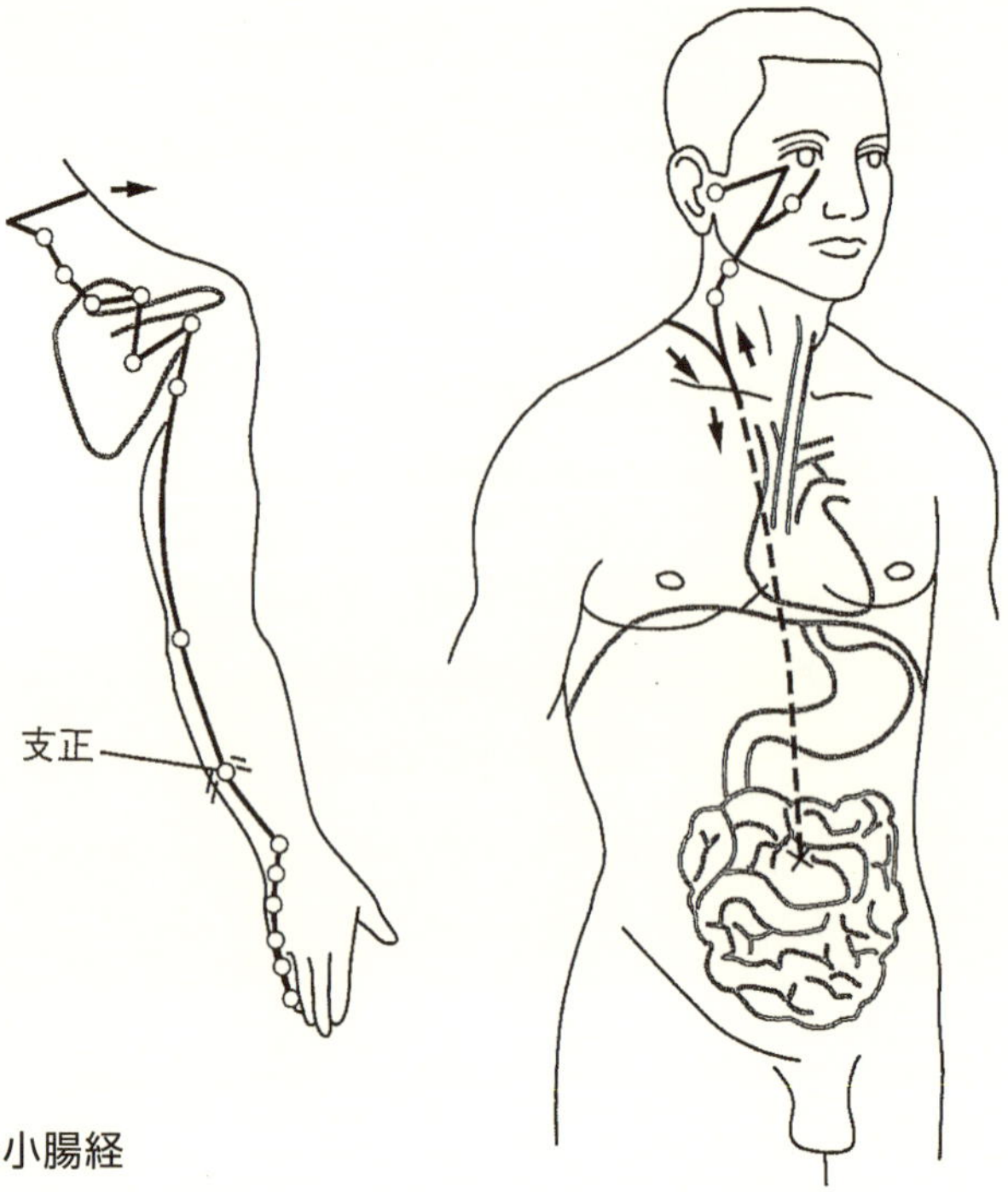

手の太陽小腸経

を臂厥と呼ぶ。次は心脈が主治する所に生じた病である。目が黄色、脇痛、上肢内側後縁の痛みと冷え、手掌の熱痛。これら諸病は、盛んなら瀉し、虚なら補い、熱なら速抜し、寒なら留め、陥没していれば灸し、実でも虚でもなければ経を取って治療する。盛んならば寸口が人迎脈の三倍となり、虚では寸口が人迎より小さい。

手太陽小腸経は小指の端に起こり、手の外側を巡って手首に上がり、尺骨茎状突起の中に出、尺骨の下縁を直上して、肘内側で両筋の間に出、上腕の外側後縁を上がって、肩後ろで上腕骨と肩峰の繋ぎ目（肩解）に出、肩甲骨を巡り、肩の上（大椎）で左右の経脈が交わり、缺盆に入って心に絡まり、食道に沿って横隔膜を下がり、胃に接触して小腸に属す。その分支は缺盆から首に沿って頬へ上がり、目尻を通って耳の中に入る。その分支は、頬から別れて眼窩下部へ上がり、鼻に接触しながら目頭に至り、斜めに頬へ絡まる。この経が動じた病。咽喉の痛みや顎の腫れ、首が回らない、肩が抜けるように痛む、上腕が折れるように痛む。次は液が主治する所に生じた病である。耳聾、目が黄色い、頬の腫れ。首・顎・肩・上腕・肘・前腕などの外側後縁痛。これら諸病は、盛んなら瀉し、虚なら補い、熱なら速抜し、寒なら留め、陥没していれば灸し、実でも虚でもなければ経を取って治療する。盛んなものは人迎脈が寸口の三倍の強さとなり、虚では人迎が寸口より小さい。

足太陽膀胱経は目頭に起こり、額を上がって頭頂（百会）で左右の経脈が交わる。その分支は頭頂から耳の上角に至る。その真っ直な脈は、頭頂から内部に入って脳に絡まり、別れてうなじを下がり、肩甲骨内側を通り、背骨を挟んで腰中に下がり、脊柱起立筋の中に入り、腎に絡まり膀胱に属す。その分支は、腰中から背骨を挟んで下がり、尻を貫いて膝窩中に入る。うなじで別れたもう一本の分支は、肩甲骨の内側から左右を行き、別れて肩甲骨を貫き、背骨内側の脈を挟んで下降し、股関節を通って大腿外側後縁を巡り、膝窩に下って前に挙げた経脈と合流する。そしてフクラハギ内部を貫いて下がり、外踝の後ろに出、京骨を巡って、第五趾端の外側に至る。この経が動じた病。気が頭頂に衝突して発生する頭痛、目が脱けるように痛い、首が引き抜かれるように痛い、背骨痛、腰が折れるように痛い、股関節を曲げられない、膝窩のシコリ、フクラハギが裂けるように痛むなどの症状である。これを踝厥と呼ぶ。次は筋が主治する所に生じた病である。痔、マラリア症状、躁病と鬱病、頭内部や頭頂部の痛み、後頚部痛、目が黄色、涙が出る、鼻水や鼻血。うなじ・背・腰・尻・膝窩・フクラハギ・足などの痛み。第五趾が動かない。これら諸病は、盛んなら瀉し、虚なら補い、熱なら速抜し、寒なら留め、陥没していれば灸し、実でも虚でもなければ経を取って治療する。盛んならば人迎脈が寸口の三倍となり、虚では人迎が寸口より小さい。

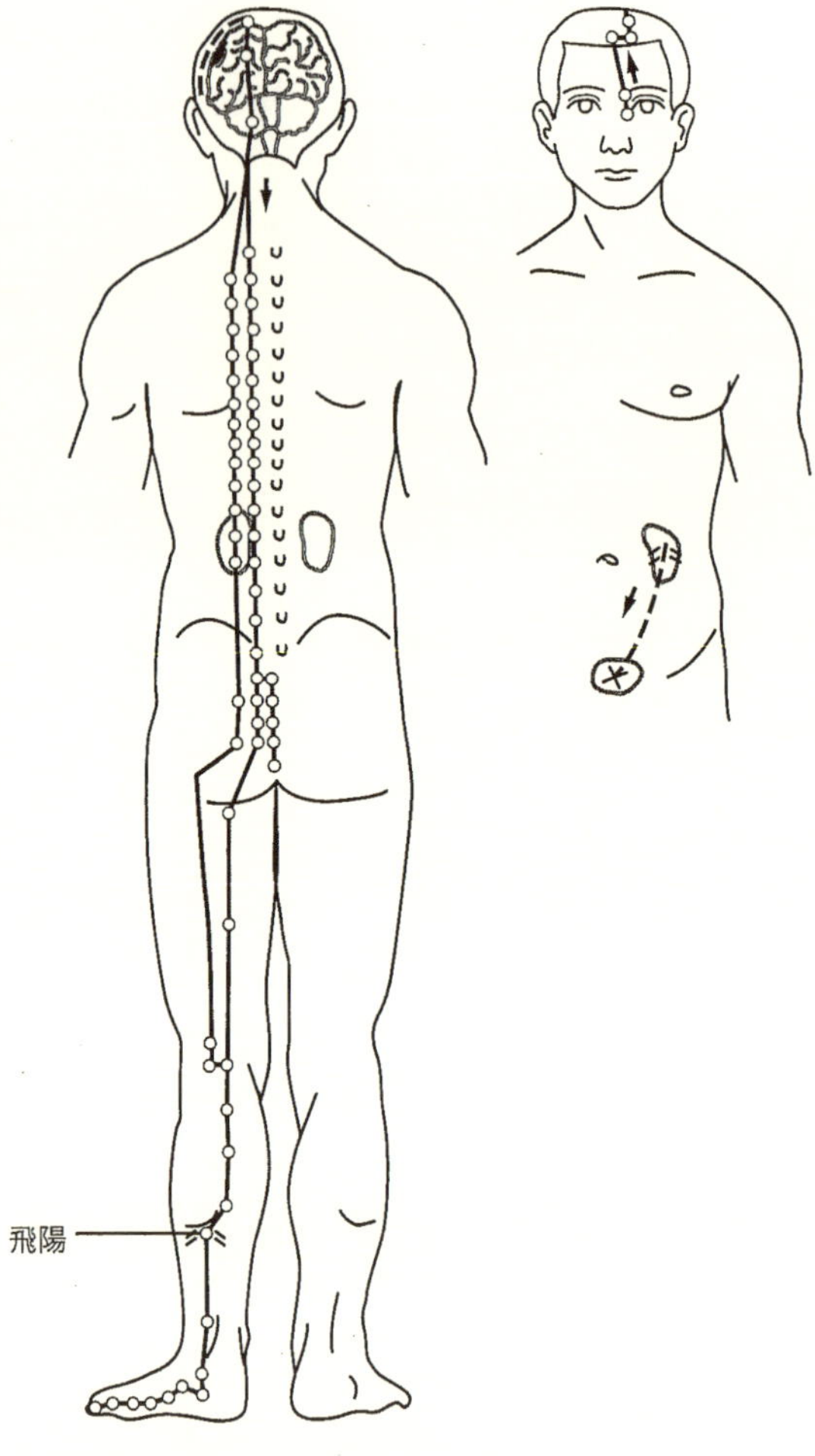

足の太陽膀胱経

足少陰腎経は第五趾の下に起こり、足心を斜めに走り、然谷の下に出、内踝の後ろを巡り、足跟（カカト）の中に入り、フクラハギ内側を上がり、膝窩内縁に出、大腿内側後縁を上がり、背骨を貫いて、腎に属して膀胱へ絡まる。その直行する脈は、腎から肝、横隔膜を貫いて上がり、肺中に入り、喉嚨（気管）を巡り、舌根を挟む。その分支は肺から出て心に絡まり、胸中に注ぐ。この経が動

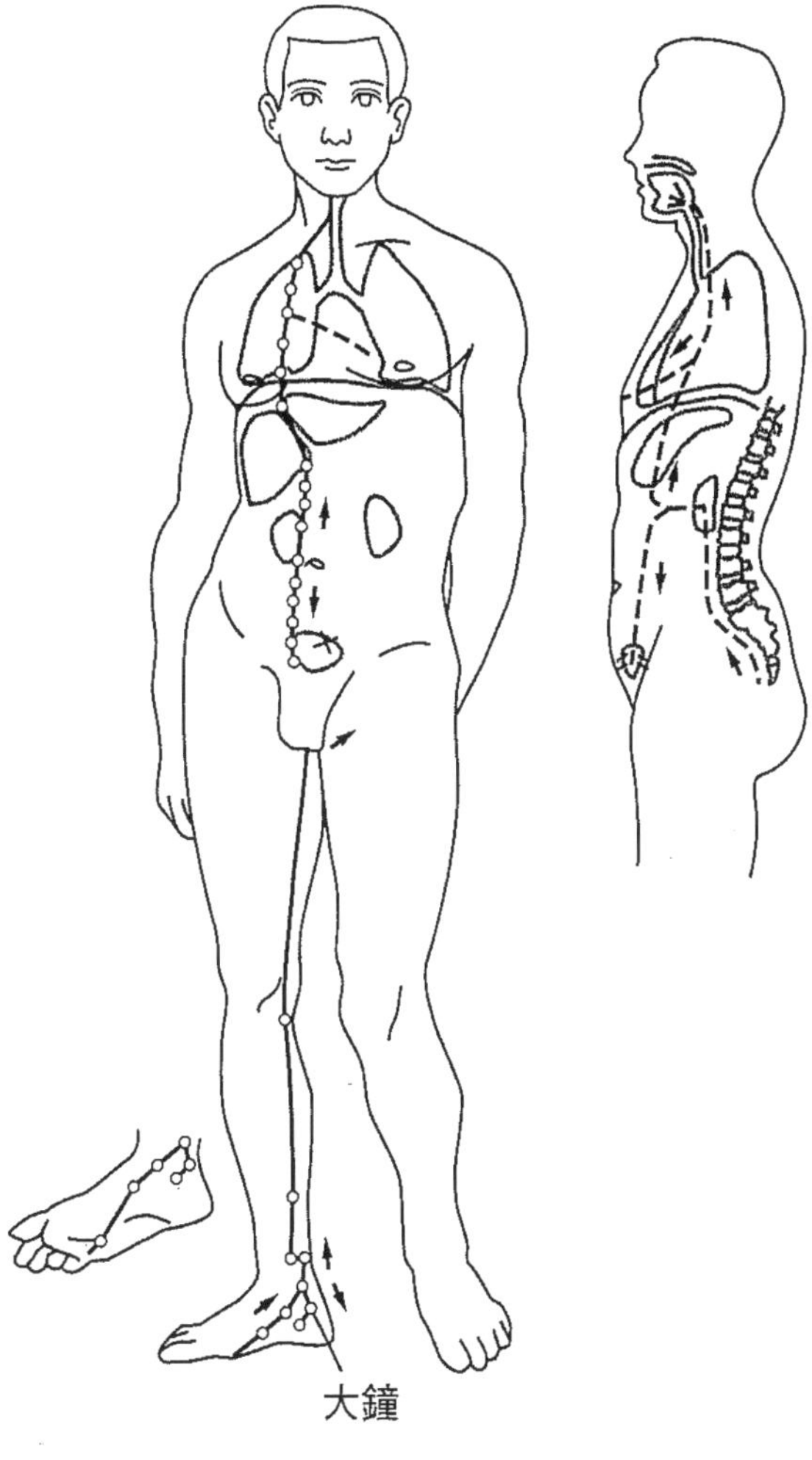

足の少陰腎経

じた病。腹が減っているのに食欲がない、顔が漆《うるし》の枝のように黒い、咳すると唾に血が混じる、ゼイゼイ喘ぐ、座って立ち上がろうとするとメマイがして視野がぼやける、胃袋が空腹時のようにぶら下がった感じ。気が不足すれば恐がりやすく、いつもビクビクして誰かに追われているようである。これを骨厥と呼ぶ。次は腎脈が主治する所に生じた病である。口が熱く舌が乾き、咽喉が腫れて気が上逆する（咳）。喉のガサガサや痛み、煩悶や心痛、黄疸、下痢や血便、背や大腿内側後縁の痛み、足に力が入らず冷える、傾眠、足底が熱くて痛む。これら諸病は、盛んなら瀉し、虚なら補い、熱なら速抜し、寒なら留め、陥没していれば灸し、実でも虚でもなければ経を取って治療する。灸をしたら多く食べて肉をつけ、帯をゆるめて髪を結んでいるものを外して締めつけるものを取り、杖を使って体重をかけないようにし、ゆっくり歩いて養生する。盛んならば寸口脈が人迎の三倍となり、虚では寸口が人迎より小さい。

心を主治する手厥陰心包絡経は胸中に起こり、心包絡に出て属す。横隔膜を下がり、上焦、中焦、下焦へと絡まる。その分支は、胸を巡って脇に出、脇で腋下三寸から腋窩に上がり、上腕内側に沿って下がり、手の太陰と少陰の間を行き、肘中に入り、前腕は両筋の間を行って下がり、手掌中に入り、中指を巡って、その端に出る。その分支は掌のひらから別れ、薬指を巡って、その端に出る。この経が動じた病。手掌の熱、前腕から肘の引きつり、腋窩の腫れ、ひどいものは胸や脇がつかえて脹

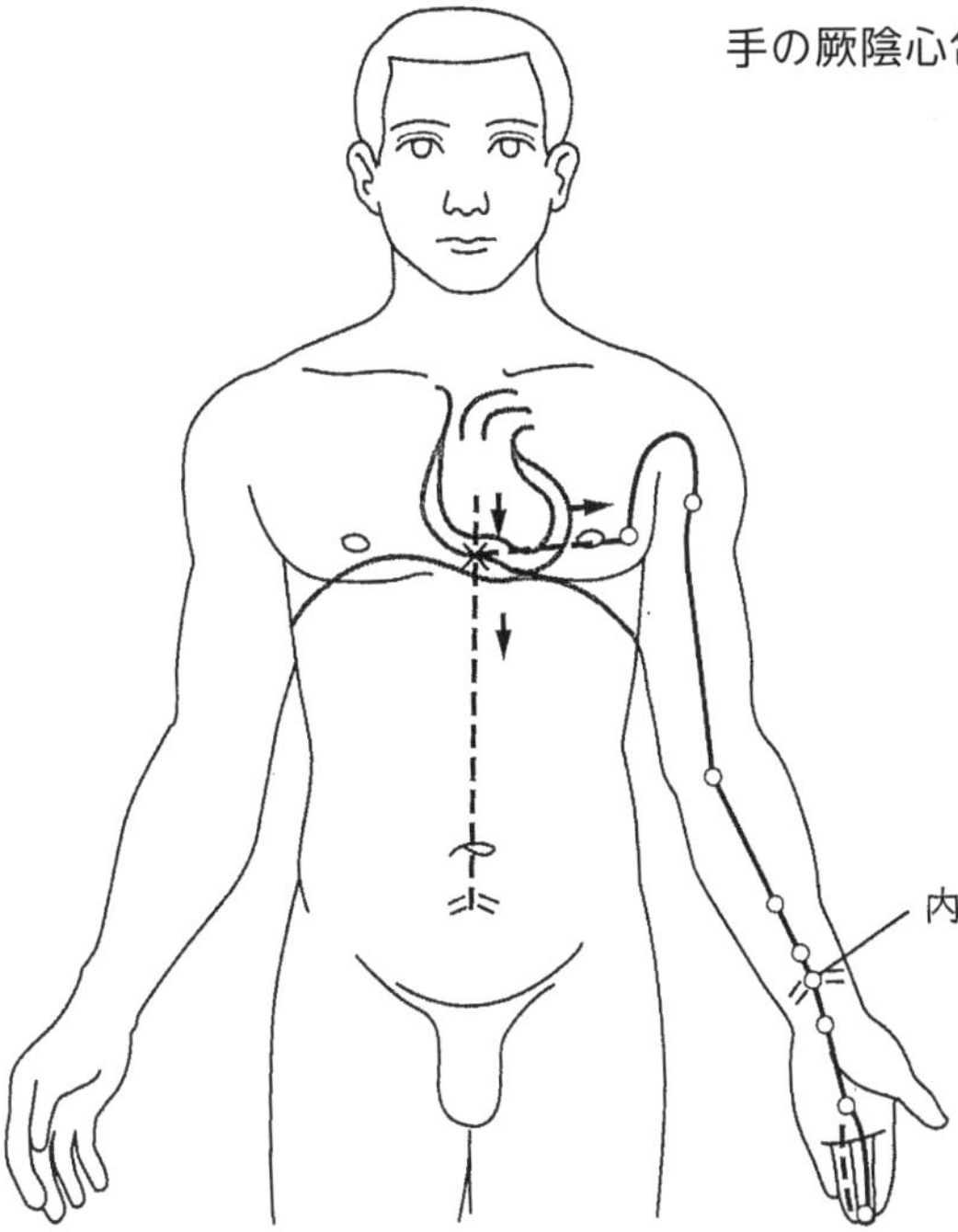

り、心臓がドキドキ動き、顔が赤く目が黄色になり、喜んで大笑いが止まらない。次は脈が主治する所に生じた病である。煩悶したり心痛、手掌の熱感。これら諸病は、盛んなら瀉し、虚なら補い、熱なら速抜し、寒ならば留め、陥没していれば灸し、実でも虚でもなければ経を取って治療する。盛んならば寸口脈が人迎の倍となり、虚では寸口が人迎より小さい。

手少陽三焦経は薬指の端に起こり、両指（薬指と小指）の間を上がって、手背の手首を巡り、前腕外側（伸側）は両骨（橈骨と尺骨）の間に出、肘を貫いて上がり、上腕外側に沿って肩へ上がり、足少陽と交叉して、その後ろに出、缺盆に入り、膻中に広がり、心包に散って絡まり、横隔膜を下がって、上焦、中焦、下焦と順次に属す。その分支は膻中から上がって缺盆に出、うなじを上がり、耳の後ろに繋がって直上し、耳の上角に出、そこから曲がって頬へ下がり、眼窩の下に出る。その分支は、耳の後ろから耳の中に入り、耳の前に出

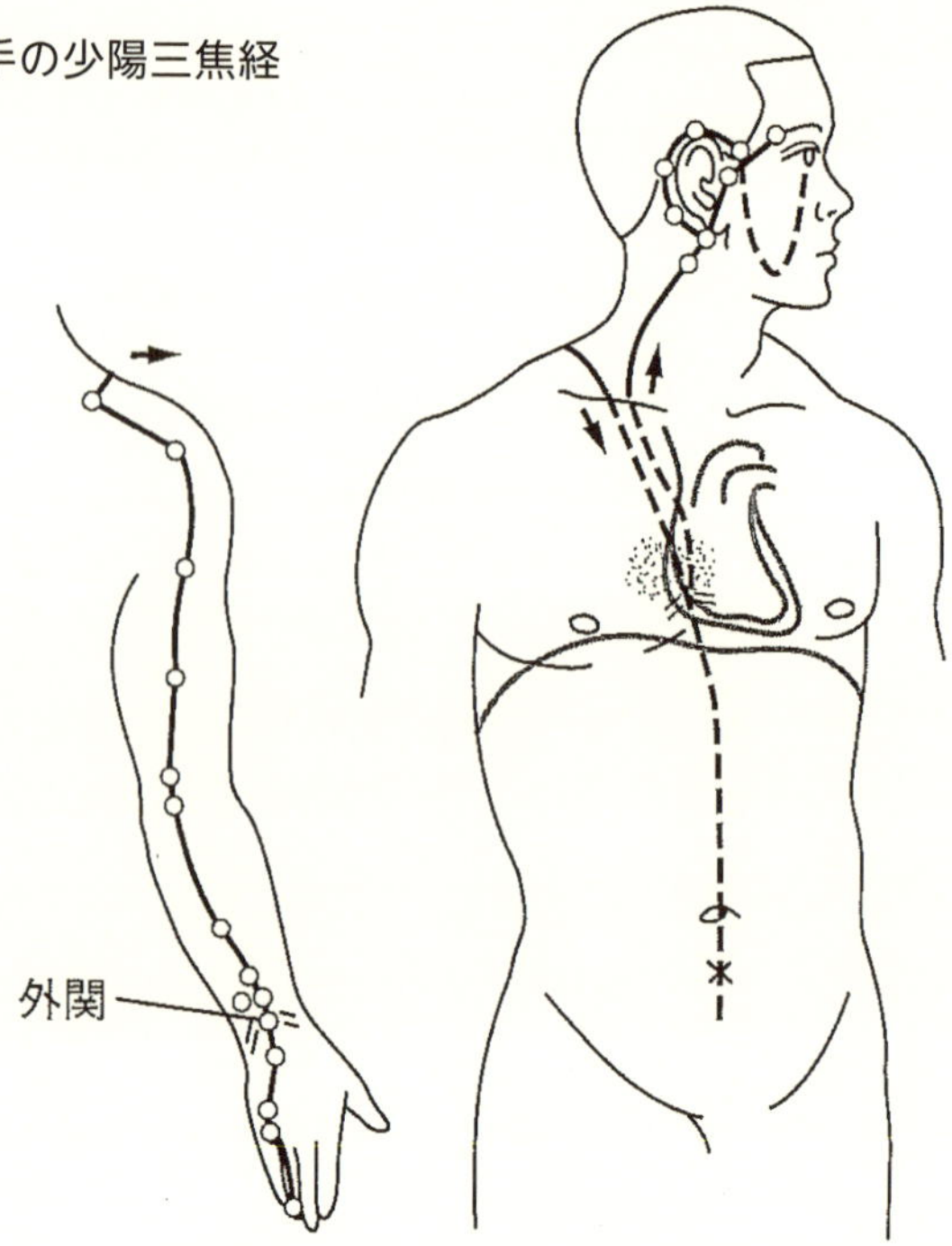

手の少陽三焦経

て、客主人を通り、前記の支脈と頬で交わり、目尻に至る。この経が動じた病。難聴、ホンホンと耳鳴りする。咽喉の腫れと喉の痛み。次は気が主治する所に生じた病である。汗が出る、目尻の痛み、頬の痛み。耳の後・肩・上腕・肘・前腕の外側の痛み。薬指が動かないなど。これら諸病は、盛んなら瀉し、虚なら補い、熱なら速抜し、寒なら留め、陥没していれば灸し、実でも虚でもなければ経を取って治療する。盛んならば人迎脈が寸口の倍となり、虚では人迎が寸口より小さい。

足少陽胆経は目尻に起こり、こめかみのソリ込み部分（額角）を通って、耳の後ろに下がり、首では手少陽の前を通って肩の上に至り、手少陽と交差して、その後ろに出、缺盆に入る。その分支は、耳後ろから耳の中に入り、耳の前に出て、目尻の後ろに至る。その分支は、目尻から別れて、大迎に下がり、手少陽と合流し、眼窩下部に行き、さらに下がって頬車に加わり、首を下りて缺盆で本経と

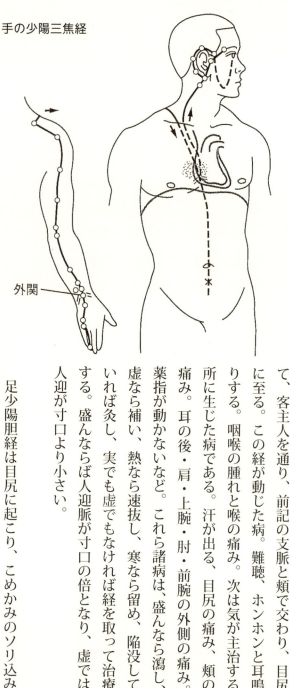

合流し、胸中を下がり、横隔膜を貫き、肝に絡まり胆に属す。さらに脇の裏を巡って気街（気衝）に出、陰毛の際を巡り、横に行って環跳（股関節）に入る。その直行する脈は、缺盆から腋に下がり、胸を巡って季肋部（浮遊肋骨の尖端部）を過ぎ、環跳中に入って前記の脈と合流し、大腿外側を巡って、膝外縁に出、腓骨の前を下がり、絶骨の端に真っすぐ下がり、外踝の前に下がって出、足背を巡り、第四趾の端に出る。その分支は、足背で別れて第一趾の間に入り、第一趾と第二趾が分かれる骨の内側を巡って、第一趾の端に出、爪を回って貫き、親指の三本毛が生えた部位に出る。この経が動

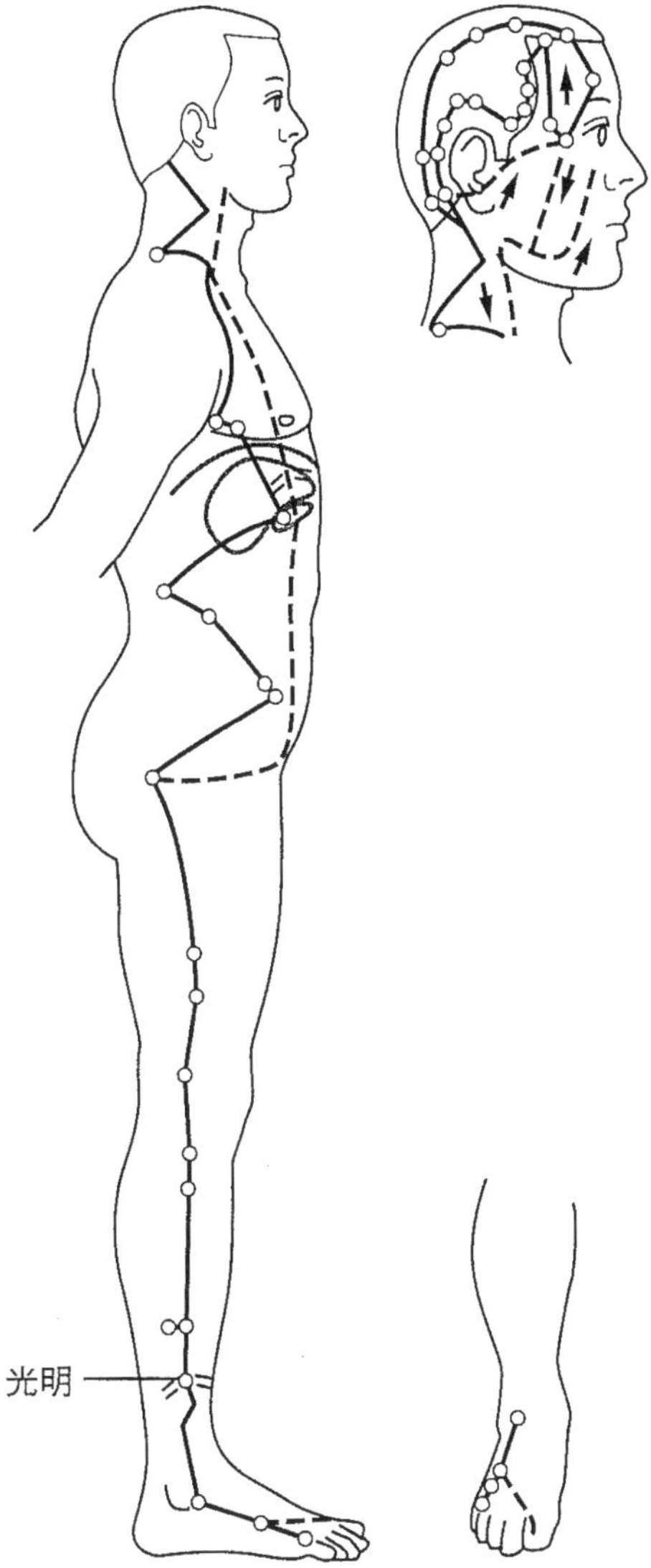

足の少陽胆経

じた病。口が苦い、よく溜め息をつく、胸や脇が痛くて身体をよじれない、ひどければ顔に細かい埃が着いたようで、身体にツヤがなく、足の外側が熱い。これを陽厥と呼ぶ。次は骨が主治する所に生じた病である。頭痛や顎痛、目尻痛、缺盆中の腫痛、腋下の腫れ、腋や首のリンパ結核、汗が出て寒けがして震える、熱がったり寒がったりするマラリア症状。胸・脇・脇腹・大腿・膝の外側から脛の絶骨・外踝の前および諸関節の痛み。第四趾が動かないなど。これら諸病は、盛んなら瀉し、虚なら補い、熱なら速抜し、寒なら留め、陥没していれば灸し、実でも虚でもなければ経を取って治療する。盛んなら人迎脈が寸口の倍となり、虚では人迎が寸口より小さい。

足厥陰肝経は第一趾の叢《そう》毛の際に起こり、足背上縁に沿って上がり、内踝の前一寸に行き、内踝の上八寸へ上がり、足太陰と交差して、その後ろに出、膝窩内縁に上がり、大腿内側を巡って陰毛中に入り、性器を巡って下腹に達し、胃を挟んで、肝に属して胆に絡まる。そして横隔膜に上がって貫き、脇肋に広がり、喉嚨の後ろを巡り、喉頭蓋へ上がって入り、目系（視神経）に繋がり、額に上がって出、頭頂で督脈と交わる。その分支は、目系から頬の裏に下がり、唇の内側を回る。肝から別れた分支は、横隔膜を貫き、肺に上がって注ぐ（これにより気血は、中焦から作られた水穀の気と肺で一緒になり、再び肺経から大気中の酸素とともに体内を循環する）。この経が動じた病。腰痛で前後に曲げられない、男の鼠径ヘルニア（脱腸）、婦人の下腹の腫れ、ひどければ咽喉がイガイガし、顔に埃が着いたように艶がなくなる。次は肝脈が主治する所に生じた病である。胸がつかえて嘔吐する、消化不良の下痢、脱腸で呼吸するたびに腸が陰嚢の中を出入りする、夜尿症や排尿障害。これら諸病は、盛んなら瀉し、虚なら補い、熱なら速抜し、寒なら留め、陥没していれば灸し、実でも虚でもなければ経を取って治療する。盛んならば寸口脈が人迎の倍となり、虚では寸口が人迎より小さい。

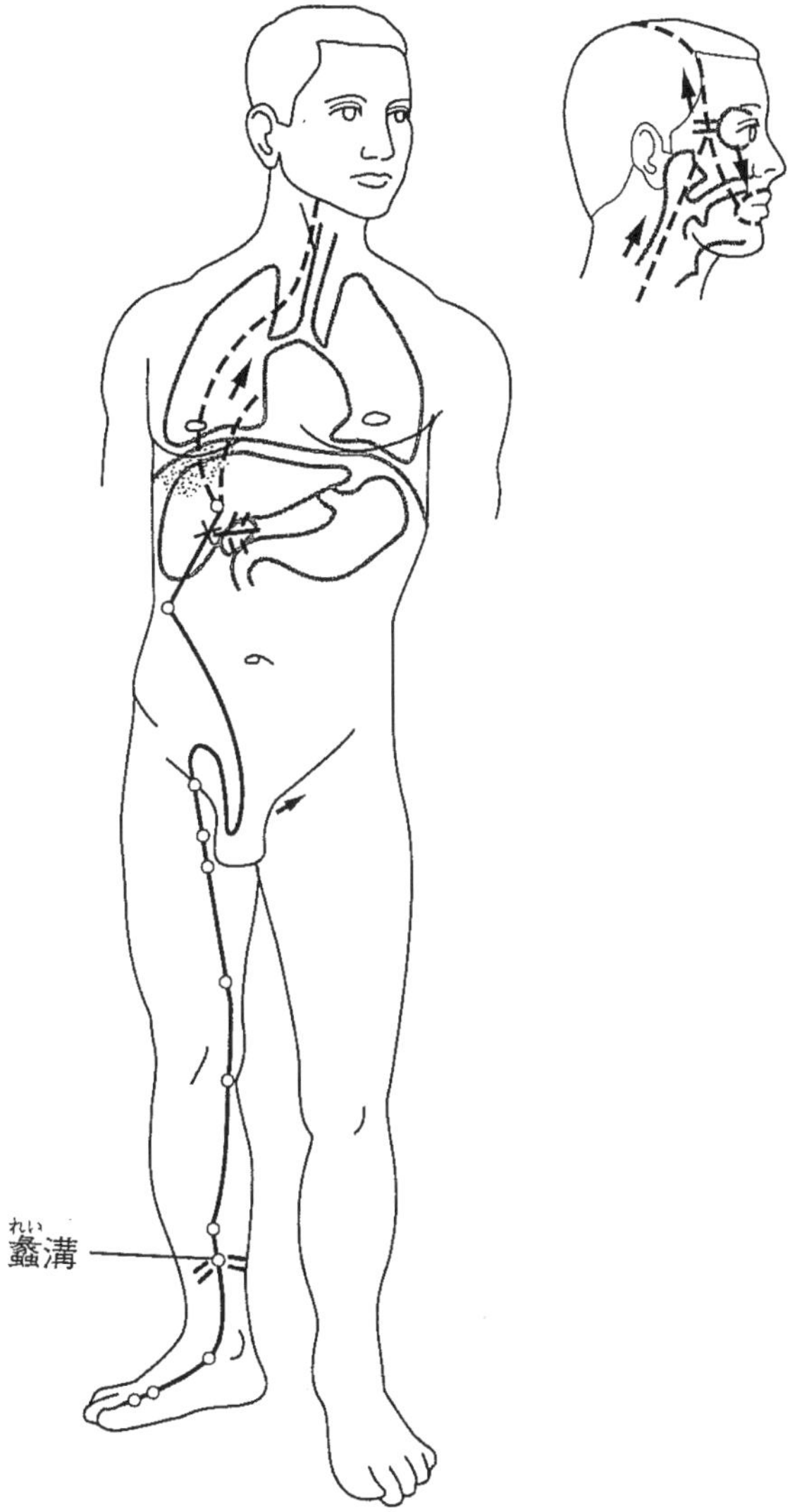

足の厥陰肝経

手太陰の気が絶えると、皮毛が焦げたようになる。太陰は、気を送って皮毛を温めるものである。だから気が栄養しなければ皮毛が焦げ、皮毛が焦げれば皮の要所から津液がなくなり、皮の要所から津液がなくなれば爪が枯れて毛が折れる。毛が折れれば毛から死ぬ。丙日に悪化し、丁日に死ぬ。火が金に勝つからだ。

手少陰の気が絶えると、脈が通じなくなる。少陰は心脈であり、心は脈と一緒になる。脈が通じなければ血が流れず、血が流れなければ皮膚の色に艶がなくなる。だから、顔が漆の枝のように黒くなれば、血から死ぬ。壬日に悪化し、癸日に死ぬ。水が火に勝つからだ。

足太陰の気が絶えると、脈が肌肉（皮下脂肪）を栄養しなくなる。唇舌は肌肉の本である。脈が栄養しなければ肌肉は軟らかくなり、肌肉が軟らかくなれば舌が萎縮して人中が膨れ、人中が膨れれば唇が反り返る。唇が反り返れば、肉から死ぬ。甲日に悪化し、乙日に死ぬ。木が土に勝つからだ。

足少陰の気が絶えると、骨が枯れる。少陰は冬脈であり、深く潜行して骨髄を濡らす。骨が濡らされなければ肉が骨に付着できない。骨肉が親しまなければ肉が軟らかくなって縮み、肉が軟らかくなって縮むから歯肉が縮んで歯が長くなり、歯垢が溜って髪の光沢がなくなる。髪の光沢がなくなれば、骨から死ぬ。戊日に悪化し、己日に死ぬ。土が水に勝つからだ。

足厥陰の気が絶えると、十二経筋が絶える。厥陰は肝脈である。肝は筋と一緒になる。筋は陰茎に集まり、脈は舌本に絡まる。だから脈が栄養されなければ筋が引きつり、筋が引きつれば舌と睾丸を牽引する。だから唇が青くなって舌が巻き、睾丸が縮み上がるものは筋から死ぬ。庚日に悪化し、辛日に死ぬ。金が木に勝つからだ。

＊皮節の節は関節ではなく重要ポイントの意味。足厥陰は「筋者聚於陰気」だが「筋者聚於陰器」に改めた。

五臓の陰気が全て絶えると、目系（視神経）が回り、目系が回れば目が回り、目が回れば志（意識）から死ぬ。志から死ねば長くとも一日半で死ぬ。

六腑の陽気が全て絶えると、陰気と陽気が離れる。陰陽が離れれば腠理から気が排出され、末期の汗が出る。そうなれば明け方ならば夕刻に死に、夕刻ならば明け方に死ぬ。これが十二経の敗れた状態である。

十二経脈は分肉の間を潜行しており、深くて見えない。経脈で常に見えるものは、足太陰が内踝の上を通る部位だが、そこには隠す肉がないから見える。諸脈で浮いて見えるものは、すべて絡脈である。六経絡で手陽明と手少陽の大絡（大きな絡脈）は、五指間に始まり、肘窩へ上がって合流する。

＊ここの分肉は、骨と肉の境目を意味している。分肉は、肉の分かれ目。

飲酒すると、まず衛気が皮膚へ走り、先に絡脈が充たされ、絡脈から盛んになる。だから衛気が充ちれば営気も満ち、経脈が大いに盛んになる。

＊原文は「故衛気已平」だが、平は充の誤字と考えて「故衛気已充」と解釈した。

脈が急に動じれば、いずれも邪気が経脈に侵入し、経脈の始点と終点に留まっている。邪気が経脈にあっても脈が動じなければ熱であり、脈が堅くなければ経脈が陥没して空虚であり、一般人と異なる。これで何脈が動じているのか分かる」

雷公「経脈の病変と絡脈の異変が、どうやったら分かる？」

黄帝「経脈は、目には見えない。しかし、その虚実は気口（寸口）にて分かる。脈で見えるのは、すべて絡脈である」

雷公「私には、まだ判然としない」

黄帝「絡脈は、どれも大関節の間を通れないので、必ず絶道（別の通路）を通って出入りし、再び皮中で合流する。その合流部である会は、すべて外から見える。だから絡脈を刺すときは、必ず絡脈で欝血した部位を刺す。血に入った邪が激しければ、欝血がなくとも、すぐに絡脈を取って邪を瀉し、出血させる。邪の入った血を留めておけば、痹証（痛み）になる。

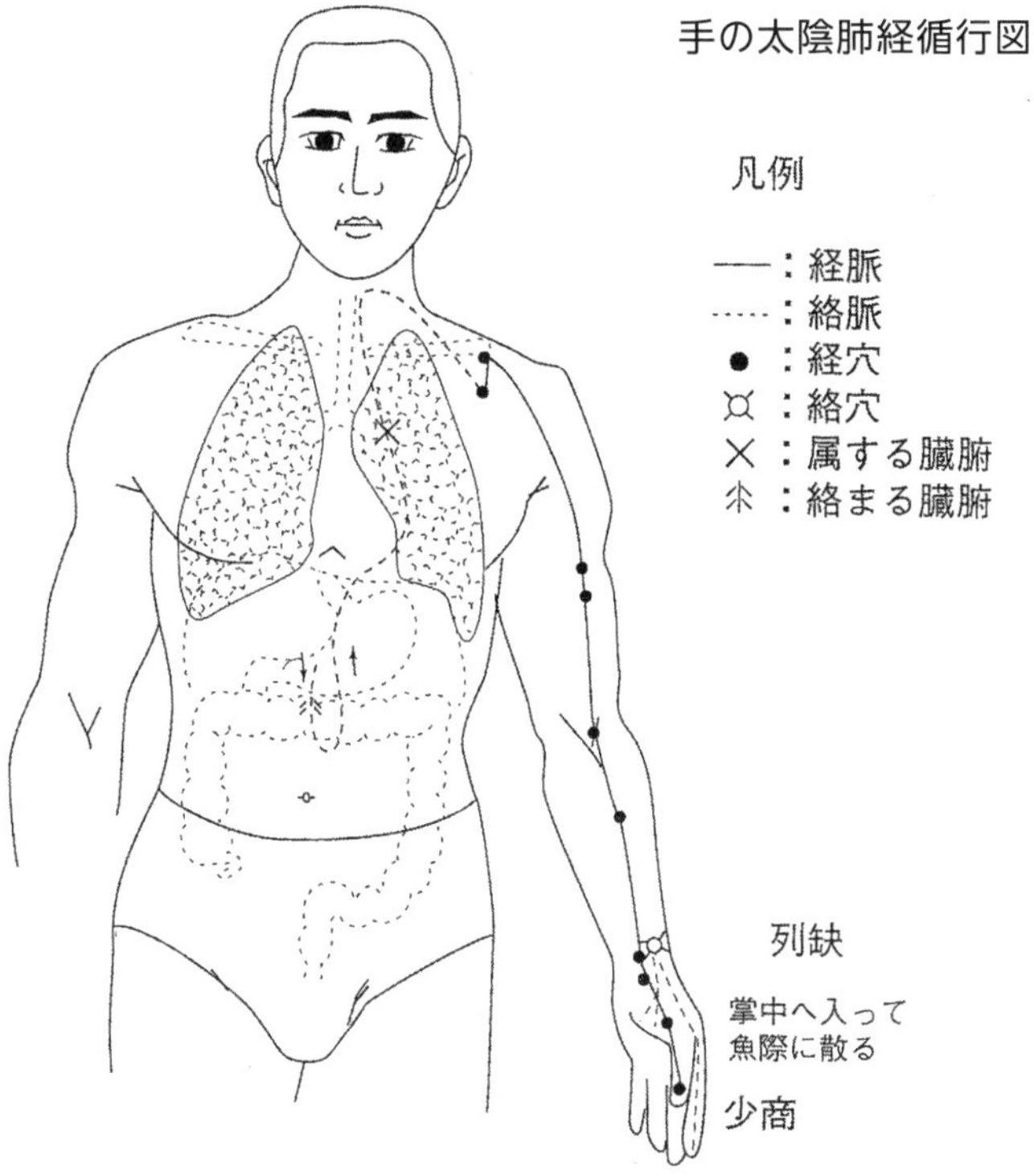

手の太陰肺経循行図

絡脈の診断である。脈の色が青ければ、寒で痛む。赤ければ熱がある。胃中に寒があれば、手魚（母指球部）の絡脈も青っぽくなる。胃中に熱があれば、魚際の絡脈も赤くなる。母指球部が黒ければ、邪が久しく留まった痹証である。母指球部の絡脈に赤や黒、青が混在すれば、寒熱の気が混じっている。母指球部の絡脈が、青くて短ければ気が少ない。

寒熱に刺鍼するときは、ほぼ血絡を刺す。必ず隔日一回刺鍼し、血が出尽くして止まったら虚実を調える。母指球部の絡脈が青くて短ければ気が少ないが、その顕著な病人に瀉法すれば悶絶し、悶絶が激しければ昏倒して喋れなくなる。悶絶したら直ちに病人を座らせる。

手太陰から別れる部位を列缺という。手首上側の分肉間に起こり、太陰経脈と並んで進み、真っすぐ手掌に入り、魚際に入って散る。そ

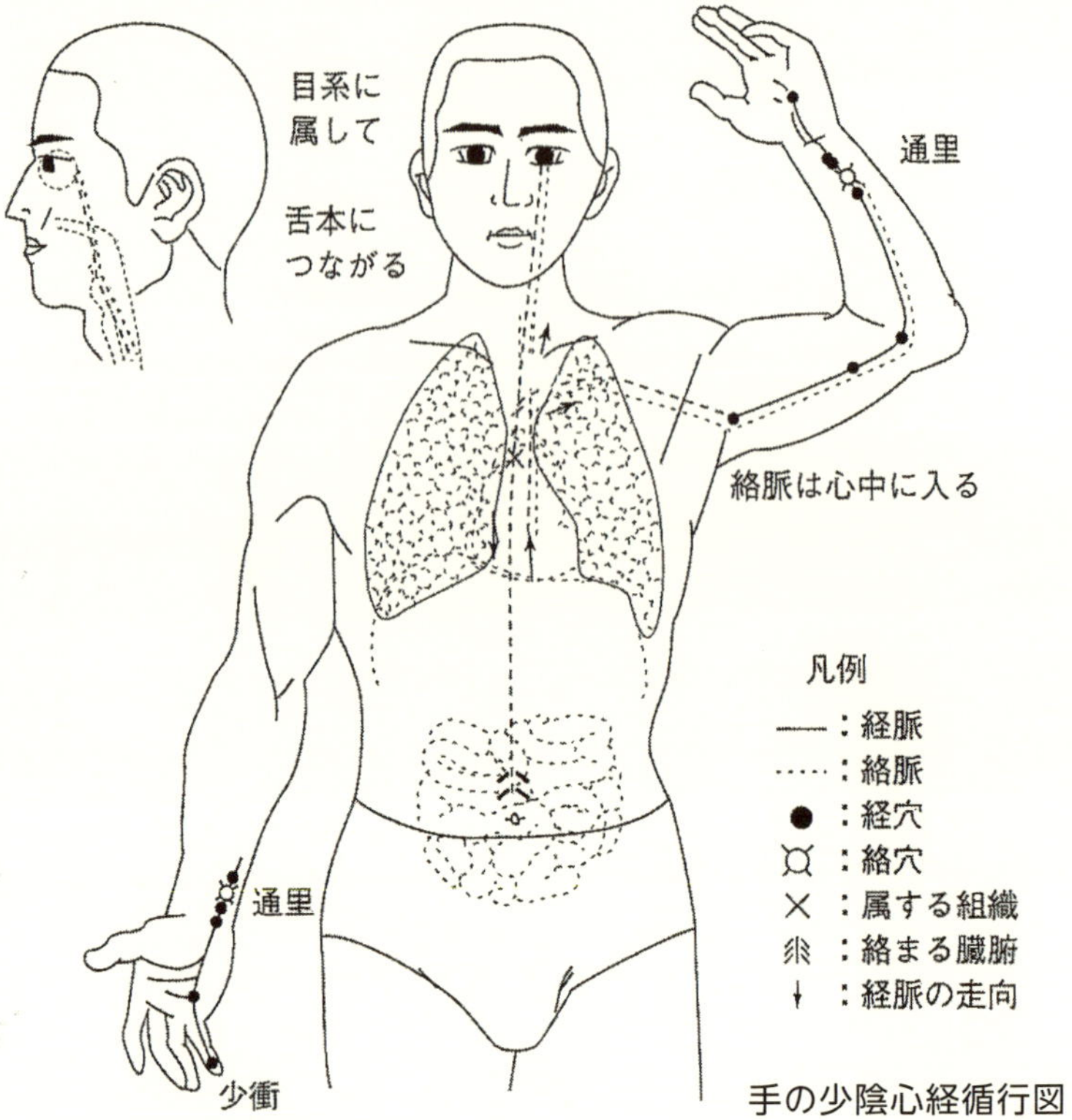

手の少陰心経循行図

の病は、実では橈骨茎状突起や手掌の発熱。虚ではあくびが出たり、尿の失禁や頻尿となる。それには手首後ろ一寸半を取る。ここから別れて陽明に行く。

＊欠は、口を開けて息を出すこと。「一寸半」の原文は「半寸」。

手少陰から別れる部位を通里という。手首後ろ一寸で別れて上行し、本経に沿って心中へ入り、舌本に繋がり、目系に属す。その病は、実では胸膈が詰まった感じ、虚では喋れない。それには手首後ろ一寸を取る。ここから別れて太陽に行く。

手心主（手厥陰）から別れる部位を内関という。手首後ろ二寸で両筋の間に出、経脈に沿って上がり、心包に繋がって、心系（上行大動脈）に絡まる。実では心痛、虚では心煩。それには両筋間を取る。

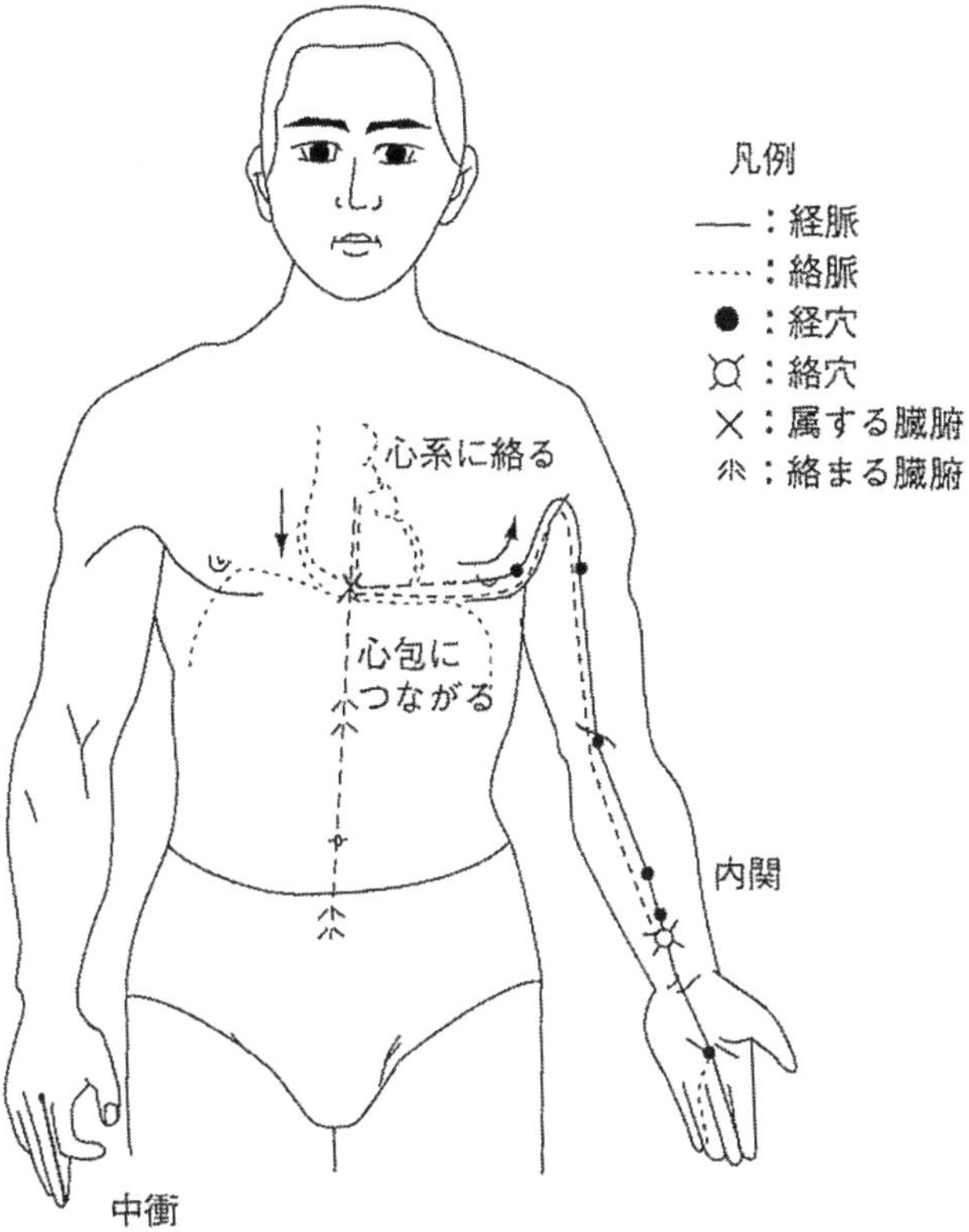

手の厥陰心包経循行図

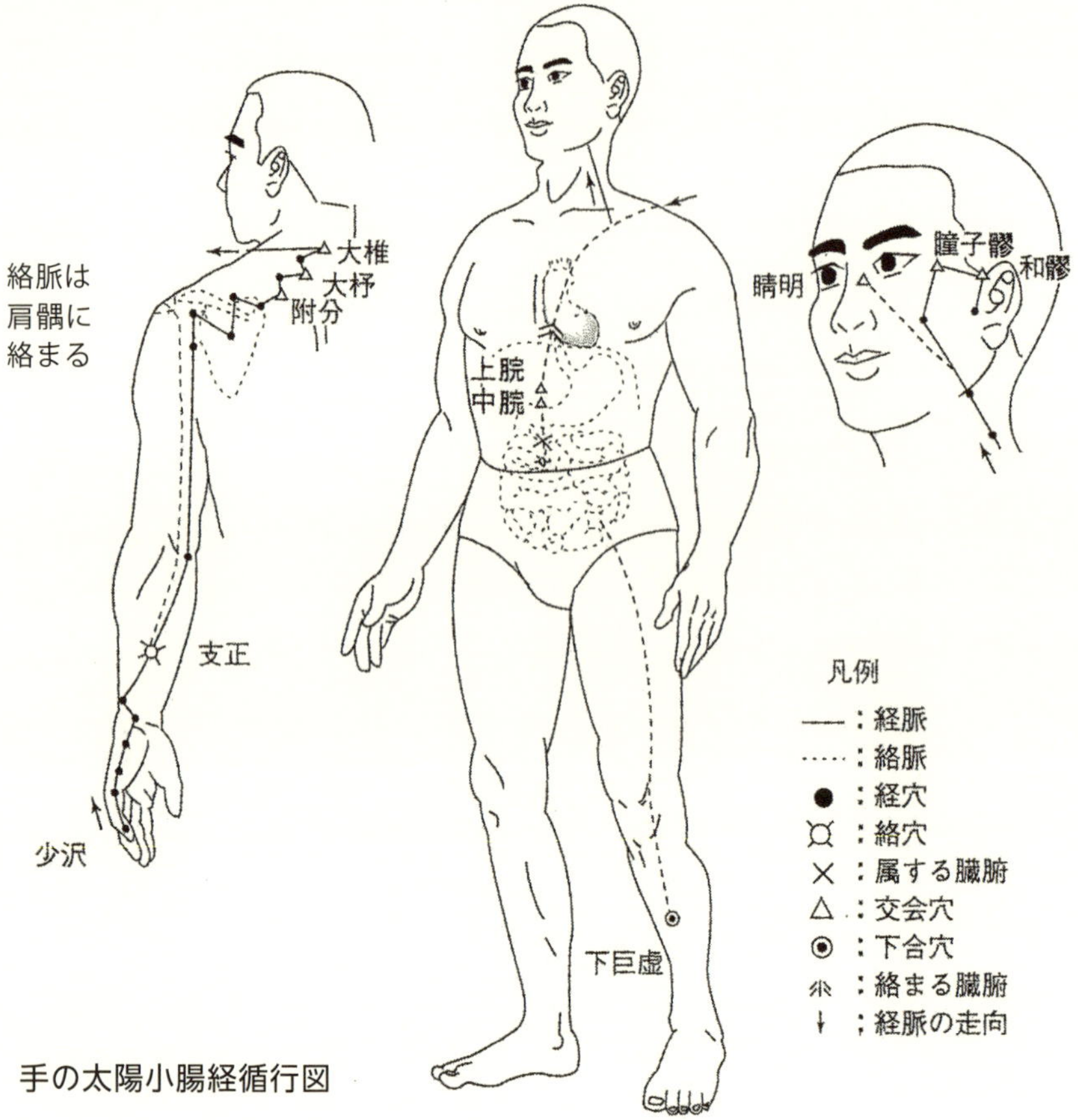

手の太陽小腸経循行図

＊原文は「虚則為頭強」だが、頭強では手厥陰の走行や症状と合わないので煩心に改めた。

手太陽から別れる部位を支正という。手首から五寸上がり、内に向かって少陰に注ぐ。その別れた支脈は、肘を上がって肩髃（上腕骨頭）に絡まる。実では関節が弛緩して肘が曲がらず、虚ならイボができるが、小さければ指の疥癬のようである。それには別れる部位を取る。

手陽明から別れる部位を偏歴という。手首の三寸上で別れて太陰に入る。その別れた支脈は前腕を上がり、

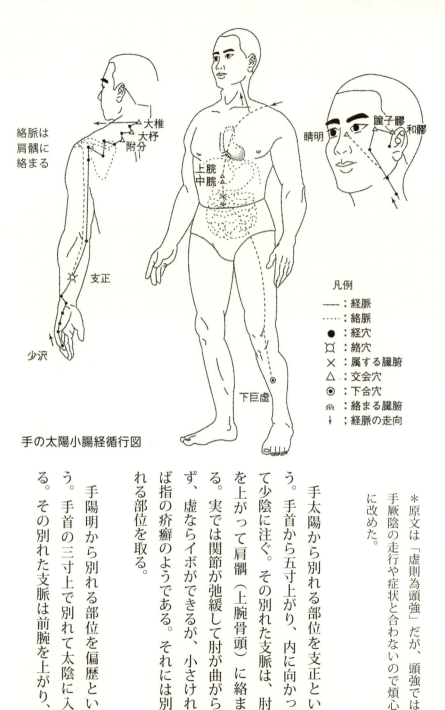

肩髃に乗り、曲頬（下顎角）を上がって歯に広がる。その別れた支脈は、耳に入って宗脈と合流する。実ならば虫歯と難聴。虚では歯が冷えたり、食道が塞がる。それには別れる部位を取る。

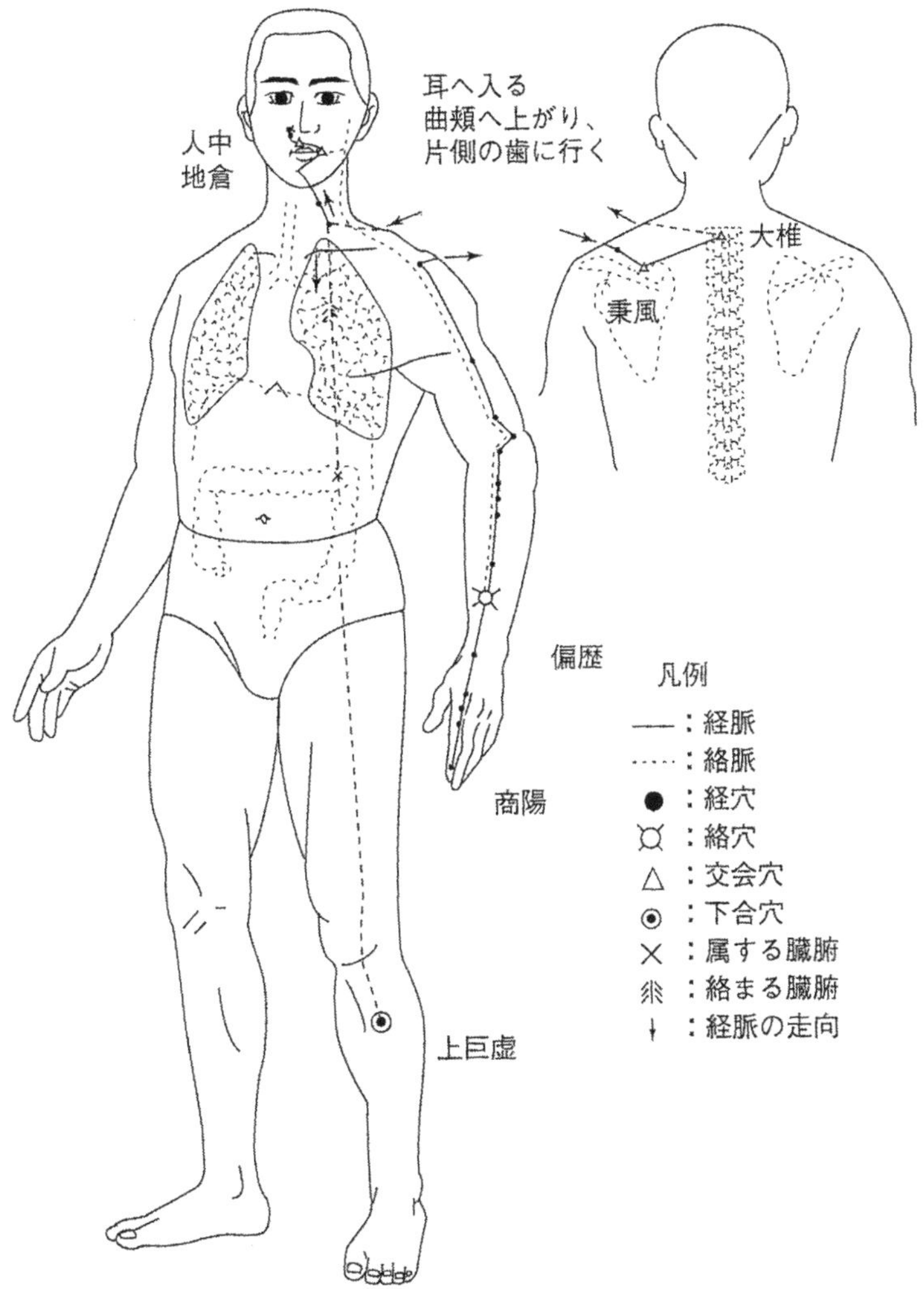

手の陽明大腸経循行図

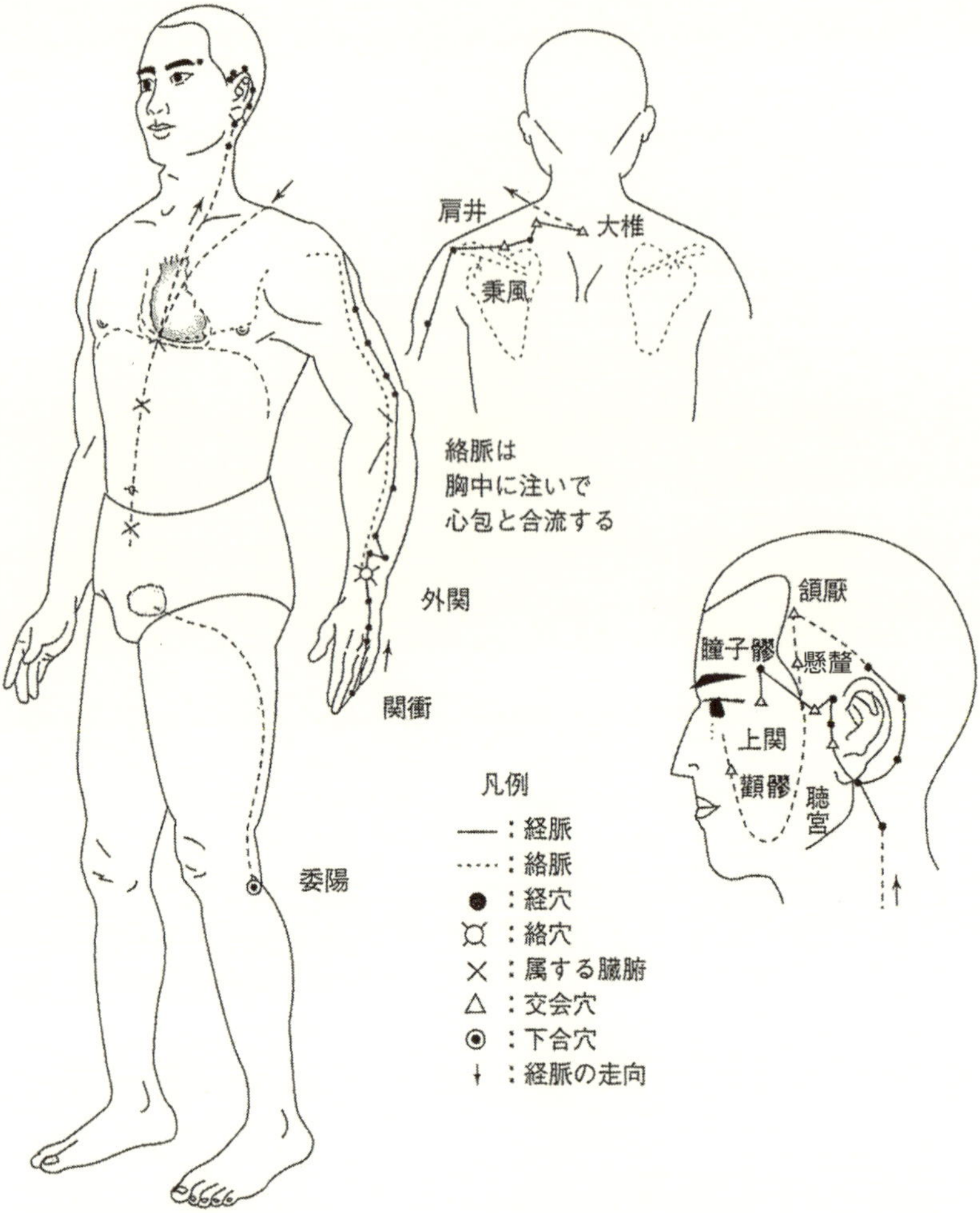

手の少陽三焦経循行図

手少陽から別れる部位を外関という。手首の上二寸で、外側の前腕に絡まり、胸中に注いで心主と合流する。その病は、実ならば肘が痙攣し、虚では弛緩して動かない。それには別れる部位を取る。

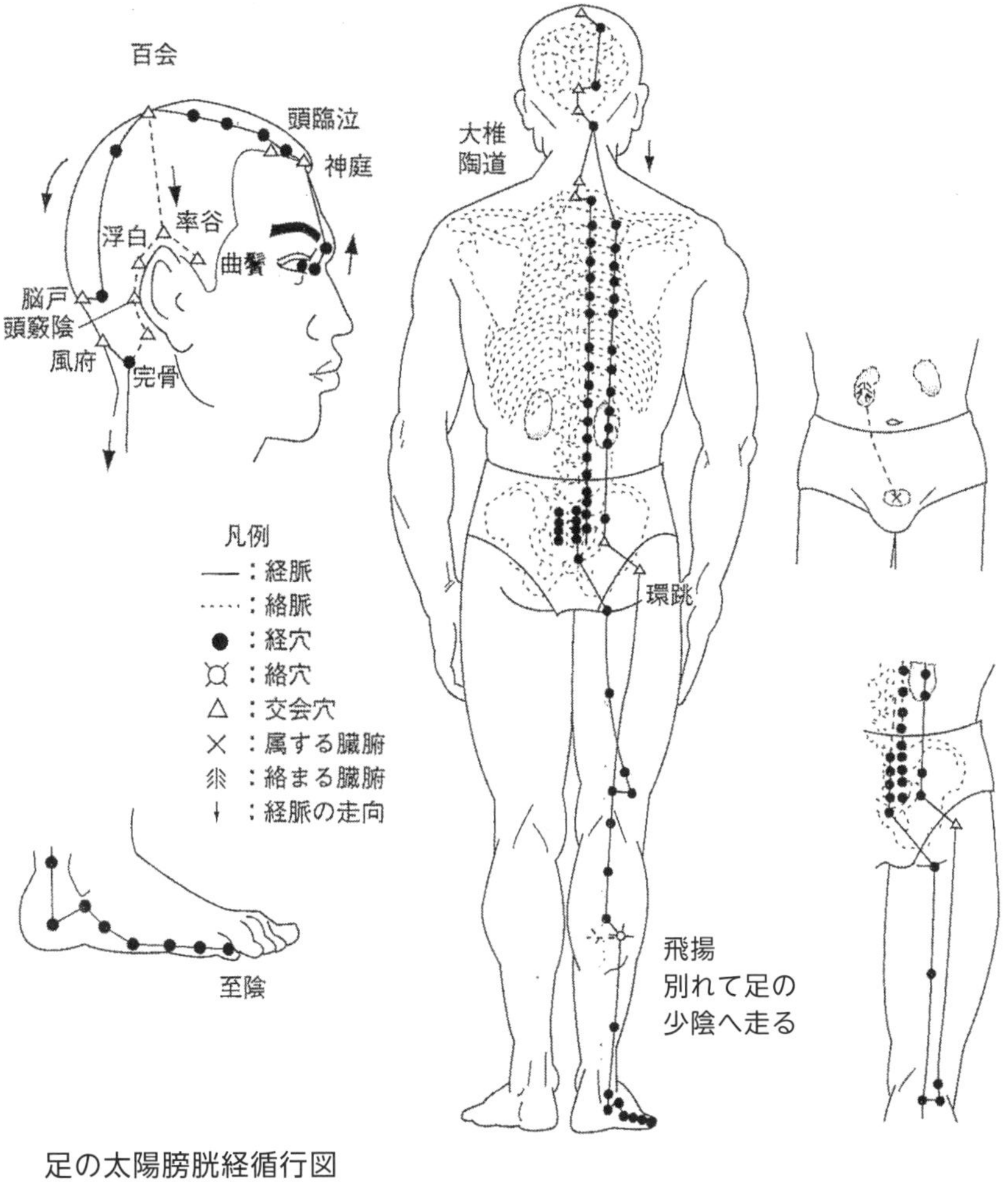

足の太陽膀胱経循行図

足太陽から別れる部位を飛揚という。踝の上七寸で、別れて少陰に走る。実ならば鼻水や鼻詰まり、頭背部の痛み、虚では鼻水や鼻血が出る。それには別れる部位を取る。

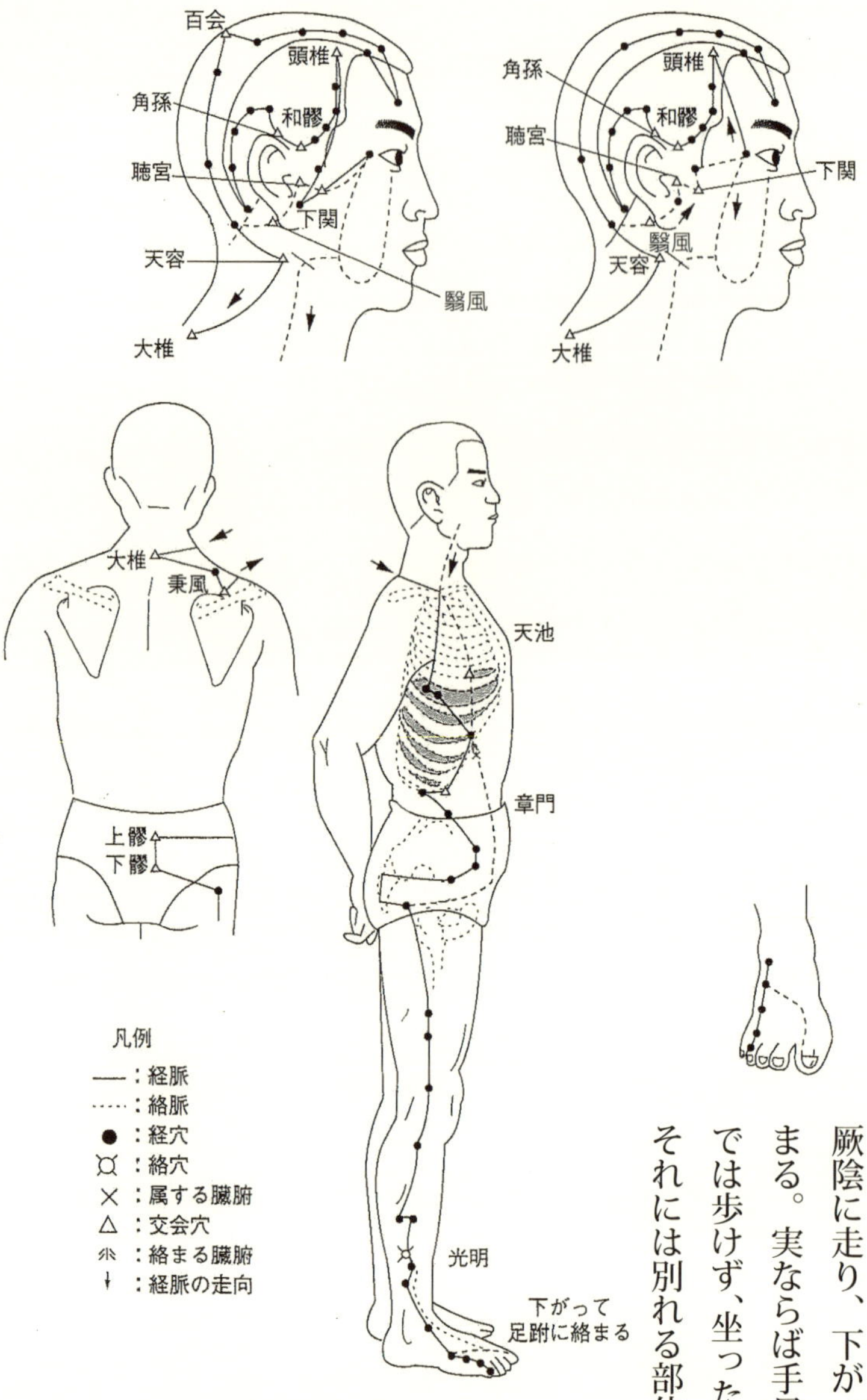

足の少陽胆経循行図

足少陽から別れる部位を光明という。踝の上五寸で、別れて厥陰に走り、下がって足背に絡まる。実ならば手足が冷え、虚では歩けず、坐ったら立てない。それには別れる部位を取る。

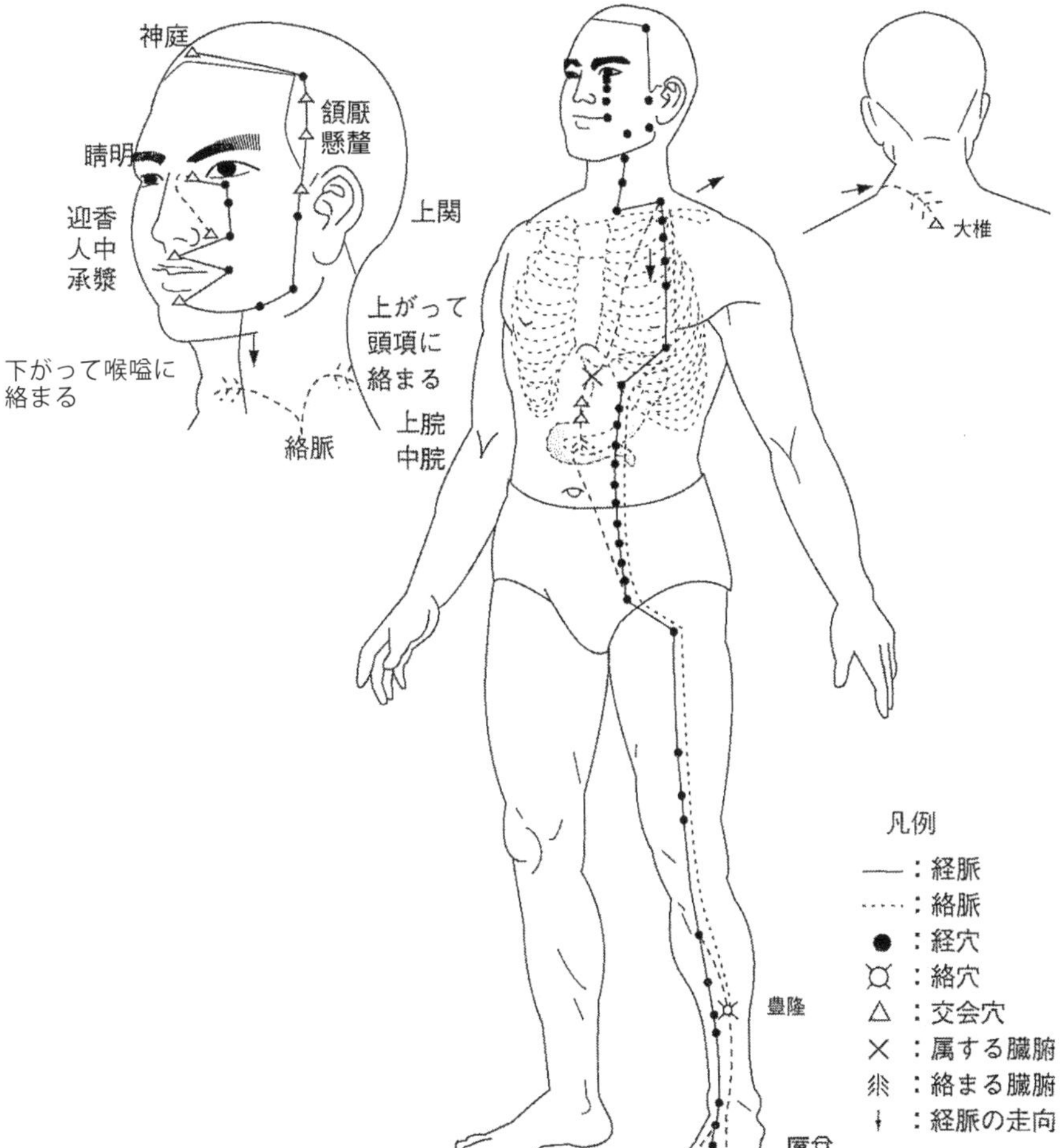

足の陽明胃経循行図

足陽明から別れる部位を豊隆という。踝の上八寸で、別れて太陰に走る。その別れた支脈は、脛骨外縁を循って、上がって後頸部に絡まり、諸経脈の気と合流し、下がって咽喉に絡まる。その病は、気逆すれば喉の痛みと急に声が出なくなり、実では躁や鬱、虚では足がだらんとしたり、脛が細くなる。それには別れる部位を取る。

足の太陰脾経循行図

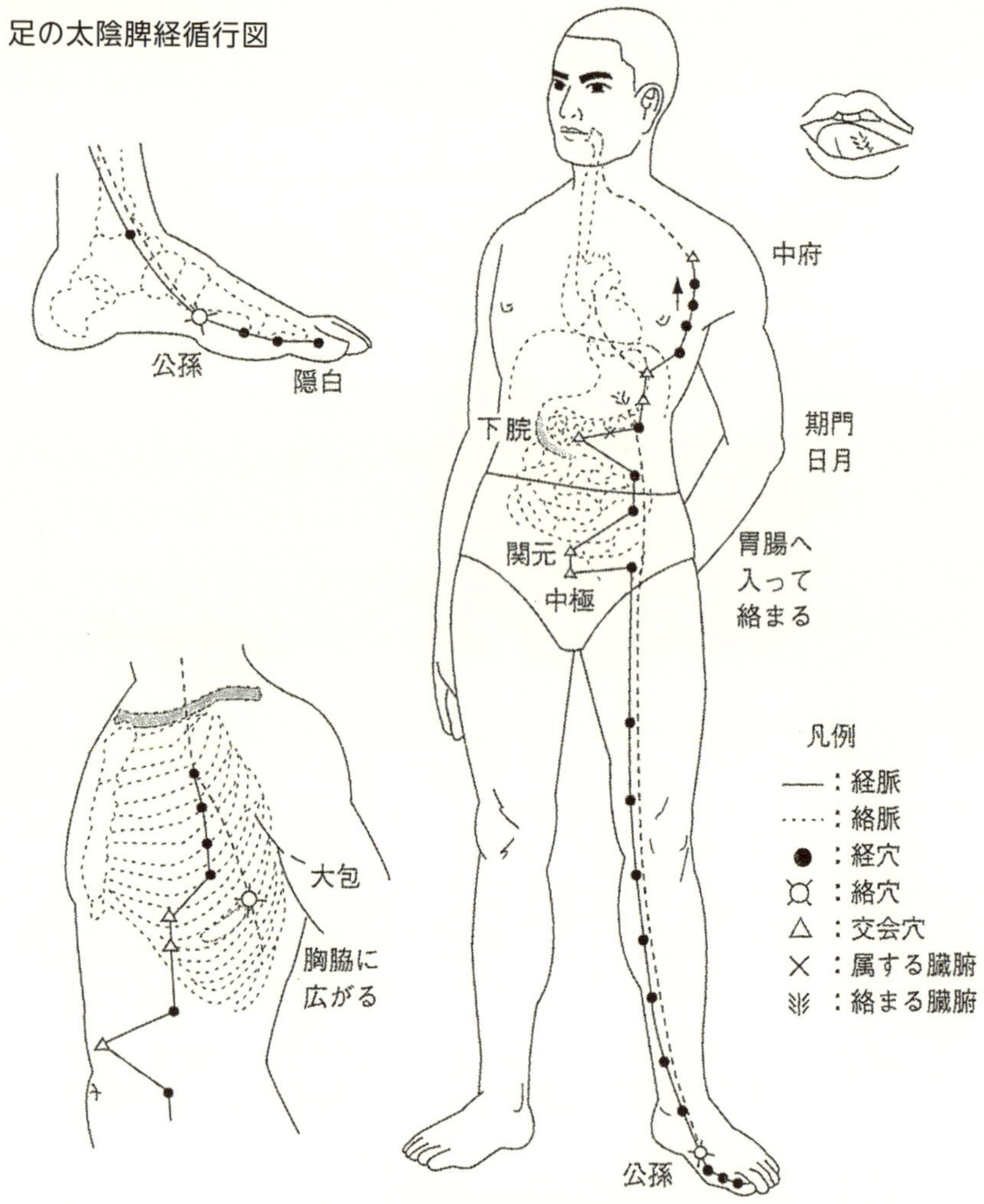

足太陰から別れる部位を公孫という。中足指節関節の後ろ一寸で、別れて陽明に走る。その別れた支脈は、胃腸に入って絡まる。厥気が上逆すれば急性腹痛（霍乱）となり、実では腸が切られるように痛み、虚では腹が膨れる。それには別れる部位を取る。

＊霍乱は、腹痛して乱れ、上から吐き、下から下痢する、現在の伝染性胃腸炎。

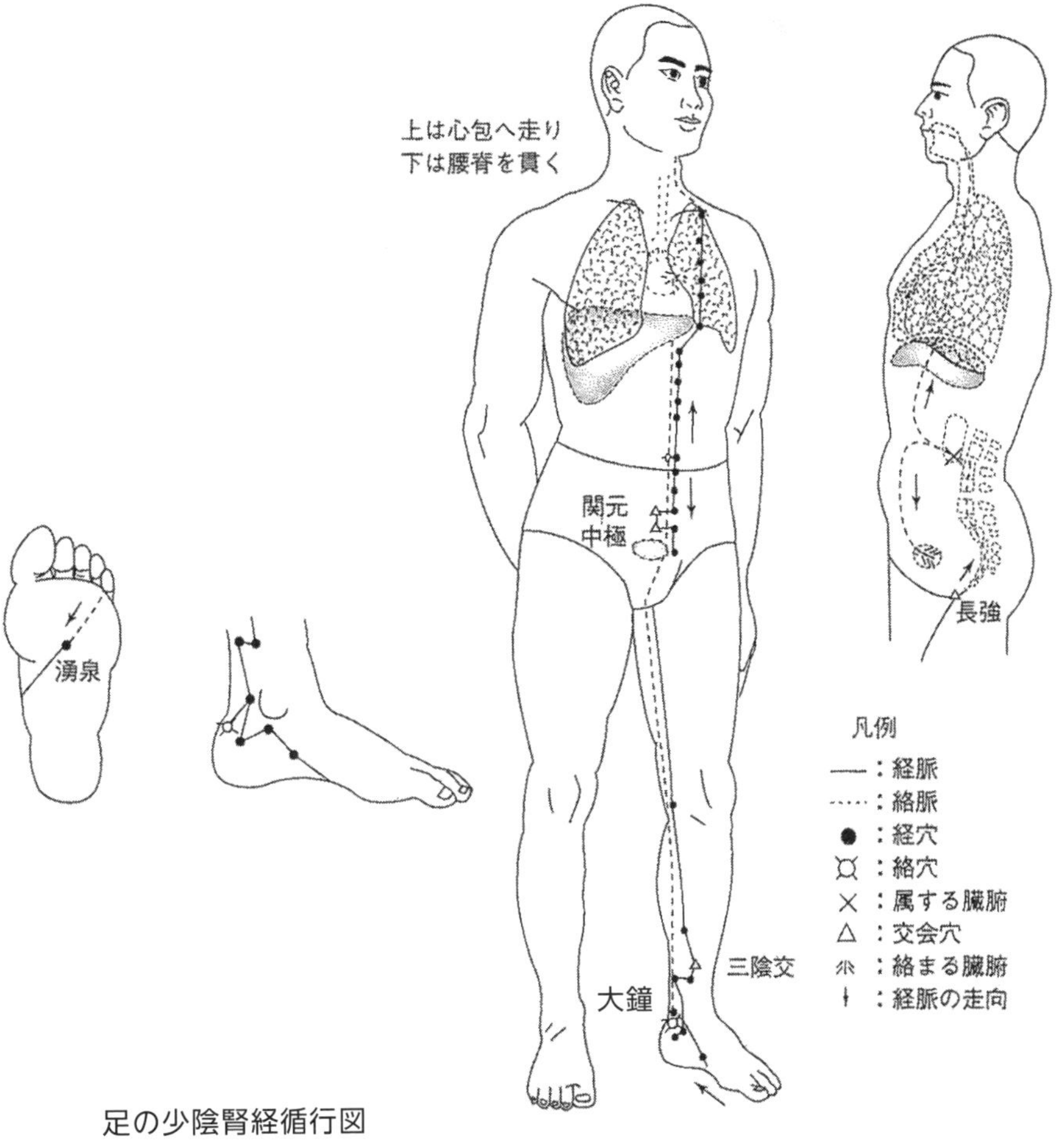

足の少陰腎経循行図

足少陰から別れる部位を大鍾という。踝の後ろからカカトを巡り、別れて太陽に走る。その別れた支脈は、本経と並んで上がり、心包絡の下に走り、下がって表面の腰椎を貫く。その病は、気逆すれば煩悶、実ならば排尿障害、虚では腰痛。それには別れる部位を取る。

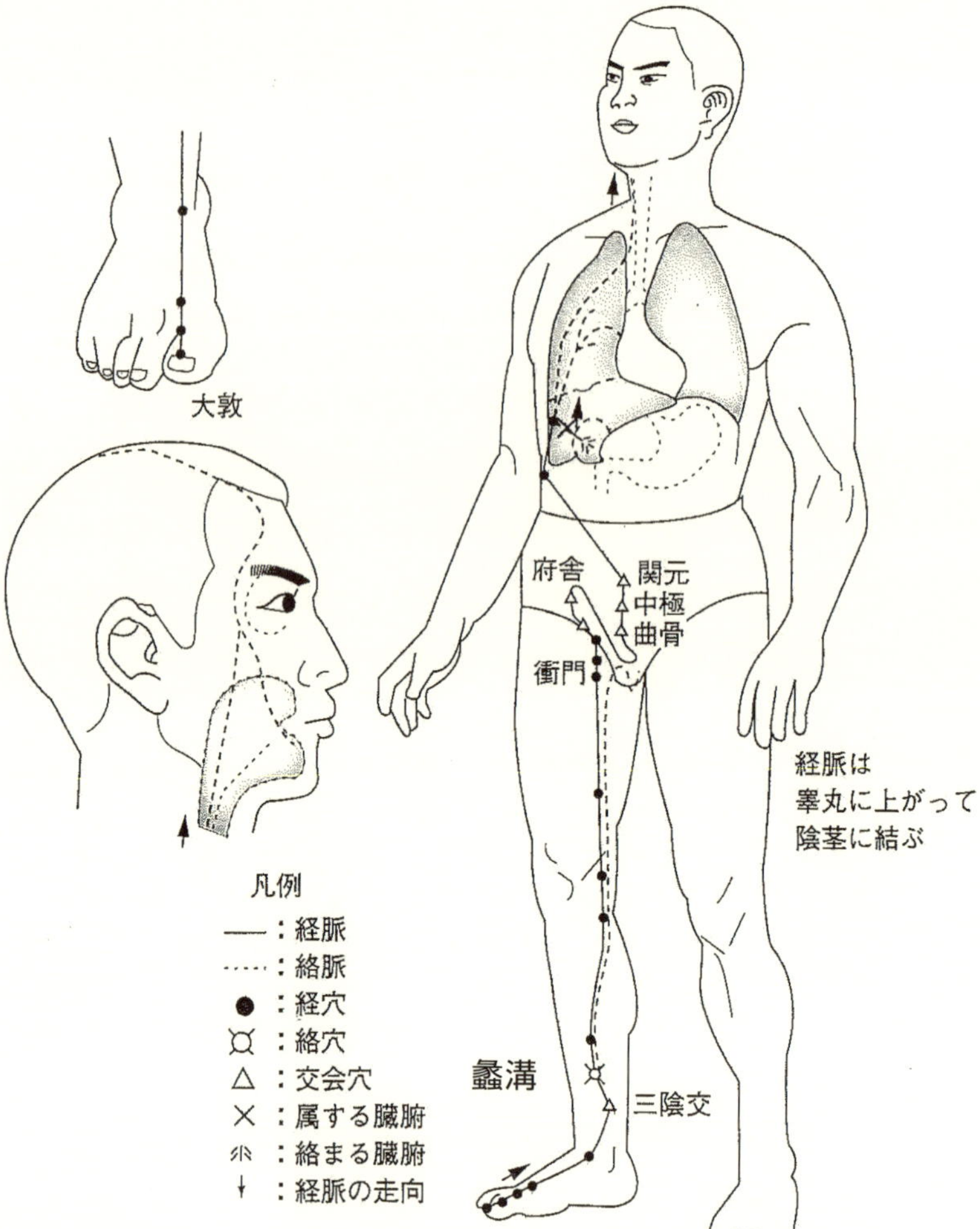

足の厥陰肝経循行図

足厥陰から別れる部位を蠡溝という。内踝の上五寸で、別れて少陽に走る。その別れた支脈は、脛を経て睾丸に上がり、陰茎に集まる。その病は、気逆すれば睾丸が腫れて脱腸となる。実ならば子宮脱、虚では陰部の激しい痒み。それには別れる部位を取る。

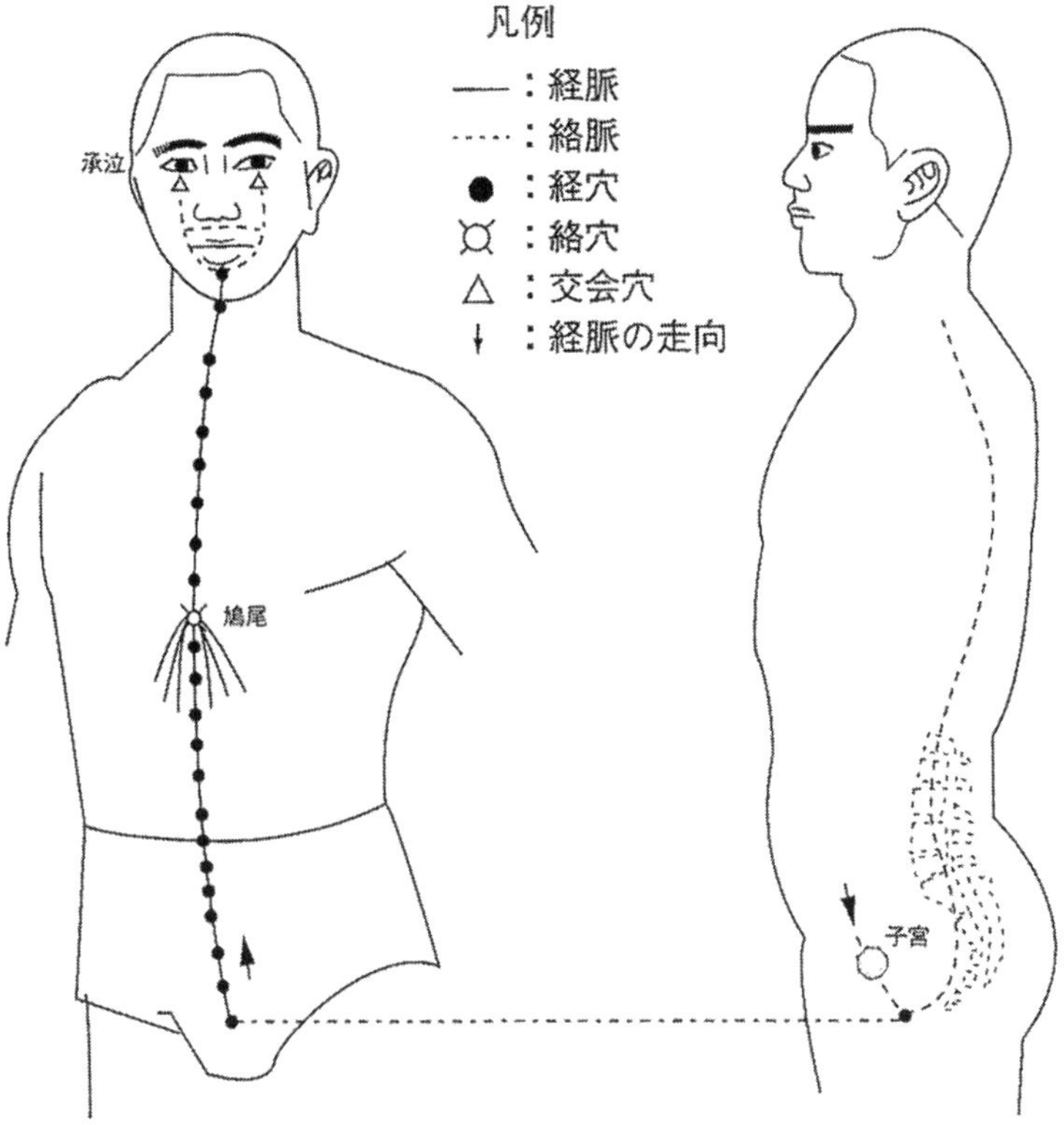

任脈の循行図

任脈から別れる部位を尾翳という。鳩尾に下がり、腹に散る。実では腹の皮が痛み、虚では腹の皮が痒い。それには別れる部位を取る。

＊尾翳は鳩尾説と会陰説があるが、「鳩尾に下がり」という文から、いずれも無理がある。

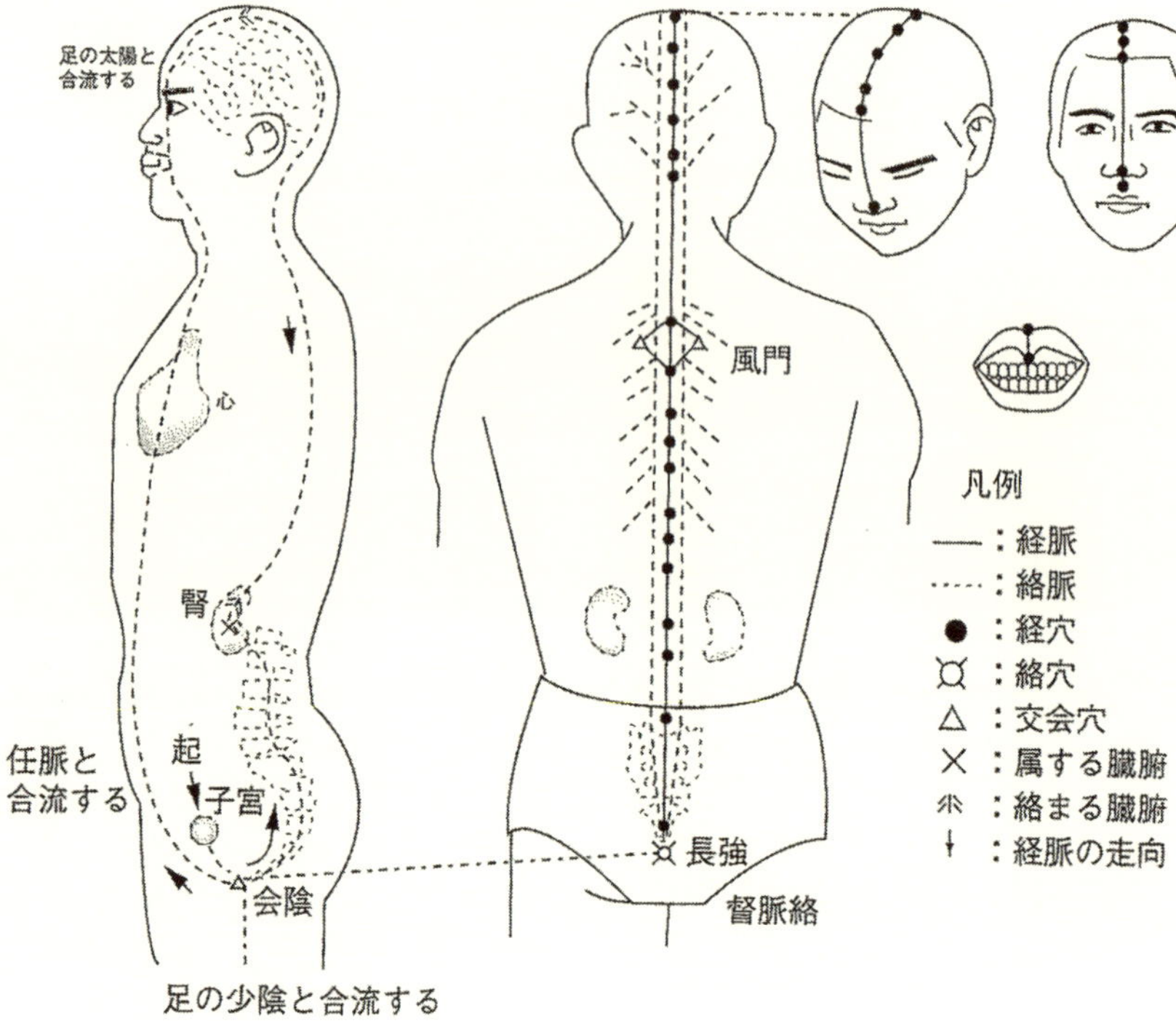

督脈の循行図

督脈から別れる部位を長強という。脊柱起立筋を挟んでうなじに上がり、頭上に散り、肩甲骨の左右に下がり、別れて太陽に走り、脊柱起立筋に入って貫く。実ならば背骨がこわばり、虚では頭が重い。それには、別れる部位を取る。

足の太陰脾経循行図

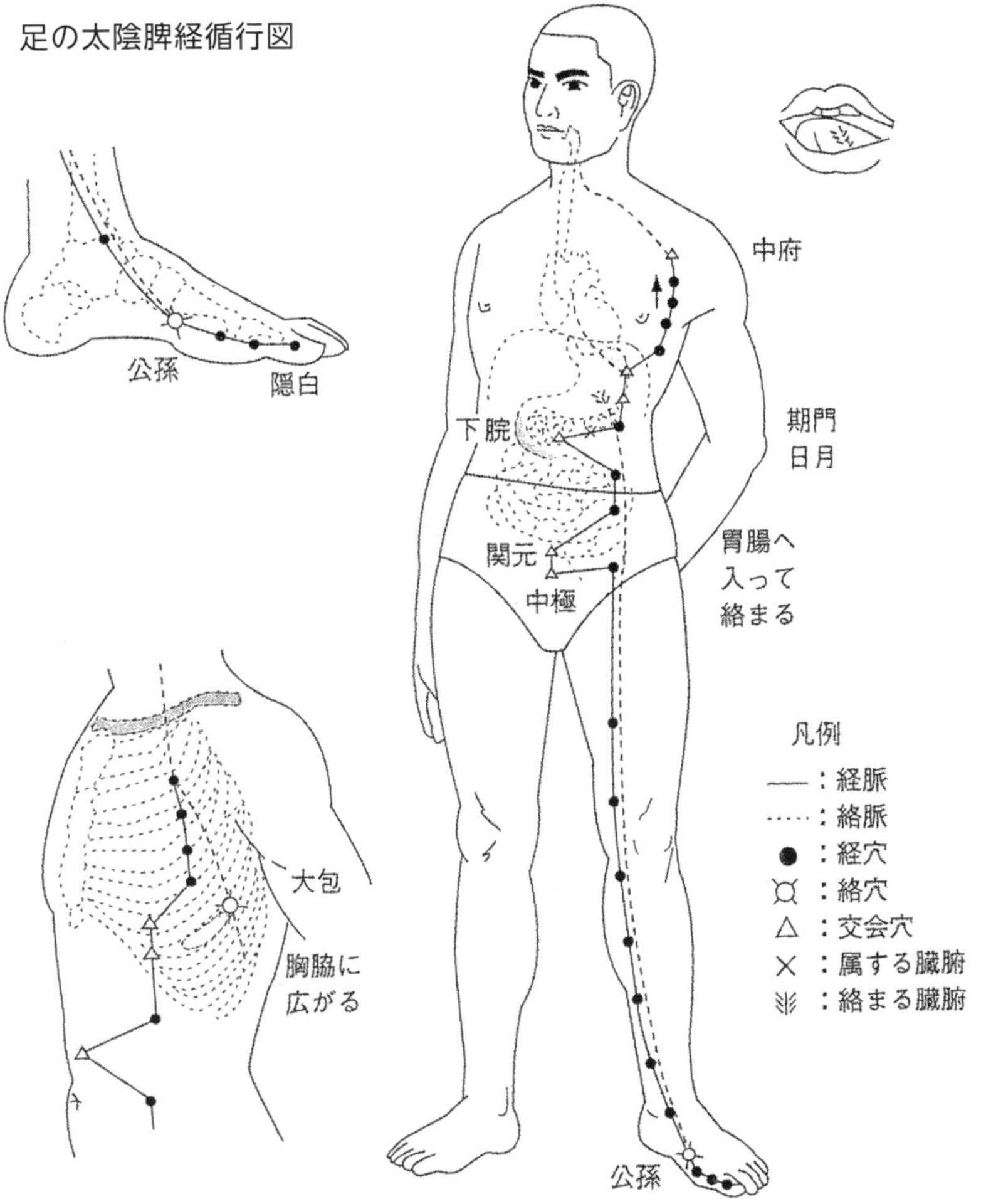

脾の大絡は大包という。淵腋の下三寸に出、胸脇に広がる。実なら全身が痛み、虚では身体中の関節が緩む。この絡脈は網のように血を包み込むので、欝血したときは、いつでも取る。それが脾の大絡脈である。

以上の十五絡脈は、邪気が満ちれば必ず見える。虚すれば必ず陥没して見えなくなるので、その上下を触って捜す。経脈は人によって異なるので、絡脈の別れる部位も違っている。

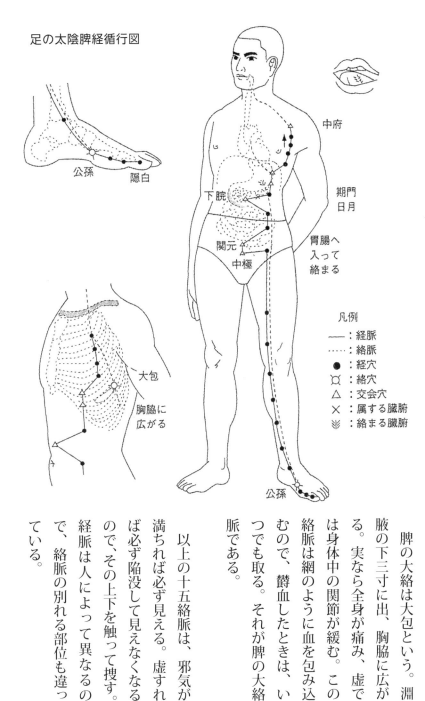

経別篇・第十一

黄帝が岐伯に問う。「人は天の法則と一致していると聞く。体内に五臓があって、五音（角、徴、宮、商、羽）・五色・五時（春夏秋冬と盛夏）・五味・五位（東西南北と中央）に対応する。外には六腑があって六律（古代の音階）に対応し、六律は陰陽諸経（六陰経と六陽経）を樹立して、それを十二月・十二辰（十二支の干支）・十二節（立春など季節の変わり目）・十二経水（中国の十二河川）・十二時（十二時刻）と対応させている。十二経脈は、五臓六腑が天の法則に対応したものである。十二経脈とは、それによって人は生き、それによって病となり、それによって人は治し、それによって病は治る。学ぶ始めであり、工（医者）の終わるものである。粗（ヤブ医者）は簡単なものしか知らず、上（名医）は難しいことまで知っている。経脈の離合出入はどうなっているのか？」

岐伯は御辞儀し、また拝んで「その問いに答えましょう。それは粗の間違うもので、上が帰するものです。それを言いましょう」

＊起には「治癒」の意味がある。息には「帰」の意味がある。

足の太陽と少陰の経別

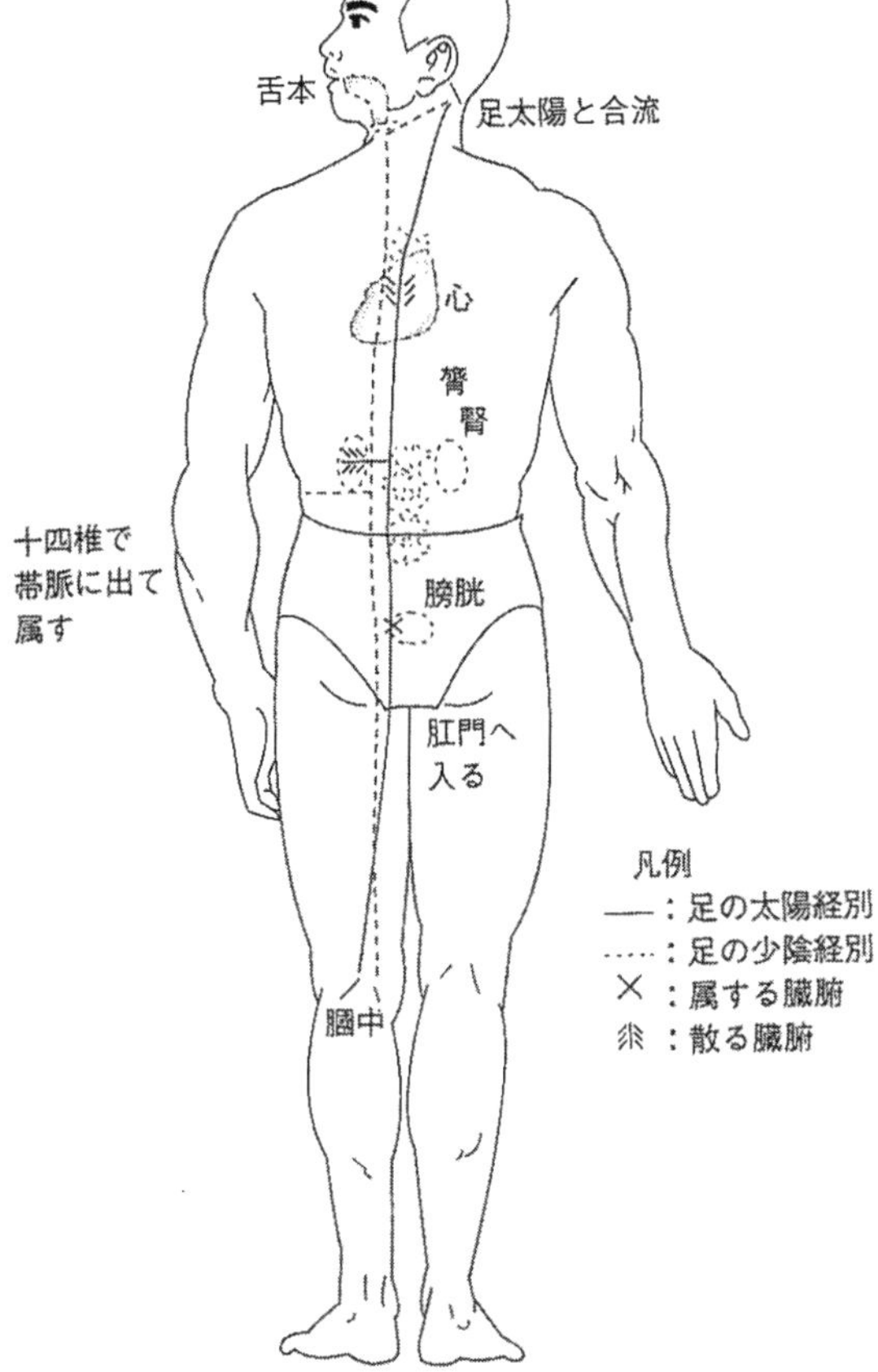

足太陽の正経は、別れて膝窩に入る。その一道は、尻の下五寸で、別れて肛門に入り、膀胱に属して腎に散り、脊柱起立筋を通り、心に当って入って散る。直行する脈は、脊柱起立筋から後頚部に上がって出、再び太陽に属す。これが一経である。足少陰の正経は、膝窩で別れて太陽へ走って合流し、上がって腎に至り、背骨の十四椎（第2腰椎）で帯脈に出て属す。直行する脈は舌本に繋がり、さらに後頚部に出て、太陽と合流する。これが一合である。諸陰経から別れたものは、すべて体内を行く正経である。

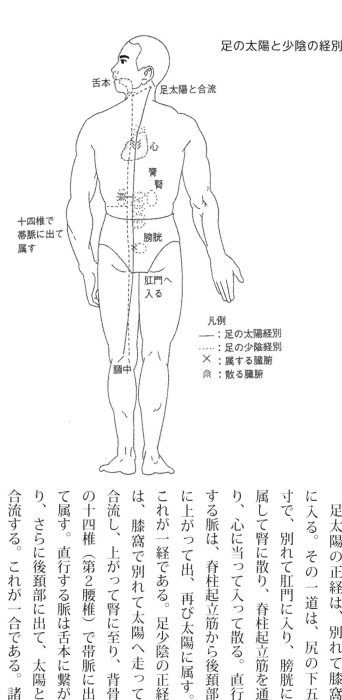

足少陽の正経は、大腿を巡り、陰毛際に入り、厥陰と合流する。別れた脈は浮遊肋骨の肋間に入り、胸の裏を通って、胆に属し、肝に散り、上がって心を貫き、食道を挟んで上がり、顎の中に出て、顔に散り、目系に繋がり、外眥（目尻）にて少陽と合流する。足の厥陰の正経は、足背で別れ、上がって陰毛際に至り、そこで少陽が別れた正経と合流して一緒に行く。これが二合である。

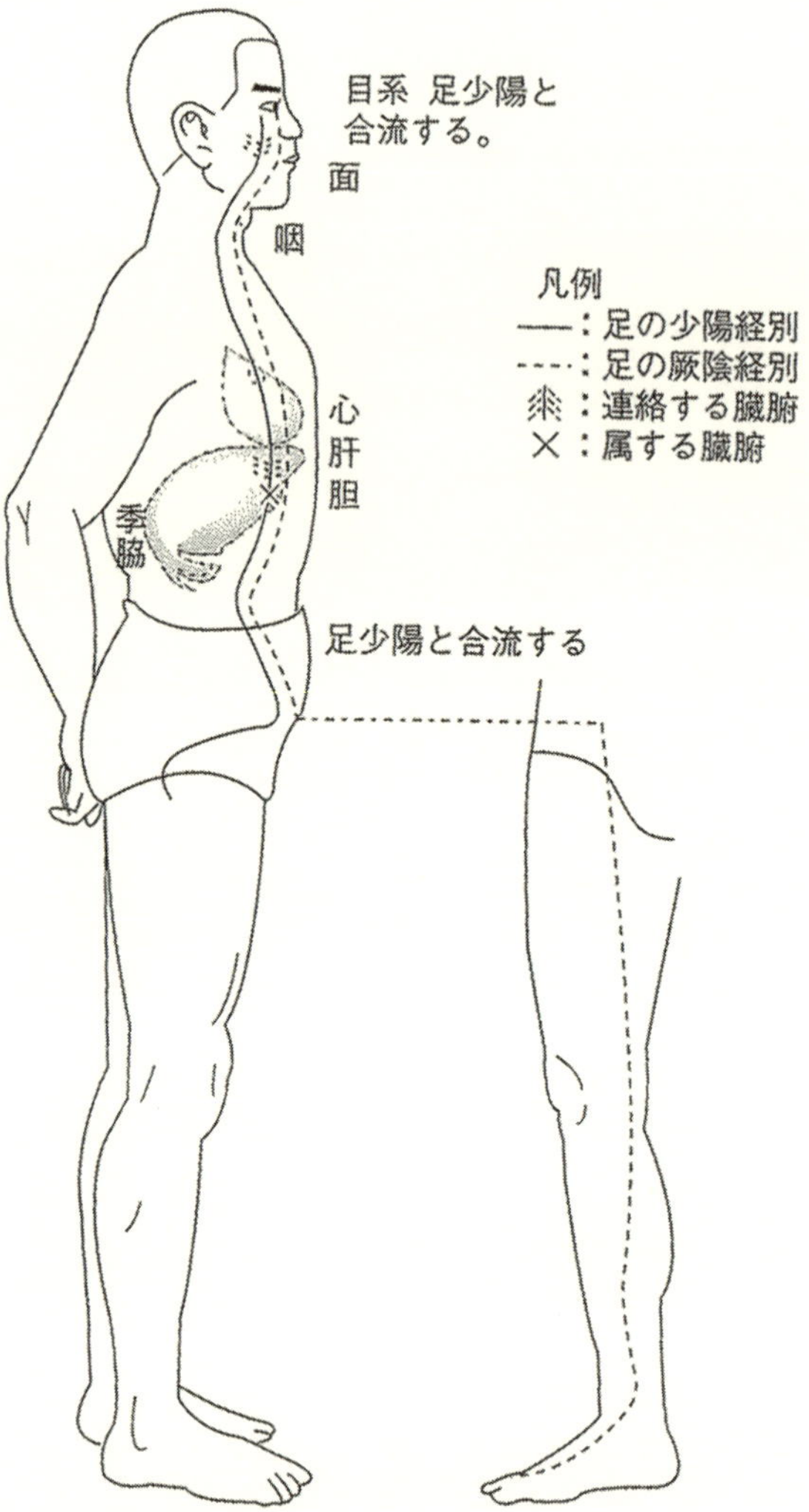

足の少陽と厥陰の経別循行図

足陽明の正経は、上がって大腿に至り、腹の裏に入って胃に属し、脾に散り、上がって心を通り、食道に沿って上がり、口に出て、鼻根部と眼窩下部に上がり、Uターンして目系に繋がって、陽明と合流する。足太陰の正経は、大腿を上がって、陽明が別れた正経と合流して一緒に行き、上がって咽頭に結び、舌中を貫く。これが三合である。

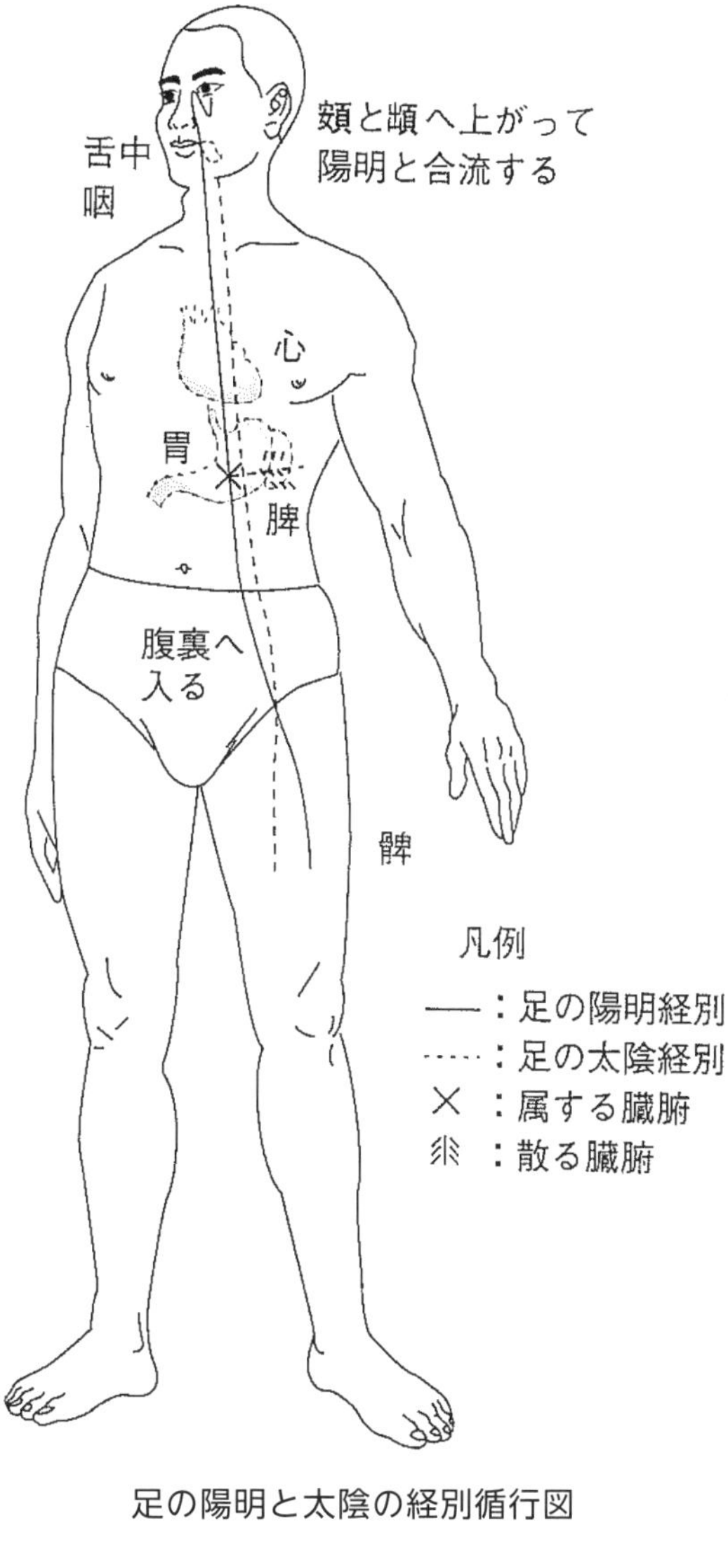

足の陽明と太陰の経別循行図

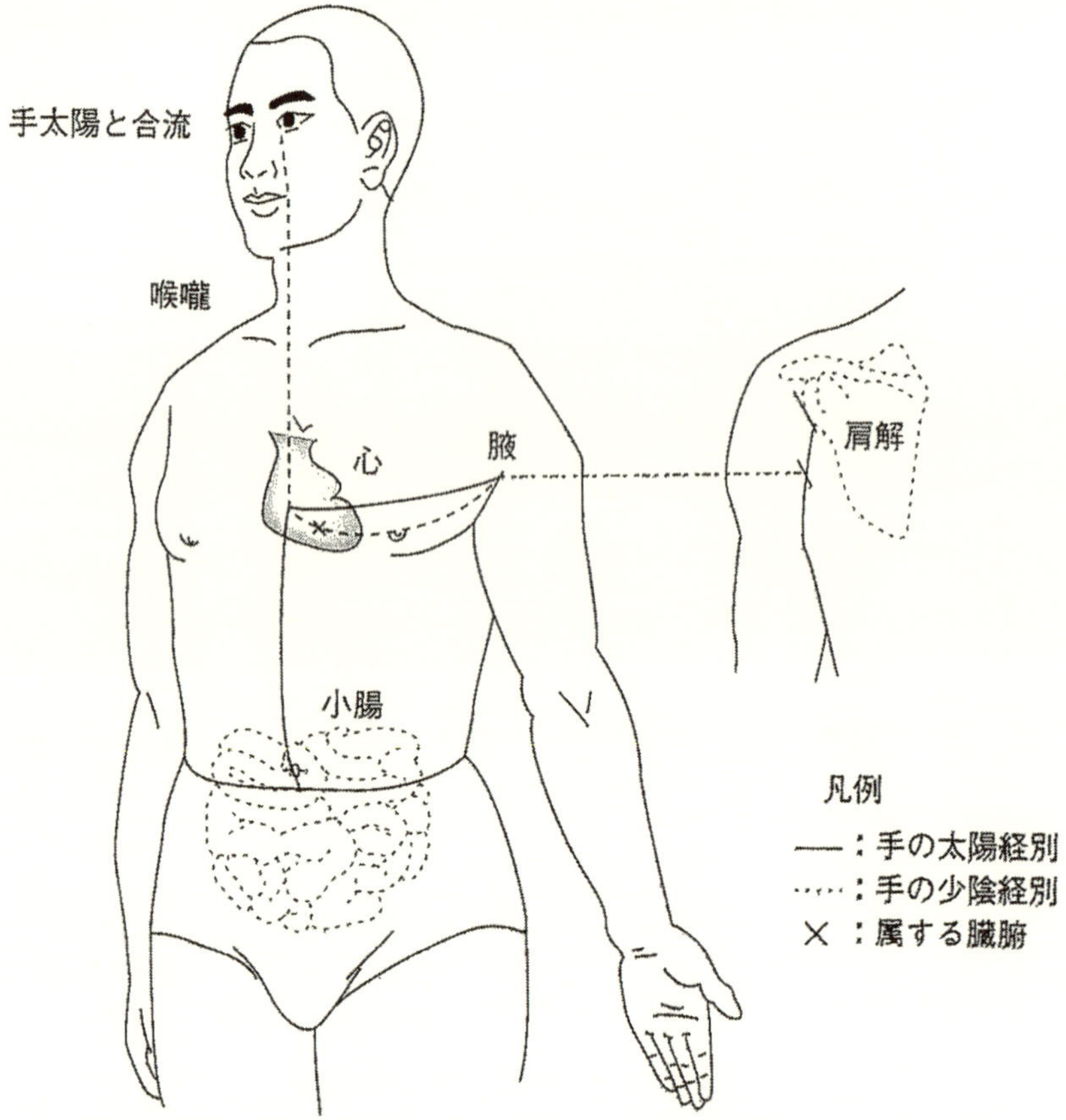

手の少陰と太陽の経別循行図

手太陽の正経は、下から上に向かう。肩関節で別れて、腋に入り、心に走り、小腸に繋がる。手少陰の正経は、別れて淵腋で両筋の間に入り、心に属し、喉嚨（気管支）を上がり、顔面に出て、内眥で太陽と合流する。これが四合である。

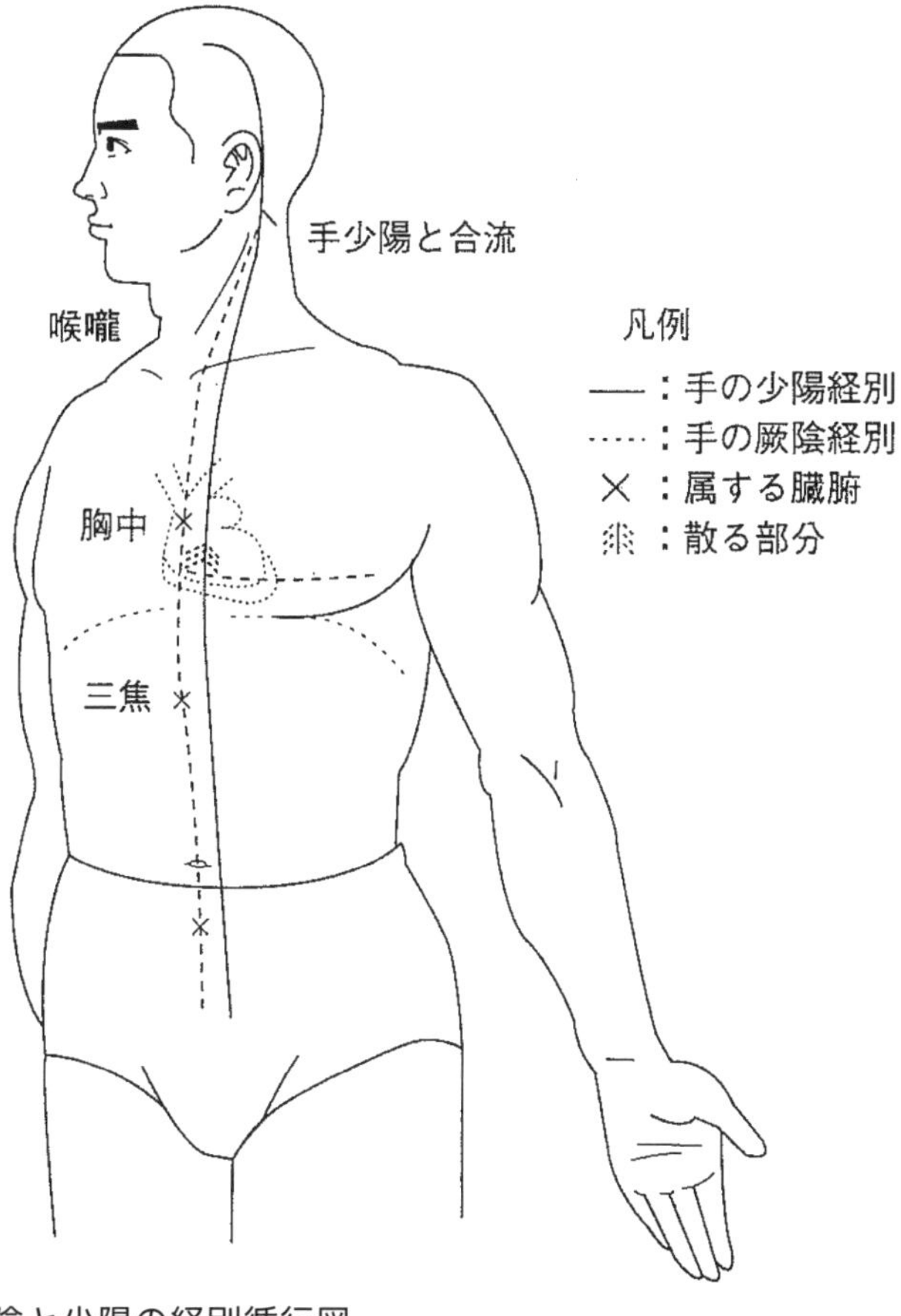

手の厥陰と少陽の経別循行図

手少陽の正経は、上から下に向かう。頭頂で別れて缺盆に入り、下がって三焦に走り、胸中に散る。手心主（手厥陰）の正経は、淵腋の下三寸で別れて胸中に入り、別れて三焦に属し、喉嚨を循って出、耳の後ろに出、完骨の下で少陽と合流する。これが五合である。

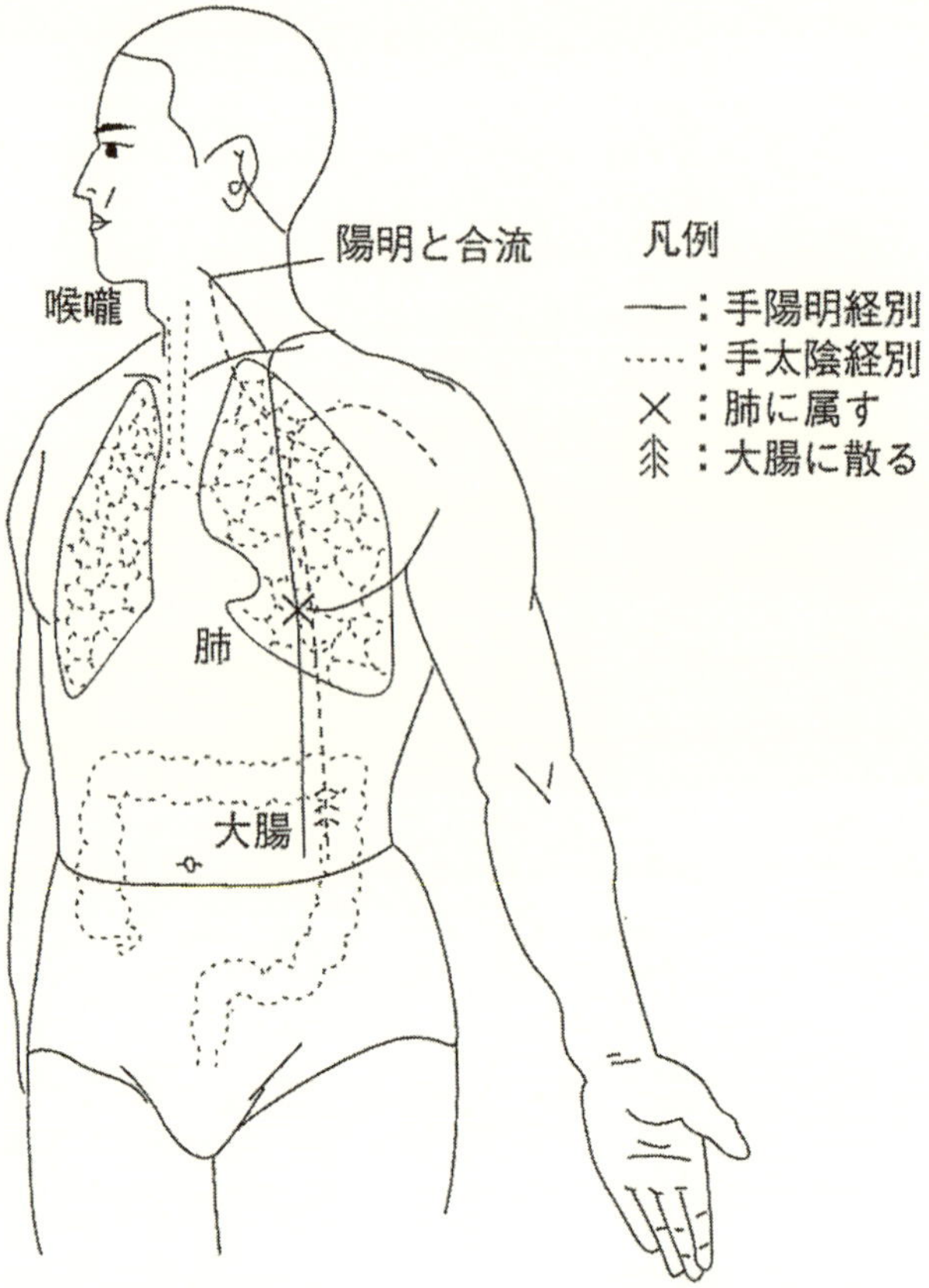

手の太陰と陽明の経別循行図

手陽明の正経は、手から胸の乳房を循り、肩髃で別れ、大椎に入り、大腸に走り、肺に属し、喉嚨に沿って上がり、缺盆に出て陽明と合流する。手太陰の正経は、淵腋にて少陰の前で別れて入り、肺に入って走り、大腸に散り、上がって缺盆に出、喉嚨を循って、さらに陽明と合流する。これが六合である」

経水篇・第十二

黄帝が岐伯に問う。「十二経脈は、中国大陸の十二経水（十二河川）と一致し、体内で五臓六腑に帰属する。十二経水は、大きさ・深さ・広さ・長さが異なる。五臓六腑は、高さ・大きさ・収納する穀の量が異なる。それらの対応はどうか？　経水は、水を受けて流す。五臓は、神気魂魄と一緒になり、それを収蔵する。六腑は穀を受納し、それを肛門へ流し、穀から気を受けて、それを肺に揚げる。経脈は、血を受けて栄養する。以上の事象を合わせて、どのように治療する？　刺入の深さ、灸の壮数は？　それを聞きたい」

岐伯「良い質問だ。天は高くて測れず、地は広くて量れないとは、このことだ。そして人は天地の間に生まれ、六合（前後左右と上下）の中にいる。この天は高く、地は広いので、とても人の力で測ることはできない。もし八尺の男なら、そこに皮肉があるので、外から測量したり、手で触れば分かる。それが死ねば解剖して見ることができ、五臓の堅さ、六腑の大きさ、入っている穀の量、経脈の長さ、血の清濁、気の量、十二経脈の多血少気、少血多気、すべて多血気、すべて少血気など、おおよそ決まっている。その治療に鍼灸を使い、その経気を調えるには、それと常に合致させなければならない」

黄帝「それを聞くと、言葉としては分かるのだが、心では納得できない。そこで尋ねたい」

岐伯「これは人が天地と関わり、陰陽に対応するもので、察しないわけにゆかない。足太陽は大地の清水に一致し、体内では膀胱に属して水道を通じさせる。足少陽は大地の渭水に一致し、体内では胆に属す。足陽明は大地の海水に一致し、体内では胃に属す。足太陰は大地の湖水に一致し、体内では脾に属す。足少陰は大地の汝水に一致し、体内では腎に属す。足厥陰は大地の澠水に一致し、体内では肝に属す。手太陽は大地の淮水に一致し、体内では小腸に属して水道が出る。手少陽は大地の漯水に一致し、体内では三焦に属す。手陽明は大地の江水に一致し、体内では大腸に属す。手太陰は大地の河水に一致し、体内では肺に属す。手少陰は大地の済水に一致し、体内では心に属す。手心主（手厥陰）は大地の漳水に一致し、体内では心包に属す。これが五臓六腑と十二経水で、大地には源泉があり、体内には供給源がある。それらは円に端がないように内外が繋がって循環しているが、人の経脈も同じである。だから天を陽として地を陰とするように、腰から上を天、腰から下を地とする。それで海から北が陰、湖から北が陰中の陰、漳から南が陽、河を北限として漳までが陽中の陰、漯を南として江までが陽中の太陽、それが一隅の陰陽である。このように人は天地と参照できる」

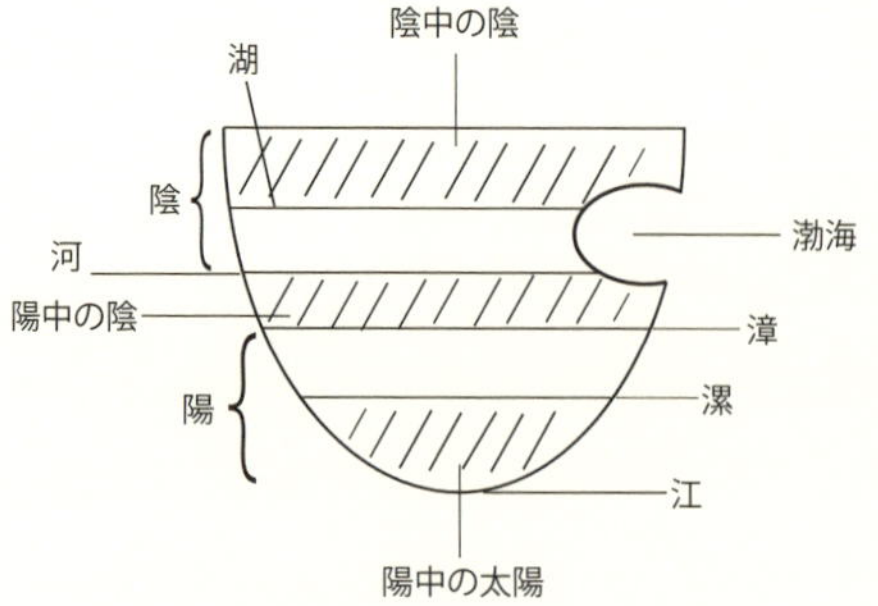

黄帝「経水は経脈と対応している。その長さと深さ、水や血の量が異なるが、それに合わせて刺鍼するにはどうするのか？」

岐伯「足陽明は、五臓六腑の海である。その脈は大きく打ち、血が多く、気が盛んで熱が強いので、それを刺すときは深くなければ散らず、留鍼しなければ瀉せない。足陽明は六分の深さに刺し、十呼吸ほど留める。足太陽は五分の深さに刺し、七呼吸ほど留める。足少陽は四分の深さに刺し、五呼吸ほど留める。足太陰は三分の深さに刺し、四呼吸ほど留める。足少陰は二分の深さに刺し、三呼吸ほど留める。足厥陰は一分の深さに刺し、二呼吸ほど留める。手の陰陽経は、気を受ける経脈が短く、気が至るのも速いので、深刺しても二分まで、留鍼も一呼吸だけにする。だが人の年齢や身長、肥満度によって、深さや留鍼時間も考慮するが、それを〝法天の常（天の常法）〟と呼ぶ。灸も同じで、灸が過ぎれば悪火となり、骨が枯れて脈が渋る。刺入が過ぎると気が脱ける」

黄帝「経脈の大きさ、血の量、皮膚の厚さ、肉の堅さ、䐃（盛り上がった筋肉）の大きさは、どうやって量るのだ？」

岐伯「それを量《はか》るには、中程度の人を基準にする。それほど肉が削げていなければ血気も衰えていない。もし異常なほど痩せていて肉のない人ならば、どうして刺入の基準となるだろうか？　脈を切診し、尺膚を撫で、手を当て、按圧し、その寒温や盛衰を診て調える。それが〝適によっておこなう〟という本当の意味である」

経筋篇・第十三

足太陽の筋は、第五趾に起こり、上がって外踝に付着し、斜めに上がって膝に付着する。その下の筋は、足外側を行き、踵骨に付着し、アキレス腱に沿って上がり、膝窩に付着する。その別れた筋は、脛骨外側に付着し、膝窩の内側を上がり、膝窩中央の筋と一緒に上がって臀部へ付着し、背骨を挟んで後頚部へ上がる。それから別れた筋は、舌本へ入って付着する。まっすぐな筋は、外後頭隆起に付着し、頭へ上がり、眉間を下がって、鼻に付着する。その別れた筋は上瞼となり、下がって頬骨に付着する。その別れた筋は、腋の後ろ外縁から上腕骨頭に付着する。その別れた筋は、腋下に入って、上がって缺盆に出、乳様突起に上がって付着する。その別れた筋は、缺盆を出て、斜めに上がり頬骨へ出る。その病は、第五趾のつっぱり、アキレス腱の腫痛、膝窩の痙攣、角弓反張、後頚部の筋が引きつる、肩が挙がらない、腋のつっぱり、缺盆がヒモでひっぱられるように痛くて身体を左右に動かせない。治療は痛む部位を治療点とし、症状が消えるまで火鍼を使って速刺速抜する。この痛みを仲春痺という。

足少陽の筋は、第四趾に起こり、外踝に上がって付着し、脛の外側に沿って上がり、膝外側に付着する。その別れた筋は腓骨から起こって大腿骨へ上がり、前面の筋は伏兎の上に、後面の筋は尻に付着する。真っすぐな筋は、脇腹の浮遊肋骨に上がり、腋の前縁へ上がり、前胸部の乳に繋がって、缺

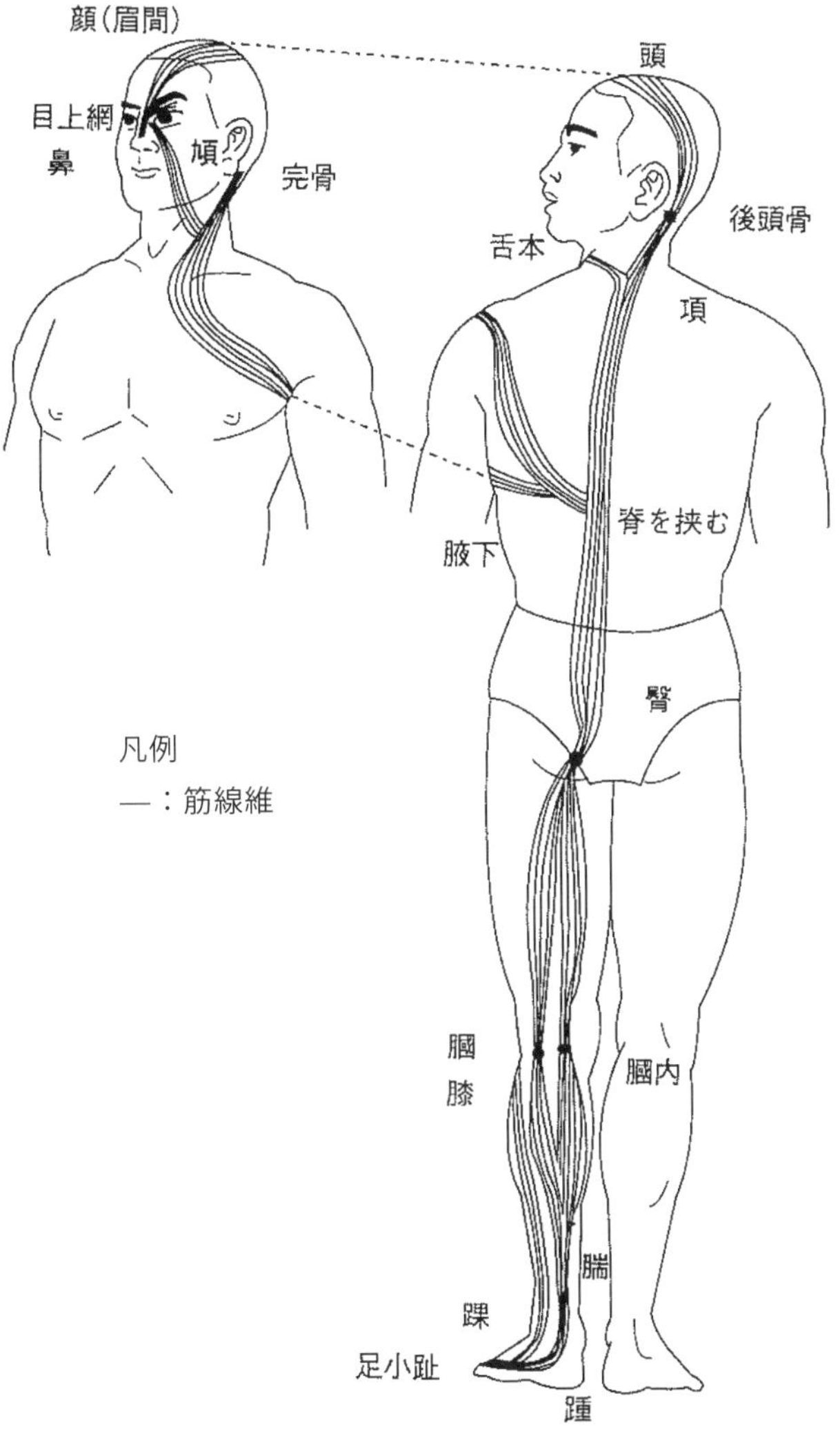

足の太陽経筋分布図

盆に付着する。そのまっすぐな筋は、腋を上がって出て、缺盆を貫いて、太陽経筋の前に出て、耳の後ろに沿って額角を上がり、頭頂で左右の筋が交わって、顎へ下がって走り、頬骨に上がって付着する。別れた筋は、目尻に付着して外維（外側直筋）となる。その病は、第四趾のつっぱりや痙攣、膝

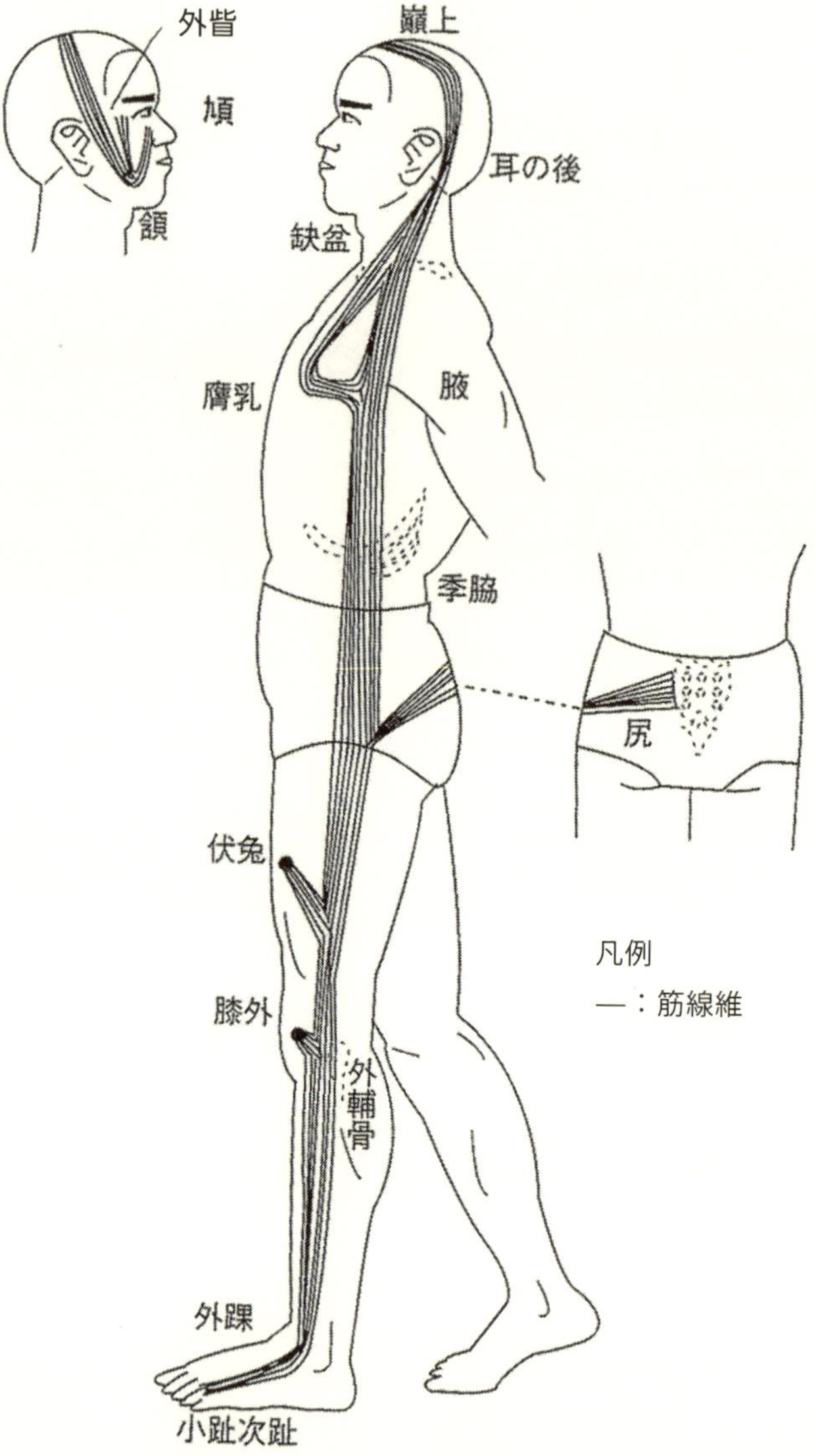

足の少陽経筋分布図

外側の筋痙攣、膝が屈伸できない、膝窩筋の引きつり、前は大腿が引っぱられ、後ろは尻が引っ張られる、脇腹が悪ければ脇腹が痛む。缺盆や前胸部の乳・頚を繋ぐ筋肉が引きつる。左から右へ行く外維筋が引きつれば右目が開かない。左上へ上がった筋は右額角を通り、蹻脈と一緒に進むので、左の筋ならば右に絡まる。だから左額角を傷付ければ右足が動かなくなるが、それを〝維筋相交〟と呼ぶ。治療は痛む部位を治療点とし、症状が消えるまで火鍼を使って速刺速抜する。この痛みを孟春痺という。

足陽明の筋は第三趾とその両側の三指に起こり、足背に付着し、斜めに外側へ上がって腓骨を覆い、上がって膝外側に付着し、まっすぐ大転子へ付着して、脇を上がって背骨に属する。そのまっすぐな筋は、脛骨を上がって膝に付着する。その別れた筋は、腓骨に付着し、足少陽経筋と合流する。そのまっすぐな筋は、伏兎を上がり、大腿骨に上がって付着し、外生殖器に集まり、腹に上がって広がり、缺盆へ付着し、頚へ上がり、口を挟んで上がり、頬骨で合流し、鼻に下がって付着し、上がって足太陽経筋と合流する。太陽経筋は上瞼、陽明経筋は下瞼となる。その別れた筋は、頬から耳の前に付着する。その病は、第三趾のつっぱり、脛のコムラガエリ、足がピクピクして硬くなる、伏兎のコムラガエリ、大腿前面の腫れ、鼠径ヘルニア（嵌頓）、腹筋の引きつり、缺盆と頬の引きつり、急に口が歪む。引きつれば目が閉じず、熱ならば筋が緩んで目が開かない。頬筋が冷えれば、引きつって頬を牽引し、口が移動する。熱ならば筋肉が弛緩し、緩んだまま縮まなくなり、口が歪む。治療には馬の脂を膏薬にする。引きつった側には白酒とニッキ（シナモン）を混ぜた膏薬を塗る。緩んだ側には、口に桑の勾を引っ掛けて引き上げる。そして桑の炭火を、地面に掘った穴の中に置き、その高さに合わせて座らせる。引きつった頬を暖めて膏薬を塗り、美酒を飲み、焙った肉を食べさせる。酒を

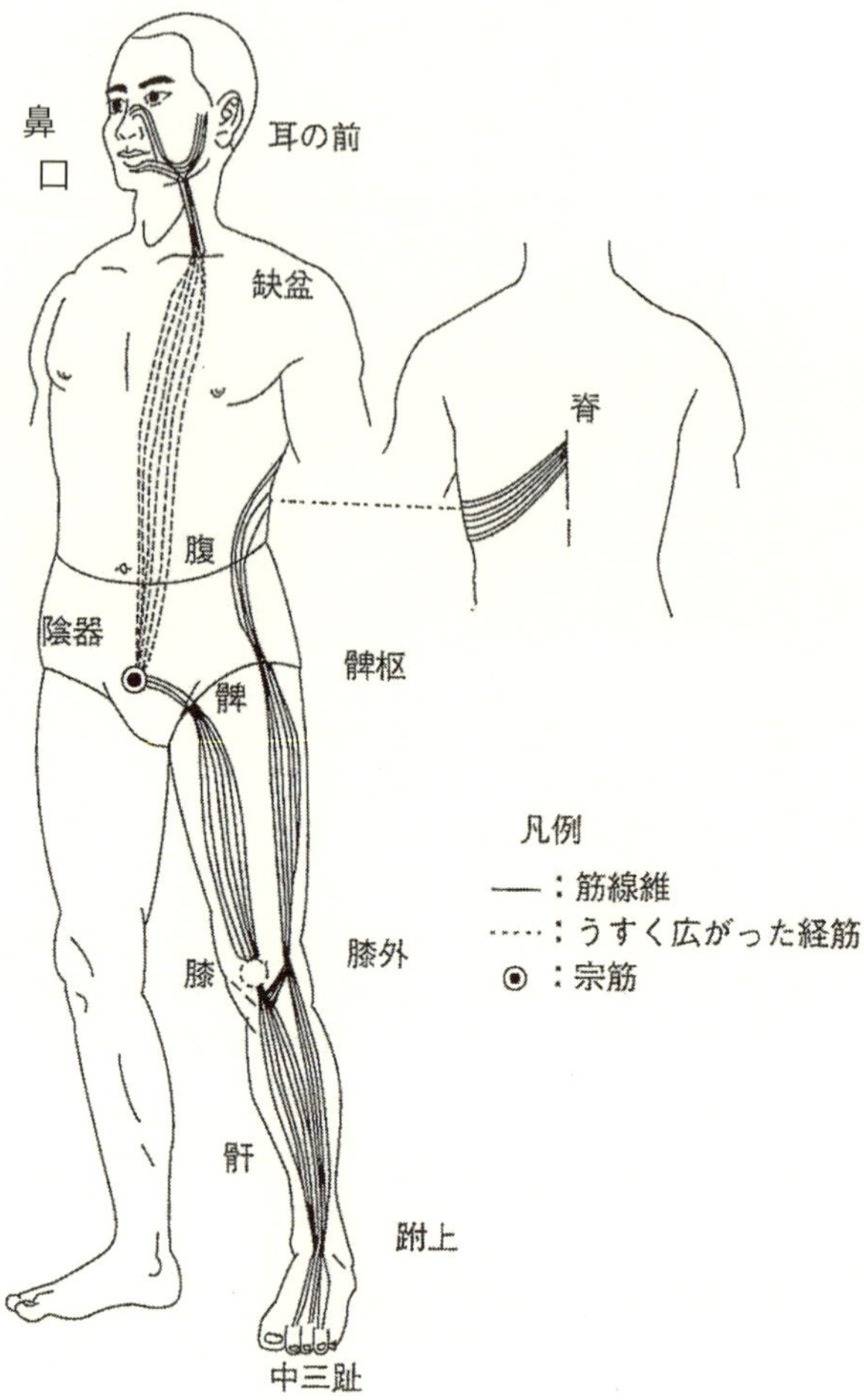

足の陽明経筋分布図

飲まない者も、無理に飲む。こうして患部を三度揉めば治る。治療は痛む部位を治療点とし、症状が消えるまで火鍼を使って速刺速抜する。この痛みを季春痺という。

足太陰の筋は、第一趾先端の内側に起こり、内踝へ上がって付着する。その真っすぐな筋は、膝の脛骨内側顆に付着し、大腿内側を上がって、大腿骨に付着し、外生殖器に集まる。さらに腹を上って臍に付着し、腹の内部を通って、肋骨に付着し、胸中に散る。その内部にある筋は、背骨に付着する。その病は、第一趾のつっぱり、

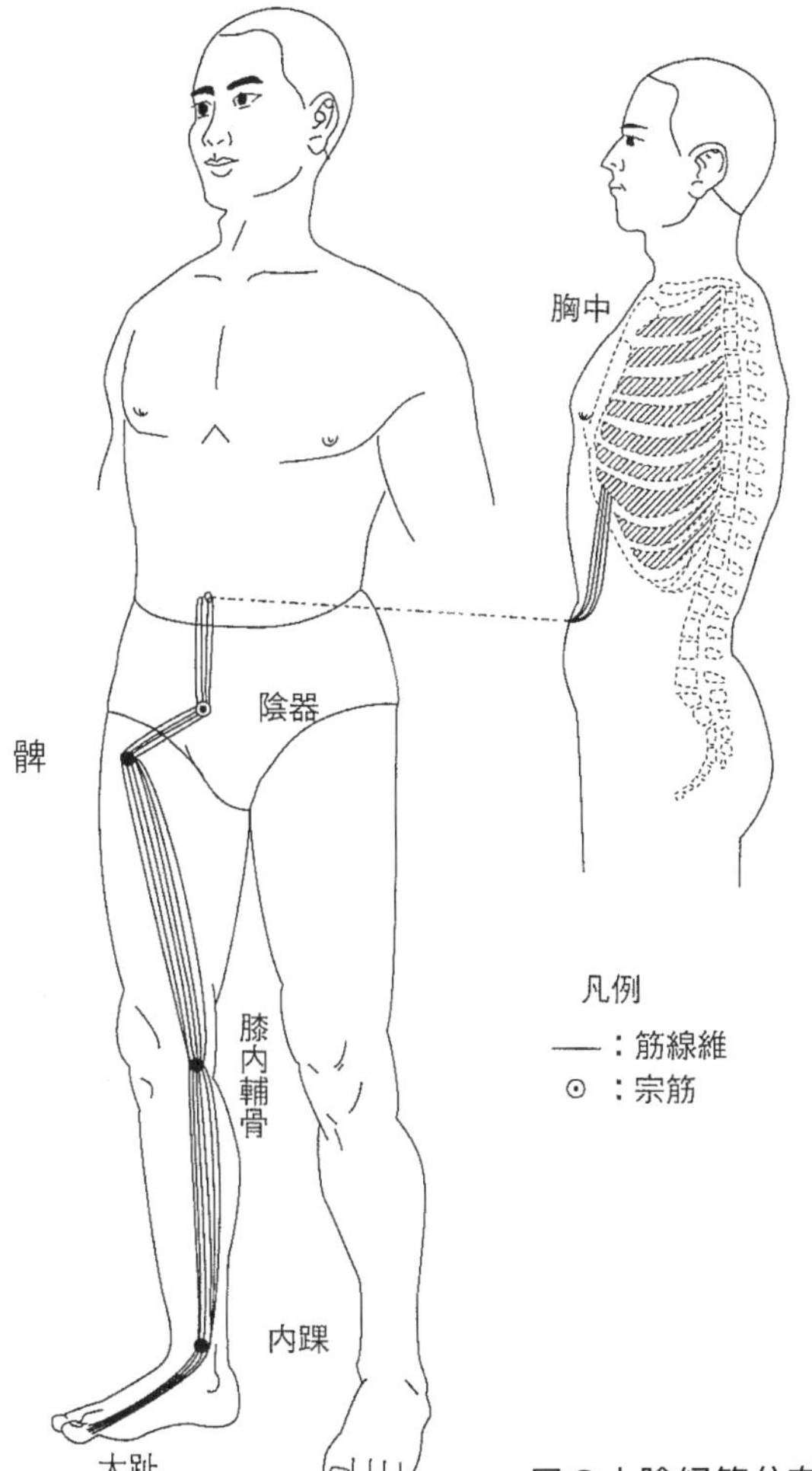

足の太陰経筋分布図

内踝の痛み、コムラガエリの痛み、膝内側顆痛、大腿内側から股の痛み、外生殖器をヒモで結ぶような痛み、臍が下に引っぱられる、両脇の痛み、前胸部の引きつり、背骨内側の痛み。治療は痛む部位を治療点とし、症状が消えるまで火鍼を使って速刺速抜する。この痛みを仲秋痺という。

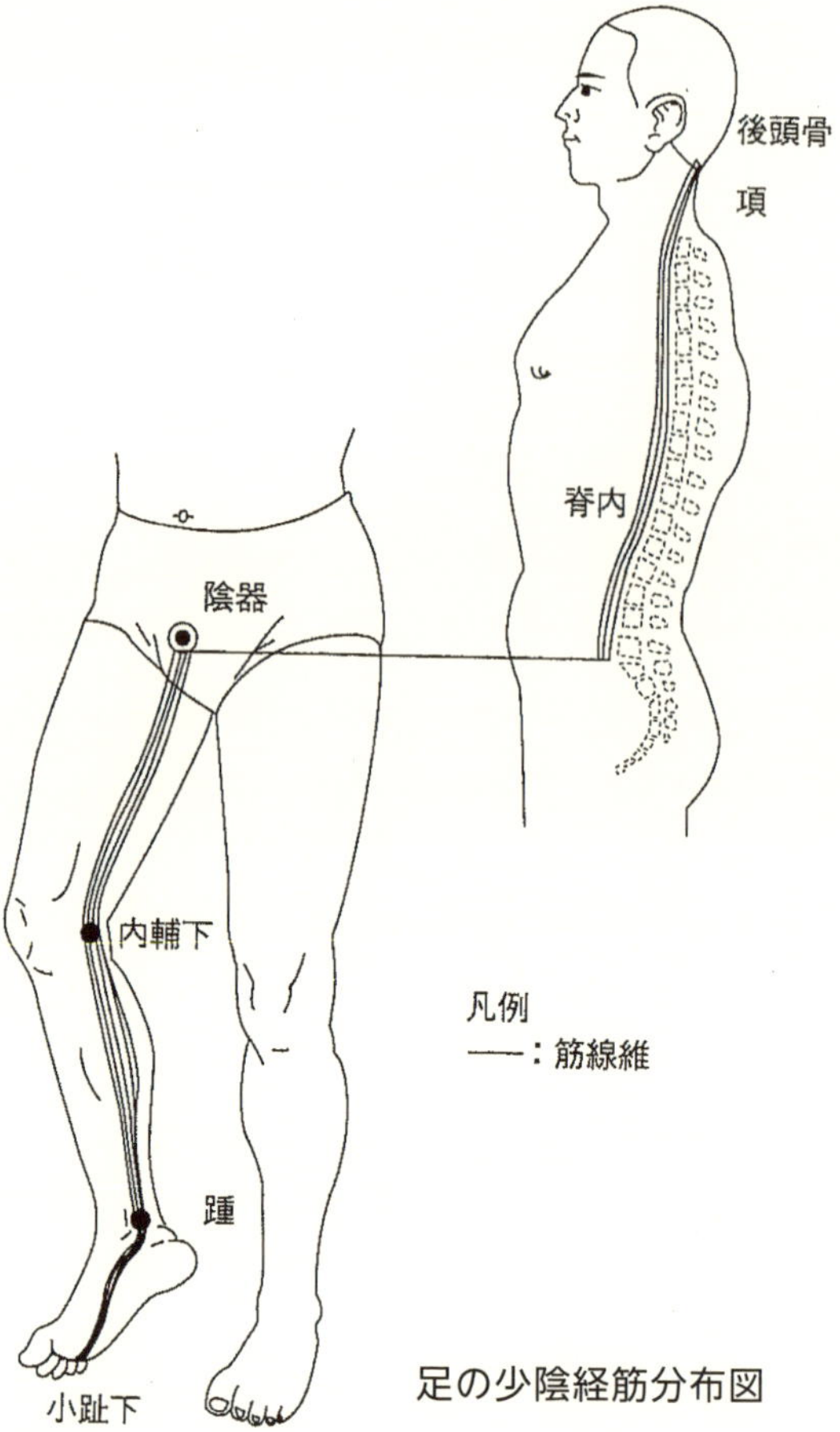

足の少陰経筋分布図

足少陰の筋は、第五趾の下に起こり、足太陰の筋とともに、斜めに内踝の下へ走り、踵骨に付着して、足太陽の筋と合流して脛骨内側顆の下に付着して上がり、足太陰の筋と一緒に大腿内側を通って上がり、外生殖器に付着し、背骨内側に沿って、脊柱起立筋を挟んで上って後頸部へ至り、外後頭隆起に付着して、足太陽の筋と合流する。その病は、足下のコムラガエリ、通過部位と付着部位の痛みとコムラガエリ。ここに病があれば、主に癲癇と痙攣する。背にあれば前屈みになれず、腹にあれば身体を反らせられない。だから陽の背が発病すれば腰を反り返らせて前屈みになれず、陰の腹が発病すれば身体を反らすことができない。治療は痛む部位を治療点とし、症状が消えるまで火鍼を使って速刺速抜する。病が内にあれば、患部を温めて薬を飲む。この筋が萎縮して紐のようになり、紐が幾つもおびただしければ死ぬ。不治である。この痛みを孟秋痺という。

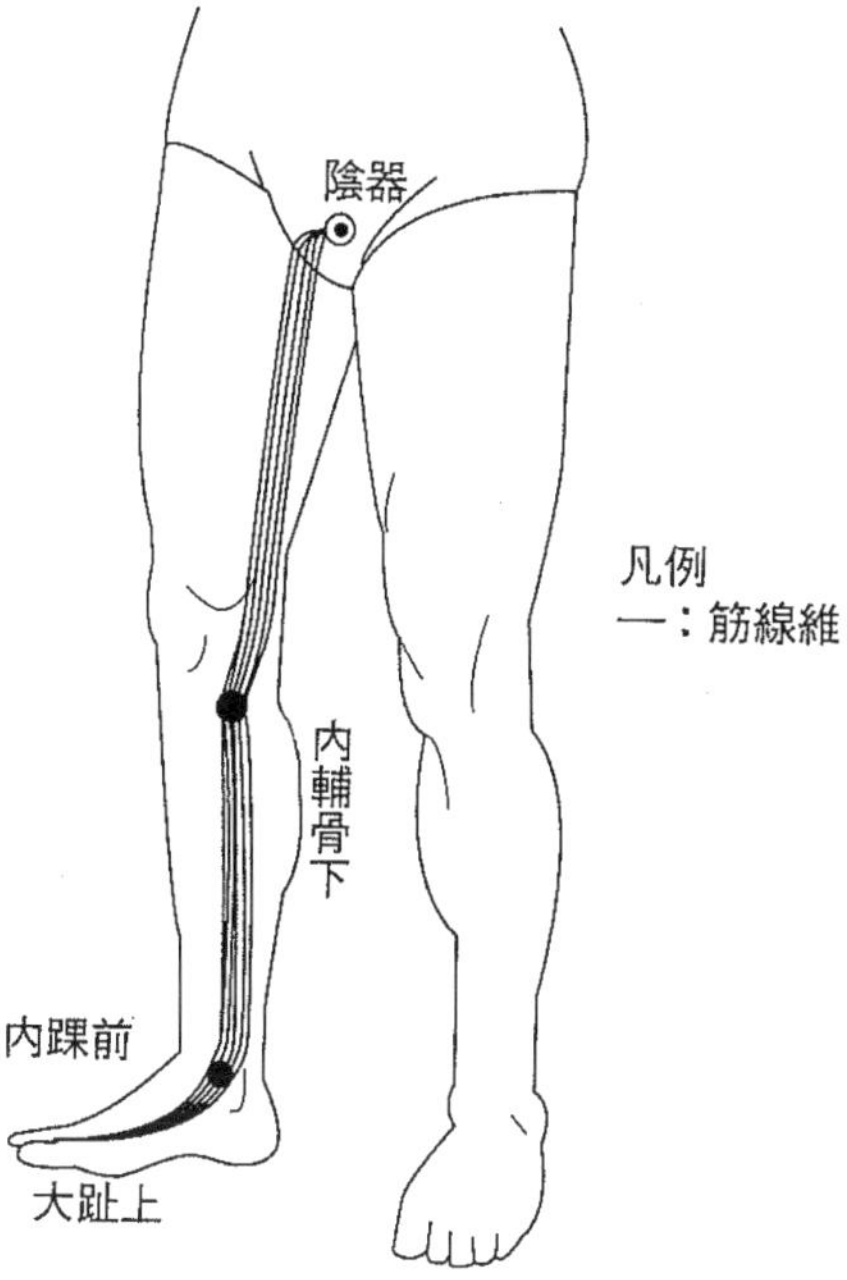

足の厥陰経筋分布図

＊紐は寄生虫かもしれない。中国では寄生虫が多く、腹の皮に紐のような寄生虫が現れる人がある。それが多ければ腹腔中に寄生虫がいるので、死ぬかもしれない。

足厥陰の筋は、第一趾の上から起こり、内踝の前に上がって付着し、脛を上がり、脛骨の下に付着し、大腿内側を上がって、外生殖器に付着し、足を通る諸経筋に絡まる。その病は、第一趾のつっぱり、内踝前の痛み、脛骨内側顆の痛み、大腿内側の痛みとコムラガエリ、インポ

手の太陽経筋分布図

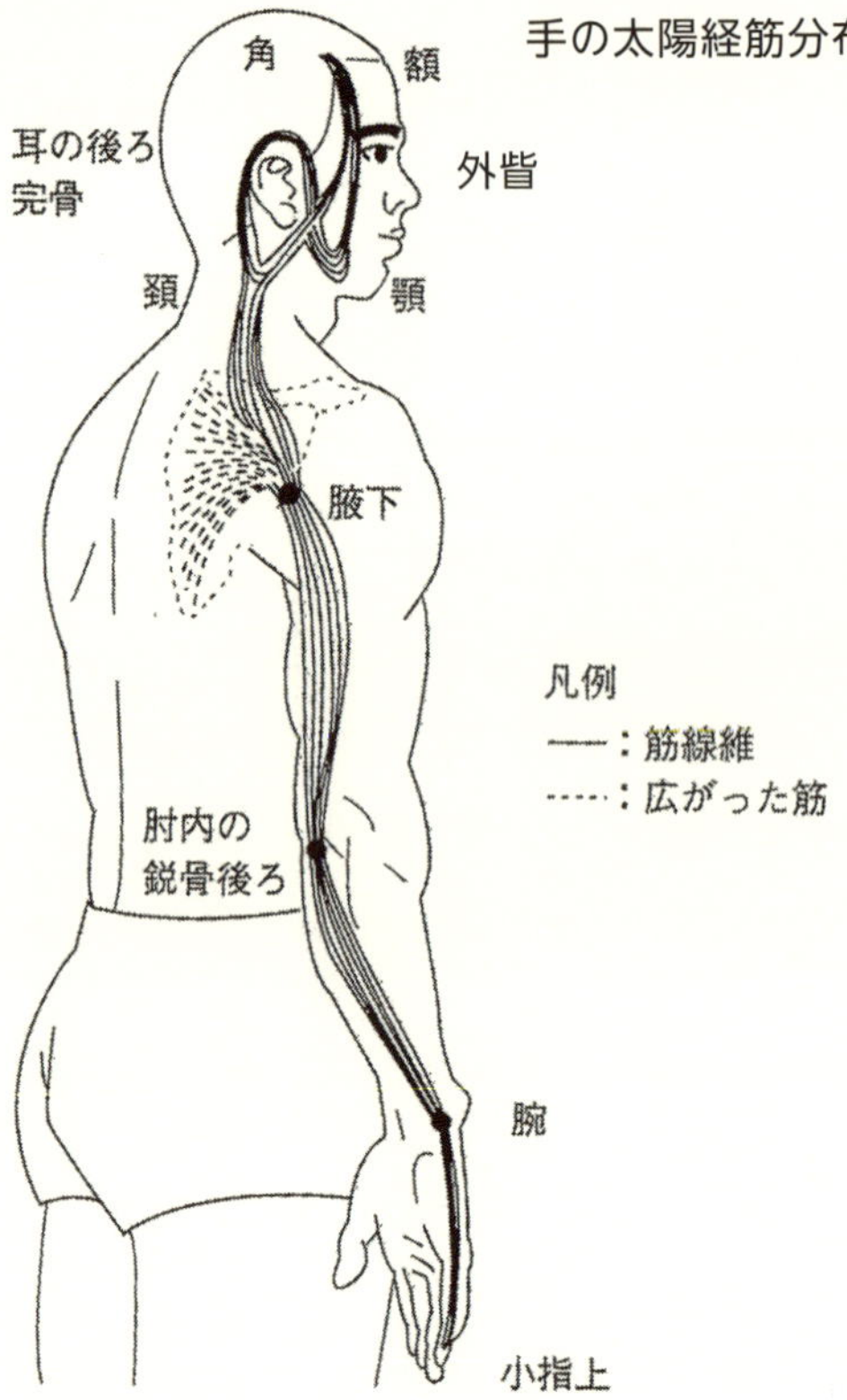

テンツ。内部が傷付くと勃起せず、冷えにやられると陰茎が縮んで体内に入り、熱にやられると陰茎が緩んで収縮しない。治療は、水液代謝させて、陰気を清める。その病が引きつりならば、治療は、痛む部位を治療点とし、症状が消えるまで火鍼を使って速刺速抜する。この痛みを季秋痺という。

手太陽の筋は、小指の上に起こり、手首に付着し、前腕内縁を上がり、肘尺側で上腕骨内側上顆の後ろに付着する。そこを弾くと、小指の上に応える。そして腋下に入って付着する。その別れた筋は、腋後縁の後ろを走り、肩甲骨を巡って上がり、頚では足太陽経筋の前に出て、耳の後ろの乳様突起に付着する。その別れた筋は、耳中へ入る。まっすぐな筋は、耳の上に出て、顎に下がって付着し、目尻に上がって属す。その病は、小指のつっぱり、肘尺側で上腕骨内側上顆後縁の痛み。上肢内側に沿って腋下へ入るので腋下痛。腋後縁の痛み、肩甲骨を巡って頸を引っぱって痛めば、それに応じて耳鳴し、痛みが顎に及び、しばらく目を閉じないと見えない。頸筋が引きつれば、頸のリンパ結核となって腫れる。治療は、痛む部位を治療点とし、症状が消えるまで火鍼を使って速刺速抜する。それが腫れていれば、さらに鋭く刺す。この痛みを仲夏痺という。

手の少陽経筋分布図

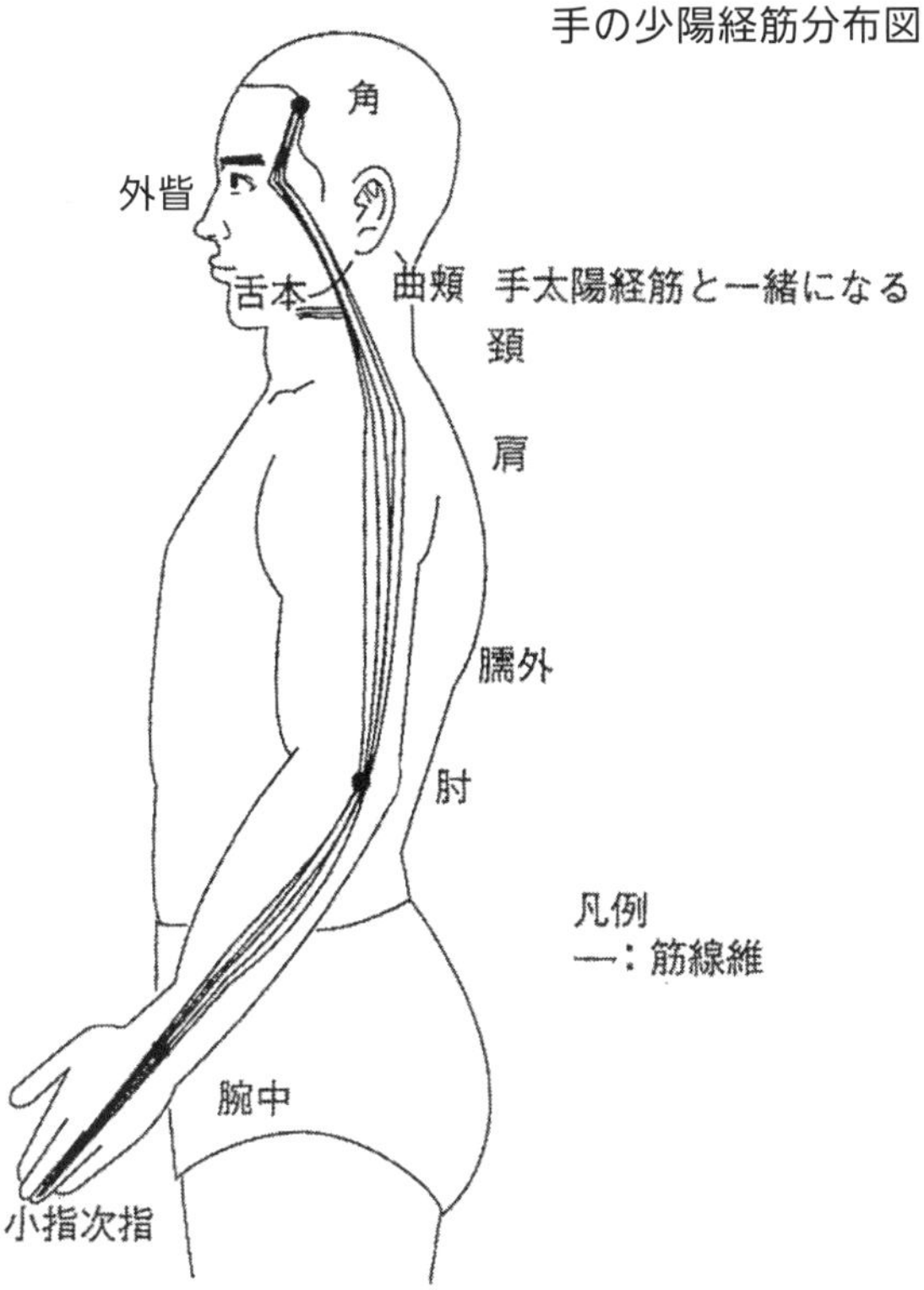

＊原文は「寒熱在頸者」とあるが、熱には火鍼を使わないので、誤りとして削除した。

手少陽の筋は、薬指の端に起こり、手首に付着して、前腕を上がり、肘に付着し、上腕外縁を巡って上がり、肩へ上がり、頸へ走り、手太陽経筋と合流する。その別れた筋は、下顎角から舌本に入って繋がる。その別れた筋は、頬車を上がり、耳の前を通って、目尻に属し、顎を通って、額角に付着する。その病は、経筋通過部位の突っ張りとコムラガエリ、舌が巻く。治療は、痛む部位を治療点とし、症状が消えるまで火鍼を使って速刺速抜する。この痛みを孟夏痺という。

手の陽明経筋分布図

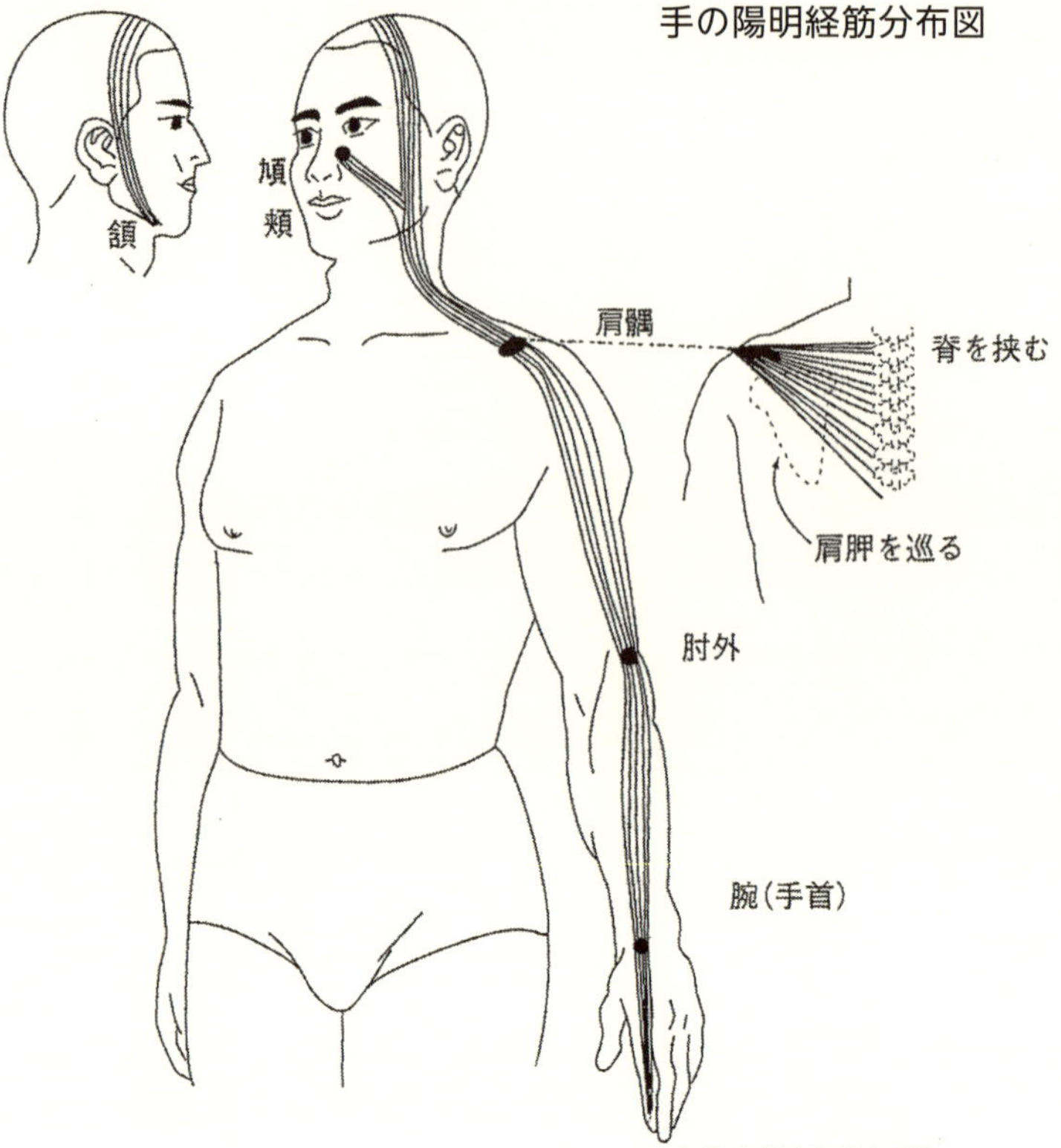

手陽明の筋は、人差指の端に起こり、手首に付着し、前腕を上り、肘橈側に付着し、上腕を上がって上腕骨頭に付着する。その別れた筋は、肩甲骨を巡って、背骨を挟む。まっすぐな筋は、上腕骨頭から頚に上がる。その別れた筋は、頬を上がって、頬骨に付着する。まっすぐな筋は、手太陽の前に上がって出て、左額角に上がり、頭に絡まって、右顎に下がる。その病は、経筋通過部位の突っ張った痛みとコムラガエリ、肩が挙がら

ない、頚を左右に回して見れない。治療は、痛む部位を治療点とし、症状が消えるまで火鍼を使って速刺速抜する。この痛みを季夏痺という。

手の太陰経筋分布図

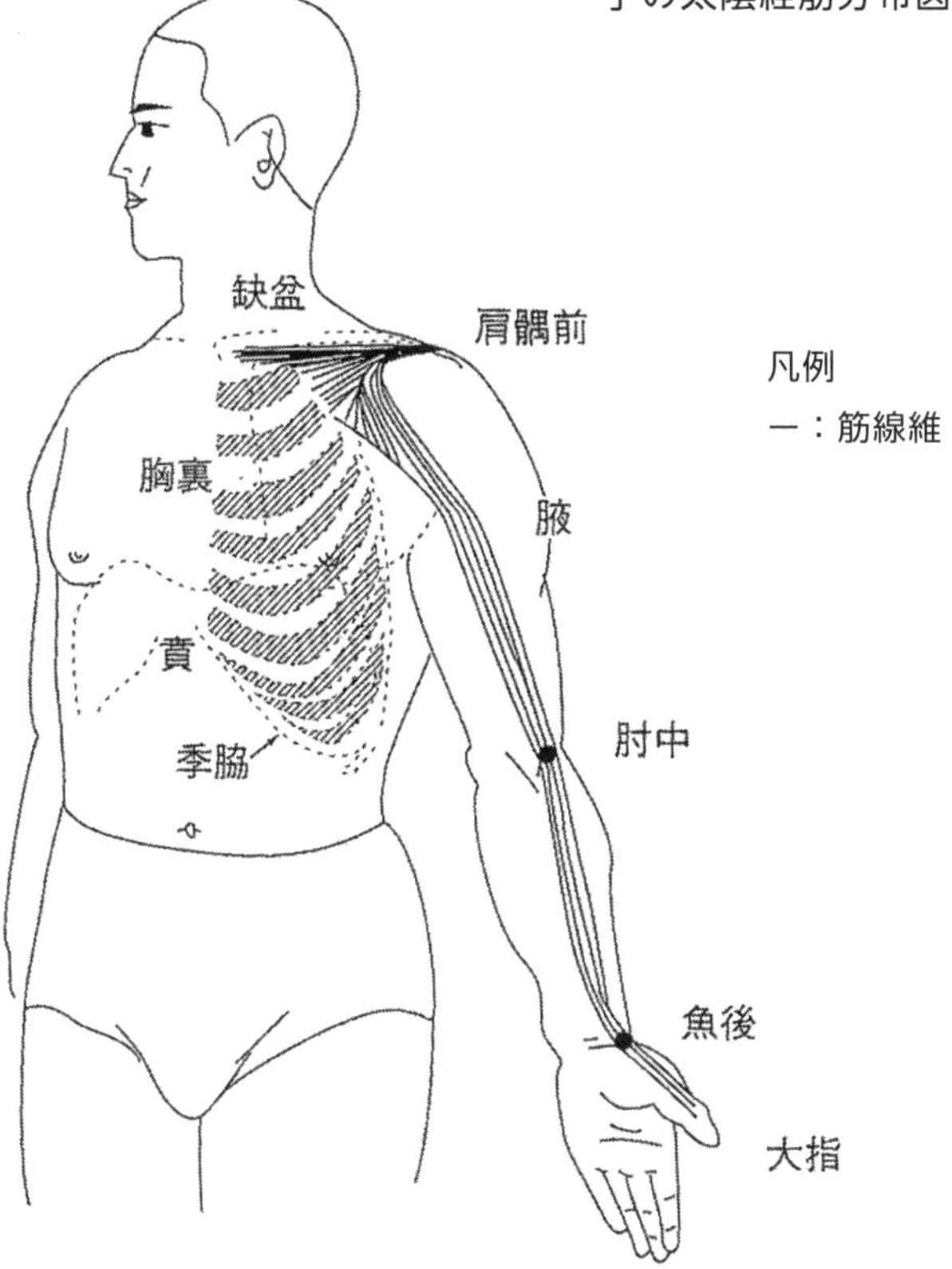

手太陰の筋は、親指の上に起こり、指を上行し、母指球の後ろに付着し、寸口の外側を行き、前腕に沿って上がり、肘中央に付着し、上腕内縁を上がって腋下へ入り、缺盆に出て、肩前の上腕骨頭に付着し、缺盆へ上がって付着し、下がって胸の裏に付着し、横隔膜を貫いて散り、横隔膜の下で合流して浮遊肋骨に抵触する。その病は、経筋通過部位の突っ張りとコムラガエリ。ひどければ息賁となり、脇が引きつって吐血する。治療は、

痛む部位を治療点とし、症状が消えるまで火鍼を使って速刺速抜する。この痛みを仲冬痺という。

＊息賁は、肺の積で、呼吸がひっ迫して咳き込み、右脇下にシコリがある。

手の厥陰経筋分布図

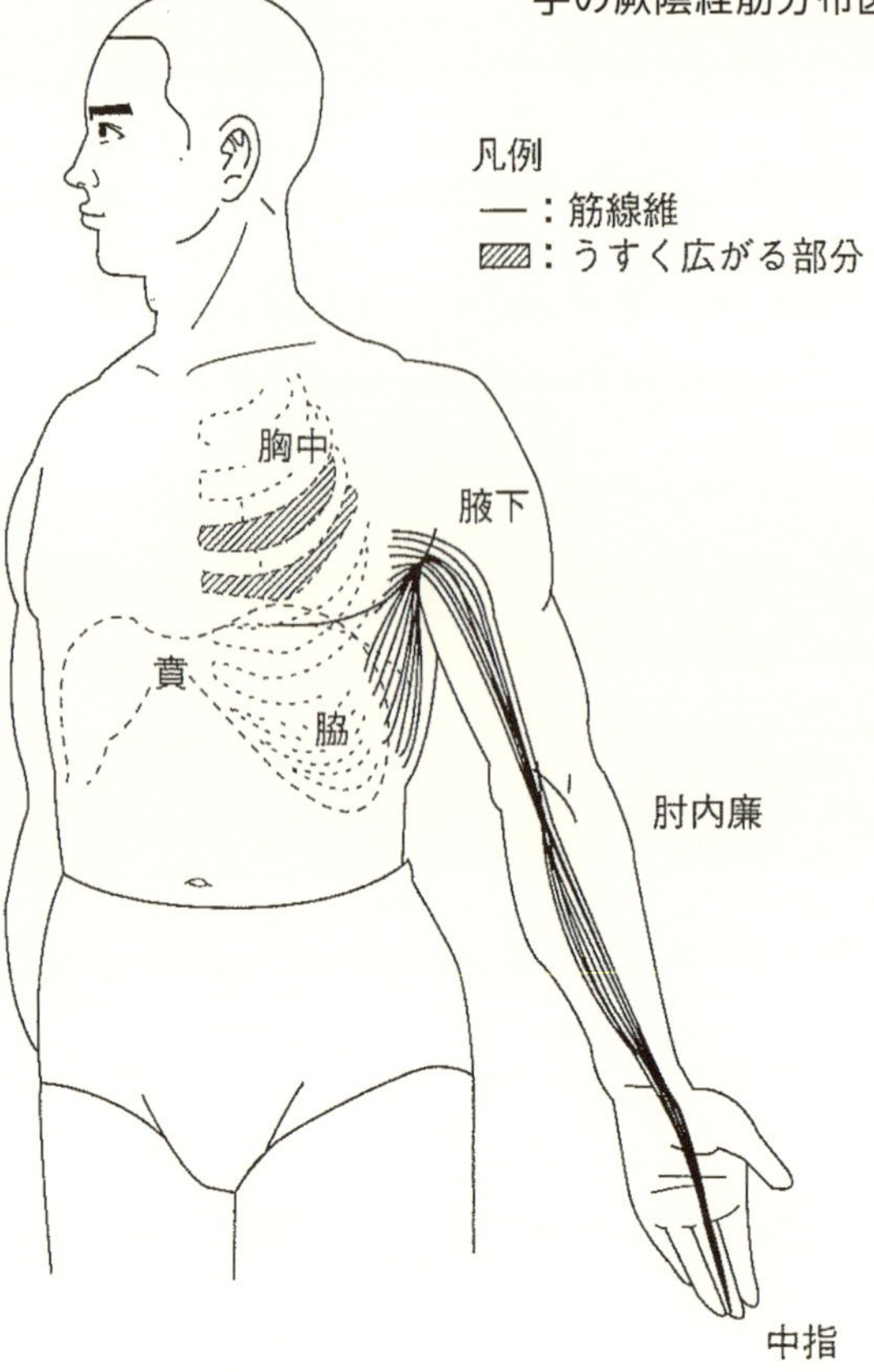

手心主（手厥陰）の筋は、中指に起こり、手太陰経筋と一緒に進み、肘内縁に付着し、上腕屈側を上がって、腋下に付着し、下がって脇を挟んだ前後に散る。その別れた筋は、腋に入り、胸中に散り、横隔膜に付着する。その病は、経筋通過部位の突っ張りとコムラガエリ、胸痛、息賁である。治療は、痛む部位を治療点とし、症状が消えるまで火鍼を使って速刺速抜する。この痛みを孟冬痺という。

手の少陰経筋分布図

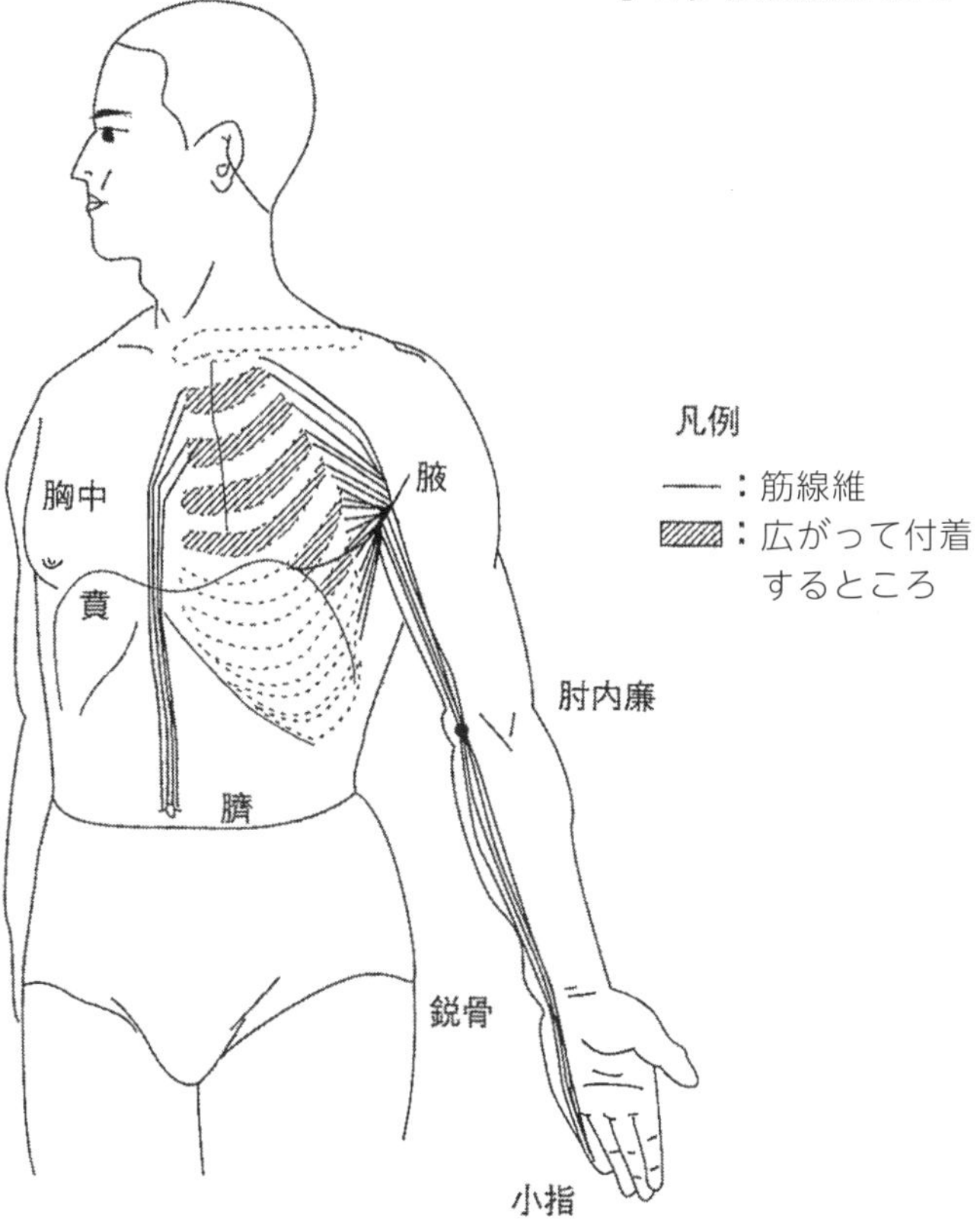

手少陰の筋は、小指の内側に起こり、豆状骨に付着して、上がって肘内縁に付着し、上がって腋に入り、手太陰経筋と交わって乳裏を挟み、胸中に付着し、横隔膜を巡って、下がって臍に繋がる。その病は、屈側の引きつり、心窩部の伏梁、下は肘が網で包まれたように動きにくい。その病は、経筋通過部位の突っ張りとコムラガエリ、筋肉の痛み。治療は、痛む部位を治療点とし、症状が消えるまで火鍼を使って速刺速抜する。伏梁で膿血を唾する者は死ぬ。不治である。この痛みを季冬痺という。

＊ここだけ「その病は」が二カ所ある。

経筋の病は、冷えでは筋が引きつり、熱では筋が弛緩して縮まらず、インポテンツとなって使いものにならない。背の陽経筋が引きつれば角弓反張し、腹の陰経筋が引きつれば前屈みになって身体を伸ばせない。火鍼は、冷えて引きつったものを刺す。熱で、筋が緩んで縮まなければ火鍼を使えない。

＊冷えや寒は引きつるが、ここの熱とは発熱ではなく発熱性の脳性麻痺、例えば日本脳炎や小児麻痺である。

足の陽明、手の太陽は、筋が引きつると顔面麻痺となり、目尻が引きつって急には見れない。治療は、すべて右の方法でおこなう。

骨度篇・第十四

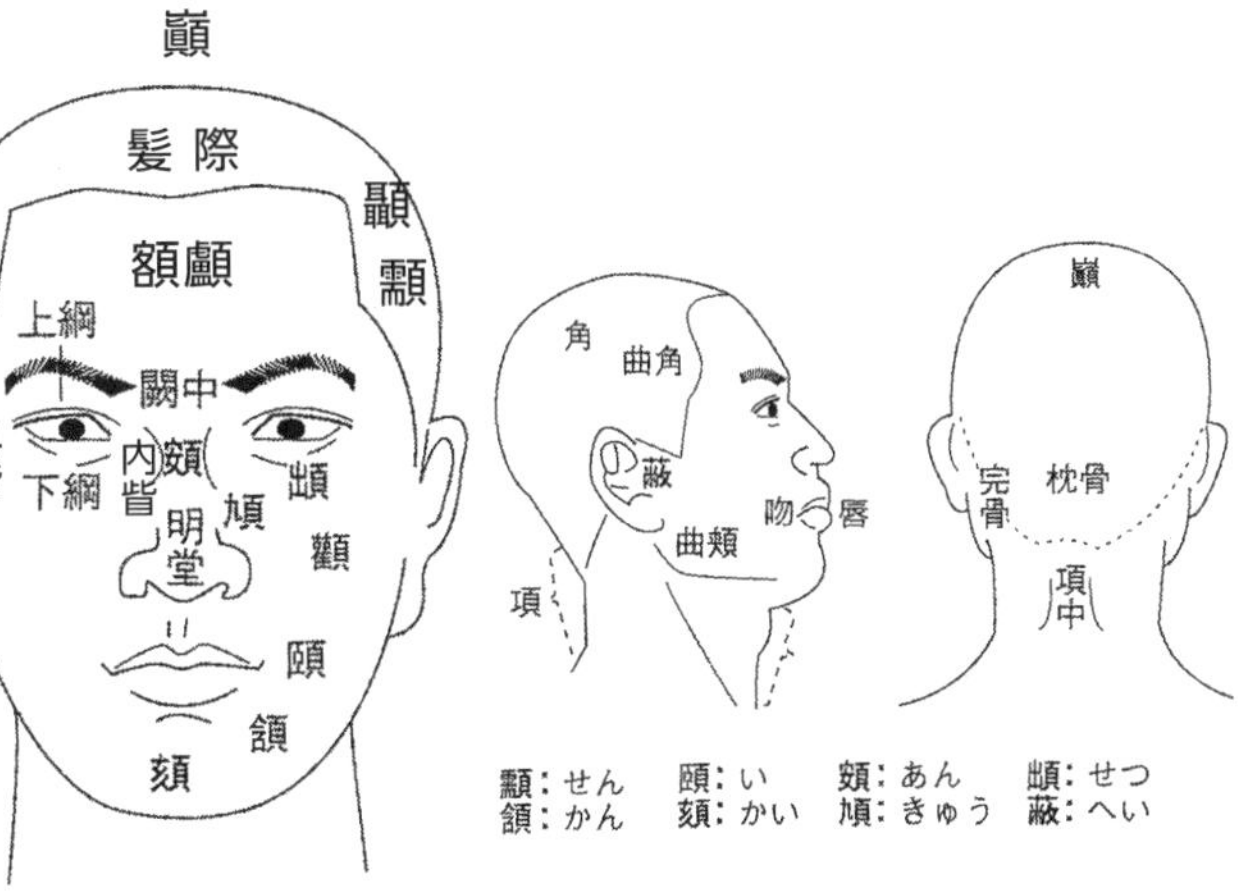

頭面部の体表部位

黄帝が伯高に問う。「『脈度』にある経脈の長さは、何に基づいているのだ？」

伯高「まず骨節の大きさ、幅、長さを測り、それによって『脈度』を定めている」

黄帝「衆人《しゅうじん》の標準が聞きたい。人の身長が七尺五寸（標準体型）なら、その骨節の大きさや長さは幾らか？」

伯高「頭の周囲は二尺六寸、バスト四尺五寸、ウエスト四尺二寸。髪が覆っていれば、顱（前髪際）から項（後髪際）までが一尺二寸。前髪際から頤まで一尺、これがイケメンなら顔が三等分（前髪際から眉、眉から鼻、鼻から顎）できる。喉頭隆起から缺盆中央（天突）までが四寸。缺盆中央から剣状突起までが九寸、これを過ぎれば肺が大きく、満たなければ肺が小さい。剣状突起から天枢までが八寸、これを過ぎれば胃が大きく、満たなければ胃が小さい。天枢から横骨（恥骨）までが六寸半、これを過ぎれば回腸が広くて長く、満たなけ

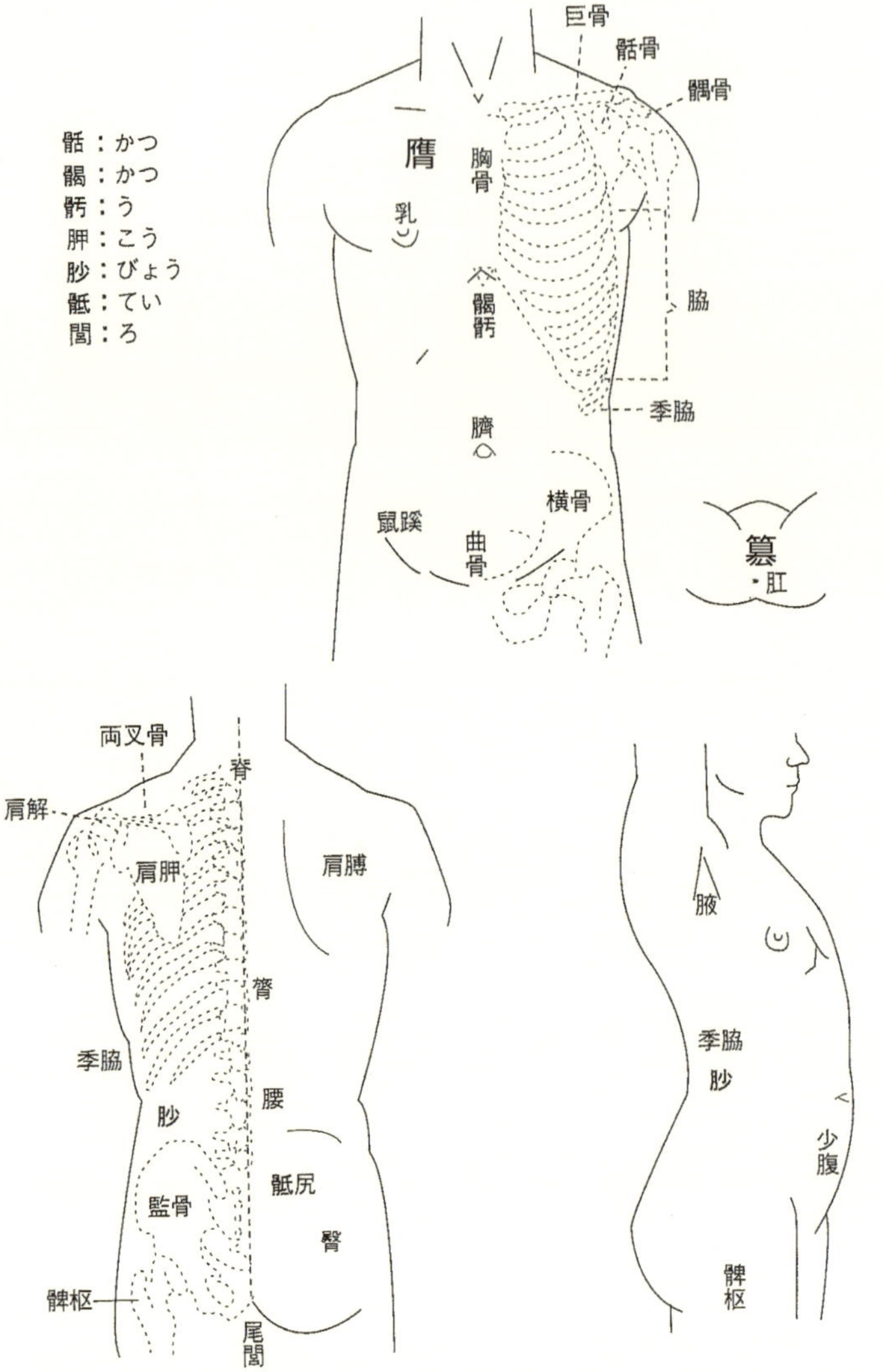

体幹部の体表図

れば狭くて短い。横骨の長さが六寸半。横骨上縁から大腿骨の内側上顆までが一尺八寸。大腿骨の内側上顆から脛骨の内側顆までが三寸半。脛骨内側顆から内踝までが一尺三寸。内踝から地面までが三寸。膝窩から踵骨までが一尺六寸。踵骨から地面までが三寸。だから骨径が大きければ太過ぎ、小さければ及ばない。額角から頚椎上端までが一尺。頚椎上端から腋窩横紋後端までが四寸。腋窩から第12肋骨先端までが一尺二寸。第12肋骨先端から大転子までが六寸。大転子から膝関節までが一尺九寸。膝から外踝までが一尺六寸。外踝から京骨までが三寸。京骨から地面までが一寸。耳後ろにある乳様突起間の幅が九寸。耳前にある聴宮間の幅が一尺三寸。両頬の間が七寸。両乳の間が九寸半。両大腿骨の間が六寸半。足底の長さが一尺二寸、幅四寸半。肩から肘までが一尺七寸。肘から手首までが一尺二寸半。手首から中指の中手指節関節までが四寸。中手指節関節から指先までが四寸半。後髪際から第1胸椎棘突起までが三寸半。第1胸椎棘突起から尾骨まで二十一椎が三尺。上七椎の1個が一寸四分一厘《りん》、それから下が残りの部分。だから上七椎から下の背骨まで七椎が一寸四分一厘×七で九寸八分七厘。これが衆人の骨標準である。それに基づいて経脈の長さを決める。だから身体にある経脈を見る。すると経脈が浮いて見えて堅く、はっきりしていて大きければ多血である。細くて沈んでいれば多気である。

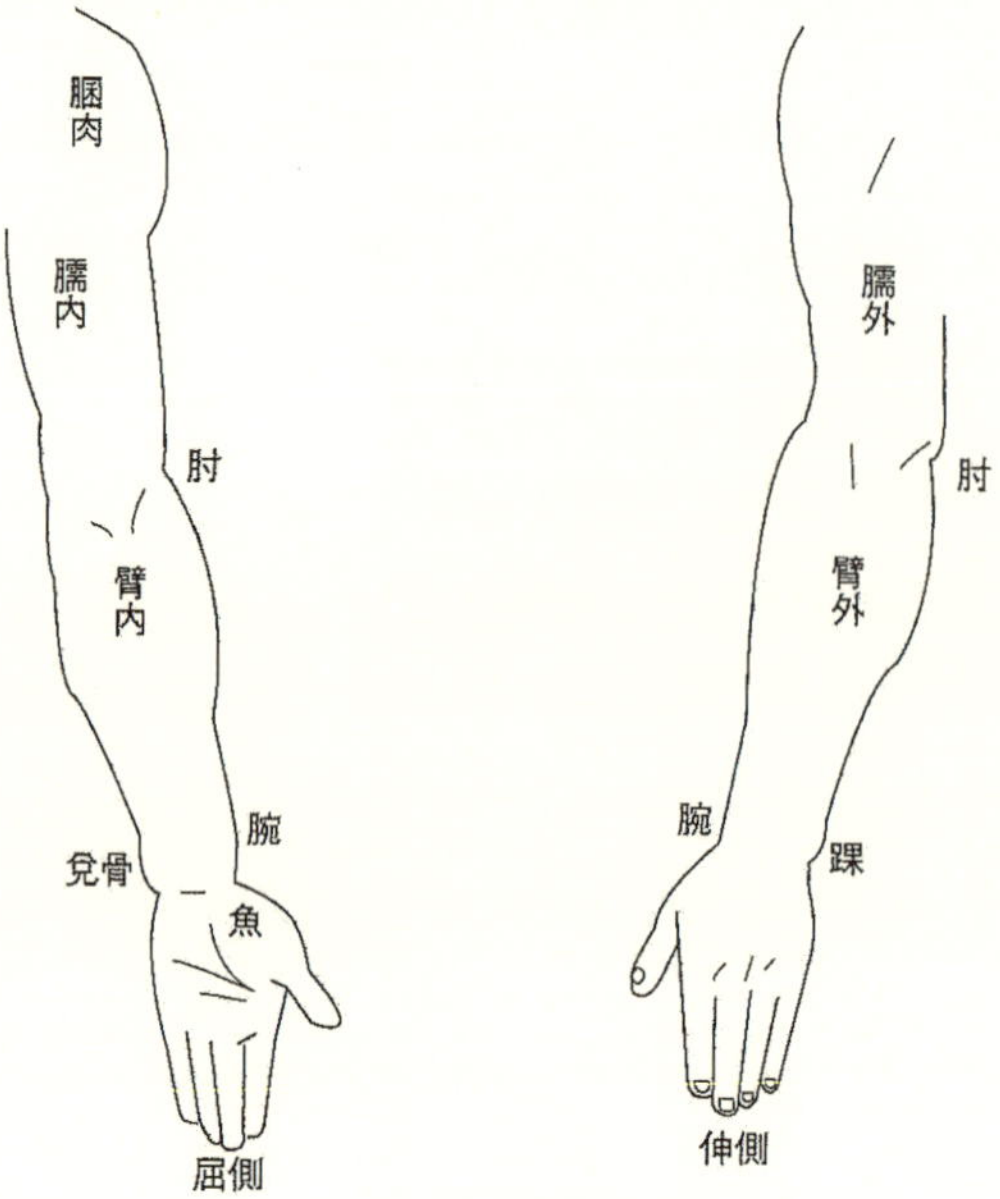

䐃：きん
臑：じゅ
臂：ひ
腨：せん
髕：ひん
跗：ふ
髀：ひ
膕：かく

上肢の体表図

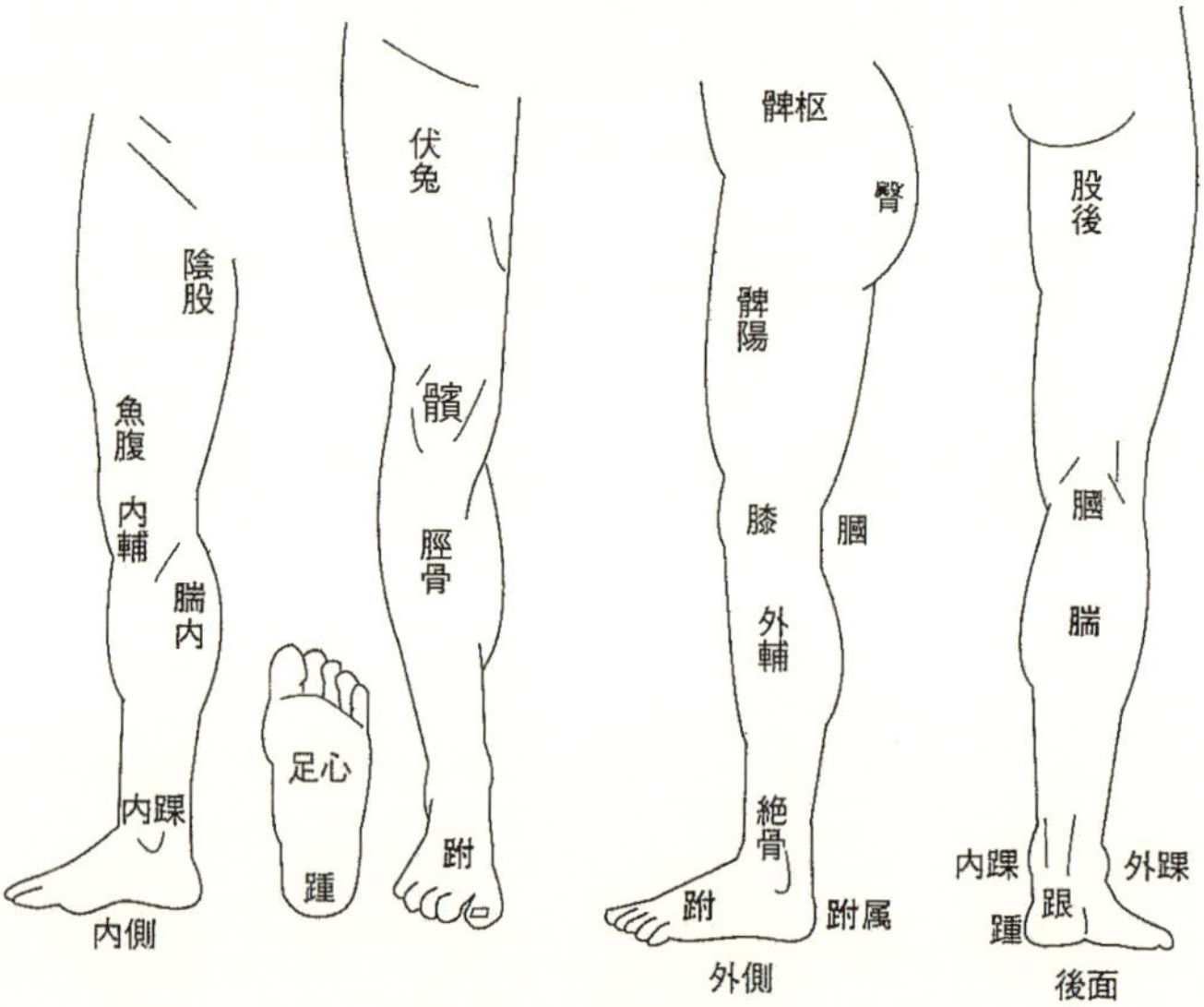

下肢の体表図

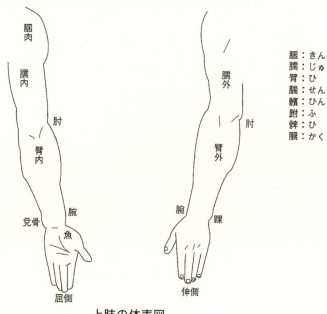

五十営篇・第十五

黄帝が言う。「五十営とは何か？」

岐伯「夜空には二十八星座が巡り、各星座は三十六分ずつ離れている。人の気が周回する一昼夜では、太陽が二十八×三十六で千八分ほど進む。つまり太陽が二十八星座を回る間に、人では経脈の上下・左右・前後の二十八脈（十二×二の二十四と任脈・督脈・陰蹻脈あるいは陽蹻脈のどちらか）あるから全身回ると十六丈二尺、それで二十八星座に対応し、その間に水時計は百刻漏れて昼夜を分ける。そして人は一呼気で脈が二拍して気が三寸進み、一吸気で脈が二拍して気が三寸進む。一呼吸を一息とし、気が六寸進む。十息で気が六尺進み、その間に太陽が二分進む。二百七十息では気が十六丈二尺進み、気が二十八脈の中を交通して全身を一周し、水時計が二刻落ち、太陽が二十分進んで端数がある。五百四十息では、気が全身を二周し、水時計が四刻落ちて、太陽が四十分あまり進む。二千七百息では、気が全身を十周し、水時計が二十刻落ちて、太陽が五星座と二十分進む。一万三千五百息では、気が身体を五十周し、水時計が百刻落ち、太陽が二十八星座を進んで、すべての水が尽き、脈も終了する。交通とは、すべてが並行する一法則である。だから五十営（営気の五十周）が備わっていれば、「天地が与えた寿命が得られる。五十周では、気が八百十丈進む」

営気篇・第十六

黄帝が言う。「営気の道は、穀を納める宝である。穀が胃へ入り、その気が肺に伝えられ、脈中に溢れて流れ、外である体表に散布される。精（穀のエッセンス）の特別なものは経隧（トンネル）を行き、常に栄養して止まず、終わると最初に帰るが、それが天地の法則である。それで気は太陰から出、手陽明へ注ぎ、上行して顔面に至り、足陽明へ注ぎ、下行して足背に至り、第一趾間へ注いで太陰と繋がり、上行して脾に当たる。脾から心中へ注がれ、手少陰を行って、腋に出て上肢を下がり、小指の端へ注いで手太陽と繋がる。そして上行して腋に乗り、眼窩下の隆起した内側へ出て、目頭に注ぎ、頭頂部へ上がって後頚部（うなじ）に下がり、足太陽と合流する。さらに背骨を通って尻へ下がり、第五趾の端へ下行して注ぎ、足心を通って足少陰に注ぐ。また上行して腎へ注いで、腎から心へ注ぎ、外の胸中に散る。そして心主脈（厥陰経）に沿って腋へ出て上肢を下がり、前腕で両筋の間へ出て、手掌中へ入り、中指の端へ出る。さらに薬指の端へ注いで手少陽と繋がり、上行して膻中に注ぎ、三焦に散る。再び三焦から胆へ注ぎ、脇に出て、足少陽へ注ぎ、下行して足背に至り、さらに足背から第一趾間へ注ぎ、足厥陰と繋がり、上行して肝に至り、肝から上がって肺に注ぐ。さらに喉

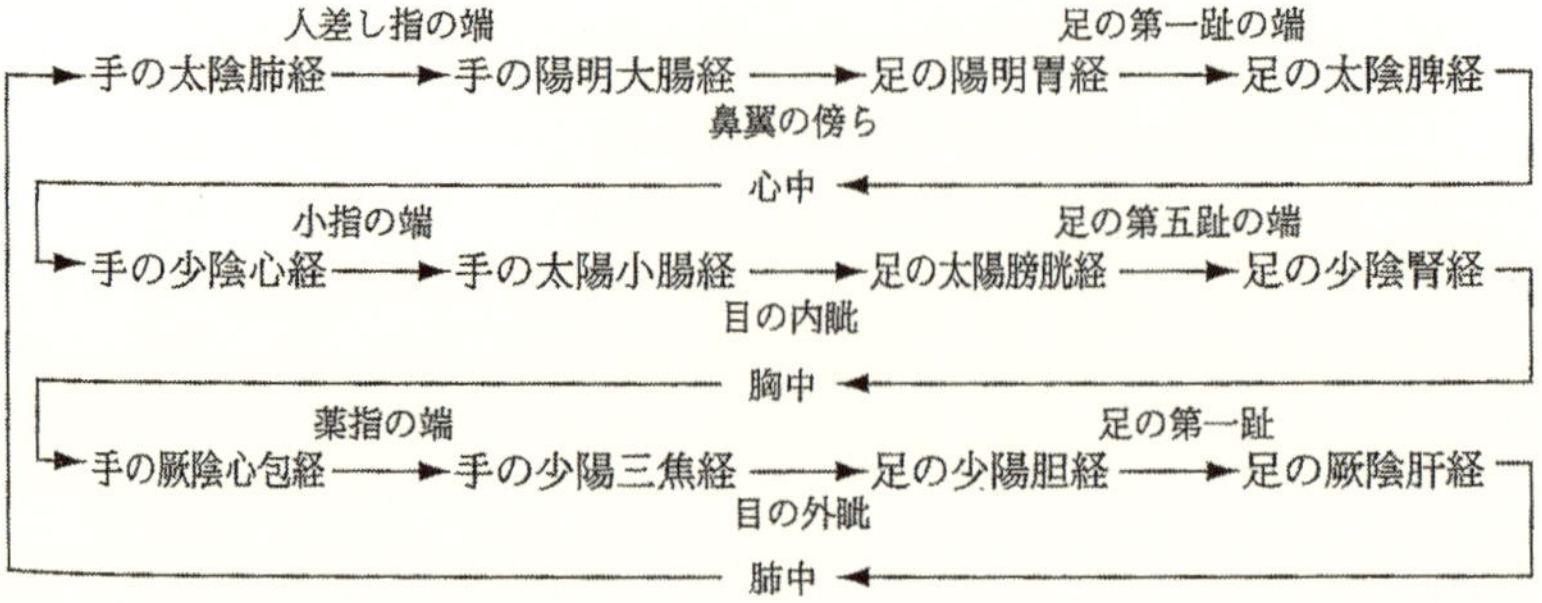

嚨（気管支）を上がって頏顙（喉頭蓋）の竅に入り、畜門（鼻孔）に行き着く。その支別は、額へ上がり、頭頂を行って後頚部中央に下がり、背骨を通って尾骨に入るが、それが督脈である。さらに外生殖器に絡まって、陰毛の中を上がり、臍中に入って、腹内部を上がり、缺盆へ入って、肺中に下がって注ぎ、再び太陰へ出る。これが営気の運行で、逆方向と順方向の定まった流れである。

脈度篇・第十七

黄帝が言う。「脈の長さを聞きたい」

岐伯「手の六陽は、手から頭に至り、長さ五尺、五×六で三丈。手の六陰は、手から胸中に至り、長さ三尺五寸、三×六で一丈八尺、五×六で三尺、合計二丈一尺。足の六陽は、足から上がって頭に至り、長さ八尺、六×八で四丈八尺。足の六陰は、足から胸中に至り、長さ六尺五寸、六×六で三丈六尺、五×六で三尺、合計三丈九尺。蹻脈が足から目に至り、七尺五寸、二×七で一丈四尺、二×五で一尺、合計一丈五尺。督脈と任脈が四尺五寸ずつ、二×四で八尺、二×五で一尺、合計九尺。以上を合計して十六丈二尺、これが営気の通る大トンネルである。経脈が裏、支脈で横へ行く脈が絡、絡脈から別れたのが孫絡。孫絡が盛んで欝血していれば、速刺して血を出す。邪気が盛んならば瀉す。正気が虚していれば薬を飲ませて補う。五臓の気は、常に体内から上がって顔面の七竅に出る。だから肺気は鼻に通じており、肺が和めば鼻は臭いや香りを嗅ぎ分ける。心気は舌に通じており、心が和めば舌は五味を判別する。肝気は目に通じており、肝が和めば目は五色を識別する。脾気は口に通じており、脾が和めば口は五穀を区別する。腎気は耳に通じており、腎が和めば耳は五音を聞き分ける。五臓が不和ならば七竅は通じず、六腑が不和ならば気血が滞って癰（オデキ）となる。だから邪が腑にあれば陽経脈が不和となり、陽経脈が不和となれば気が留まり、気が留まれば陽気が塞ぎ止められて盛んになる。陽気が盛んになり過ぎれば陰経脈が不和となり、陰経脈が不和となれば血が留まり、血が留まれば陰気が盛んになる。陰気が盛んになり過ぎれば、陽気は栄えられないので関という。陽気が盛んになり過ぎれば、陰気は栄えられないので格という。陰陽ともに盛んならば、互いに栄えられないので関格という。関格では天寿をまっとうできずに死ぬ」

黄帝「蹻脈は、どこから始まり、どこで終わって、何の気が栄養しているのか？」

岐伯「蹻脈は、足少陰の別脈で、然谷の後ろ（照海）に始まり、内踝の上へ上がり、大腿内側を直上して外陰部へ入り、胸の内部を上がって、缺盆へ入って、人迎の前へ上がって出て、頬骨に入って目頭に属し、足太陽や陽蹻脈と合流して上行する。そして、それらの気と一緒になって戻り、目を濡らす。その気が栄養しなければ、目が閉じないので眠れない」

黄帝「蹻脈の気が、五臓のみを循環し、六腑を栄養しないのはなぜ？」

岐伯「気は流れずにはいられない。それは流水や日月が休みなく進むようなものです。だから陰脈は臓を栄養し、陽脈は腑を栄養しており、それは輪の如く端がなく、その始まりを知ることもできず、終われば最初に戻ります。蹻脈から流れ溢れた気は、体内で臓腑を潅漑し、外では腠理を濡らす」

黄帝「蹻脈には陰陽があるが、どの脈が経脈として数えられるのだ？」

岐伯「男子は陽蹻脈、女子は陰蹻脈を数えます。数える蹻脈を経脈とし、数に入れないのは絡脈とします（五十営篇を参照）」

営衛生会篇・第十八

黄帝が岐伯に問う。「人はどのように気を受けるのか？　どのように陰陽が交わるのか？　どの気が営なのか？　どの気が衛なのか？　どこから営が生まれるのか？　どこで衛と交わるのか？　老人と若者では気が異なり、陰陽の位置も違う。その交わる部位を知りたい」

岐伯「人は穀から気を受ける。穀が胃に入り、その気が肺へ伝えられて、その水穀の気を五臓六腑すべてが受ける。その清なる気が営であり、濁なる気が衛である。営は脈中にあり、衛は脈外にあって、栄養しながら休みなく周回し、五十回ほど循環して再び営衛が合流する。陰陽の経脈が繋がって、輪のように端がない。衛気は陰経を二十五周、陽経を二十五周するが、それは昼夜に分かれて周回するので、衛気が陽経に達して始まり、陰経に至って終わる。だから〝日中は衛気が陽経を流れ、太陽もあるので陽隴（陽がダブルで盛ん）だから重陽（陽が重なる）、夜中は衛気が陰経を流れ、陰気も強いので陰隴（陰がダブル盛ん）だから重陰（陰が重なる）〟という。だから太陰は体内を管理し、太陽は体表を管理して、それぞれ二十五周ずつ、昼夜に分かれて循行する。夜中の零時は陰隴、零時以降は陰が衰ろえ、夜明けに陰経の衛気が尽きて陽経に流れる。正午は陽隴、太陽が西に傾くと陽が衰ろえ、日の入りで陽経の衛気が尽きて陰経に流れる。夜中に衛気が陰経にあり、営気と合流するが、そのときは万民が眠っており、〝合陰〟と呼ぶ。明け方に陰経で衛気が尽き、陽経が衛気を受ける。このように終わりがなく、天地と同じ法則に従っている」

黄帝「老人が夜に眠れないのは、何の気がそうさせている？　少年や若者が昼間に眠くならないのは、何の気がそうさせている？」

岐伯「若者の気血は盛んで、その肌肉は滑らかであり、気の道も通り、栄衛が正常に運行している。だから昼に精が出て、夜は眠くなる。老人の気血は衰え、その肌肉は枯れ、気の道が流れにくく、五臓の気が互いに争い、その営気は減少し、衛気も体内に害をなす。だから昼に精が出ず、夜も眠くならない」

黄帝「営衛の運行だが、それらはどこから来る？」

岐伯「営は中焦（脾胃）から出て、衛は上焦（肺心）から出る」

黄帝「上焦の出る部位が知りたい」

岐伯「上焦は胃上口（噴門）に出て、食道に並んで上がって横隔膜を貫き、胸中に広がって腋へ走り、手太陰の部分に沿って行き、さらに手陽明に注がれ、上がって舌に至り、下がって足陽明に注がれて、必ず営と一緒に陽経を二十五周し、陰経を二十五周して一循環が終わる。だから五十周したら再び手太陰に集合する」

黄帝「人に熱があり、飲食が胃に入れば、消化されて水穀の気になりきらないうちに出汗し、顔や背中、あるいは半身に汗をかく。それが衛気の道を通らずに出るのは、なぜ？」

岐伯「それは体表が風に傷付いたもので、内側の腠理が開き、毛が蒸されて腠理から漏れ、そこから衛気が出ようとするので、もとより正常な道を通れない。衛気は速くて流動的なため、開いていると見れば出る。だから正規なルートを通らないが、それを〝漏泄〟と呼ぶ」

黄帝「中焦の出る部位が知りたい」

岐伯「中焦も胃中にあり、上焦の後ろへ出る。受納された飲食の気は、そこで糟粕を分泌し、津液を蒸し、その精微（水穀のエッセンス）へと変化して、上がって肺脈に注ぎ、そこで血へと変化し、全身に捧げられる。それより貴いものはないので、それだけが経隧（血管）を流れ、〝営気〟と呼ぶ」

黄帝「血と気は、同類なのに名称が異なる。それはなぜ？」

岐伯「営衛は精気であり、血は神気である。だから血と気は、同類なのに名称が異なる。それで血が奪われていれば汗を出せず、汗が奪われていれば血を出せない。だから人が生きるには、血でも気でも失われれば死ぬが、両者とも異常がなければ生きる」

黄帝「下焦の出る部位が知りたい」

岐伯「下焦は、消化物が回腸から別れ、膀胱に注がれて沁み込む。だから水穀は、必ず一緒に胃中にあり、糟粕となって一緒に大腸へ下がり、下焦になると沁み出しながら一緒に下り、濾過されて汁を別けながら下焦を通り、膀胱へ液が沁み入る」

黄帝「人が酒を飲むと、酒も胃へ入る。しかし胃中の穀が腐熟しないうちに、小便だけが先に出るのは何故？」

岐伯「酒は、穀類が腐熟した液である。だから酒の気は、速くて滑りやすい。だから穀より後で胃に入っても、穀より先に液が排出される」

黄帝「なるほど。〝上焦は霧の如く、中焦は漚（漬物樽）の如く、下焦は涜（溝）の如く〟とは、このことだったのか」

＊上焦は、肺に水穀の気が霧のように立ち込めている。中焦は、胃に食物が漬物樽のように浸かっている。下焦は、膀胱に汚水が溝のように溜っている。

四時気篇・第十九

黄帝が岐伯に尋ねる。「四季の気は、それぞれ形が異なり、万病の発生には、それぞれ原因がある。鍼灸の治療は、どうやって決めるのか？」

岐伯「四季の気には、それぞれ部位があり、鍼灸の深さも、気の得られる穴位によって決定する。だから春には経脈、血脈、分肉の間を取り、重症なら深刺し、軽症なら浅刺する。夏は陽経や孫絡、分肉の間（脂肪層と筋肉層の間）を取って、皮膚に刺す。秋には経脈の輸穴を取り、邪が六腑にあれば下合穴を取る。冬は井穴と滎穴を取り、深刺して留鍼する。

温瘧（発熱してから悪寒するマラリア症状）で、汗が出なければ五十九穴を刺す。浮腫で皮膚が腫れれば五十七穴を刺し、皮膚に血絡があれば刺して出し尽くす。未消化下痢は、三陰交へ補法、陰陵泉へ補法して、どちらも久しく留鍼し、鍼下が暖かくなれば止《や》める。外側のコムラガエリには陽経を治療し、内側のコムラガエリには陰経を治療するが、いずれも火鍼で刺す。

腹水は、環谷下三寸を鈹鍼で刺す。鈹鍼で刺したら切口に管の鍼を入れる。これを繰り返して、腹水を出し尽くし、腹を帯で堅く束ねる。束ね方が緩いと悶え、束ね方がきついと安静になる。一日置きに刺し、腹水が出尽くしたら止《や》める。さらに利尿剤を飲む。鍼を刺すときは、ただ利尿剤を飲む。利尿剤の処方を飲んだら食事せず、処方した食事をしたら利尿剤を飲まず、百三十五日は他の食物を食べないようにする。

＊環谷下三寸の環谷が不明。「環谷下三寸」が、腹部であることは間違いない。谷は凹んだ部位を意味し、環は円い意味である。腹全体が肋骨と恥骨で環状に囲まれているので、環谷の形状である。環谷が恥骨ならば、その「下三寸」は有り得ないので、巨闕辺りと思われる。楊上善は臍という。

湿痺が去らず、久しい冷えが治らなければ、足三里へ火鍼を刺す。腸内が不便ならば足三里を取り、盛んならば瀉して、虚なら補う。

ハンセン氏病は、その腫れた部位を火鍼で刺す。刺し終えたら、そこへ鋭い鍼を刺し、手で鍼孔を按圧して毒気を出し、腫れが尽きたら終える。いつも処方した食事をして、他の食物を食べない。

＊素刺は不明だが、素は索と間違えられる。「転筋於陽治其陽、転筋於陰治其陰、皆卒刺之」の文章からして、卒刺の誤りと思う。上に○刺と多用されるのは、速刺か焠刺しかない。

腹中が常に鳴り、腹から上昇した気塊が胸に突き上げ、喘いで長らく立っていられなければ、大腸に邪があるので、気海、上巨虚、足三里を刺す。

下腹が睾丸を引っ張り、腰背を引っ張って、気塊が心窩部に突き上げれば、小腸に邪がある。それは睾丸系に繋がり、背骨に属して、肝と肺を貫いて、心系に絡まる。だから小腸の邪気が盛んになると厥逆し、胃腸に昇ってきて、肝をいぶし、腹膜に散らばって、臍に凝集する。だから肓の原である気海を取って散らし、手太陰を刺して肺気を補い、足厥陰を取って上逆する気を下げ、下巨虚を取って邪気を去らせ、そこを通る経脈を指圧して調える。

＊厥逆は、経脈の気が途切れたり、逆流したりすること。ここでは肛門へ下りるべき気が逆上している。

しばしば嘔吐し、嘔吐が苦く、長く溜め息をつき、心臓がドキドキし、誰かが捕まえに来るように恐れれば、邪が胆にある。胃気が上逆し、胆汁が胃に排出されると口が苦い。胃気が上逆すると胆汁も一緒に口へ上がるので、嘔吐が苦いから〝嘔胆〟と呼ぶ。足三里を取って上逆する胃気を下げ、足少陽の血絡を刺して胆汁の上逆を閉じ、その虚実を調えて邪気を去らせる。

飲食物が喉を通らず、横隔膜で食道が塞がれて通らなければ、邪が胃袋にある。上脘へ刺して胃気の上逆を抑えて下げ、下脘で邪を散らして追い出す。

下腹が腫れて痛み、排尿できなければ、邪が三焦の膀胱を障害しているので、足太陽の大絡である委陽を取る。その絡脈と足厥陰の小絡を見て、血が凝集していれば、その腫れた部位である委陽を刺す。下腹の腫れが上がって胃袋に及んでいれば足三里を取る。

患者の顔色を見て、目を観察すれば、正気が散逸しているのか回復しているのか判断できる。目の色を見れば、病気の存亡が分かる。患者の体格、動静を聞いて、寸口と人迎の脈を診る。脈が堅くて盛んで滑ならば、病が日ごとに進行し、軟らかい脈なら病が消えようとしており、諸経脈が実ならば、病は三日で治る。寸口は太陰だから陰を診て、人迎は陽明だから陽を診る」

五邪篇・第二十

邪が肺にあれば、皮膚が痛み、悪寒発熱、上気して喘ぐ、出汗、咳すると肩背部が動いて痛む。それには中府、肺俞を取る。手で疾病を按圧し、気持ち良ければ、そこを刺す。缺盆中央の天突を取り、邪を上から追い出す。

邪が肝にあれば、両脇内部が痛み、中焦が冷える。瘀血が内部にあれば、しょっちゅうフクラハギが痙攣し、ときどき脚が腫れる。それには行間を取って脇の邪気を下に引き、足三里に補法して胃中を温め、血絡を取って瘀血を散らし、耳の付け根にある青脈を取って痙攣を追い出す。

邪が脾胃にあれば、肌肉が痛む。陽気が有余で、陰気が不足すると、中焦が熱を持って、しょっちゅう空腹になる。陽気が不足して、陰気が有余ならば、中焦が冷えて腸鳴や腹痛する。陰陽ともに有余だったり、ともに不足すれば、冷えたり熱となったりする。それらは全て足三里で調える。

邪が腎にあれば、骨が痛んで陰痺となる。陰痺になると、圧しても圧痛点がなく、腹脹して腰痛があり、便秘となり、肩背頚項が痛く、しょっちゅう目まいする。湧泉と崑崙を取り、血絡があれば取り去る。

邪が心にあれば、心痛して、しょっちゅう悲しみ、ときどき目まいして倒れる。その有余や不足を見て、その五行穴で調える。

寒熱病篇・第二十一

皮膚の寒熱は、痛くて着席できず、毛髪が焦げ、鼻は乾燥して、汗が出ない。三陽の絡穴である飛揚穴を取り、手太陰の太淵に補法する。

肌（皮下脂肪）の寒熱は、肌が痛く、毛髪が焦げ、唇は乾燥して、汗が出ない。三陽の絡穴である飛揚穴を取り、その血を出したら、足太陰の太白に補法して汗を出す。

骨の寒熱は、煩躁して落ち着かず、注ぐような汗が止まらない。歯が乾いていなければ足少陰で下腿内側にある絡脈の大鍾を取る。歯が乾いていれば死ぬ。治らない。骨厥のケースも同じである。

骨痺で、身体中の関節が動かせずに痛み、汗がダラダラ出て、心中が煩悶すれば、三陰経を取って補法する。

身体に傷があって出血がひどく、さらに風寒が侵入する。あるいは高い場所から落ち、手足が怠くなって力が入らない。こうしたものを〝体惰〟と呼ぶ。それには臍下の下腹部にある三結交を取る。三結交とは、臍下三寸の関元である。

厥痺では、厥気（乱れた気）が上がって腹に及ぶ。それには陰陽経の絡穴を取る。病状を見て、足陽明の豊隆を瀉すか、足太陰の公孫を補う。

＊「三結交者、陽明、太陰」の陽明と太陰は、衍文［紛れ込んだ文］と思われ削除した。関元は、足三陰の交会穴。

頚側面の動脈は人迎である。人迎は足陽明である。胸鎖乳突筋の前にある。

胸鎖乳突筋の後ろは、手陽明であり、扶突と呼ぶ。

次脈は、手少陽で、天牖と呼ぶ。

その次脈は、足太陽で、天柱と呼ぶ。

腋下動脈は、手太陰で、天府と呼ぶ。

＊嬰は、頚の飾り紐。帽子を被るとき、顎で結ぶ紐。

陽明頭痛で、胸満して息ができなければ、人迎を取る。

急に声が出なくなって舌がこわばれば、扶突を取り、舌本から出血させる。

突発性難聴で、耳の気が塞がれ、耳も聞こえず目も見えなくなったら、天牖を取る。

急に痙攣して目まいし、立っていられなくなったら天柱を取る。

急に発熱して気が上逆し、肝と肺の気が争って、口や鼻から血が溢れたら天府を取る。

これは天牖周囲の五穴で治す。

手陽明で、頬骨弓から入って歯に広がる脈があり、それを大迎と呼ぶ。下顎虫歯には手陽明を取る。手陽明を取り、冷たさがしみれば補法、しみなければ瀉法する。

足太陽で、頬骨弓から入って歯に広がる脈があり、それを角孫と呼ぶ。上顎虫歯には、鼻と頬骨弓の前を取る。発病したばかりならば脈が盛んだが、盛んならば瀉し、虚ならば補う。一説には鼻外側に出た迎香《げいこう》を取るという。

足陽明で、鼻を挟んで顔面に入る脈があり、それを懸顱と呼ぶ。口に属し、向かいあって入り、目本（眼球後部。視神経）に繋がる。頭痛が顎に及ぶときは、これを取る。そこに脈が通っていれば取り、有余を瀉して、不足を補う。反対にすれば悪化する。

足太陽で、うなじを通って脳へ入る脈があり、眼球後部に直接繋がるものを眼系と呼ぶ。頭目の苦痛には、うなじで僧帽筋間にある天柱を取る。この脈は、脳へ入って別れる。陰蹻脈と陽蹻脈で、陰陽が交わっている。陽気は体内の陰へと入り、陰気は体表の陽へ出て、目頭で交わっている。そして陽気が盛んになると目を開き、陰気が盛んになると目を閉じる。

熱厥（高熱による失神）では、足太陰と足少陽を取り、どちらも留鍼する。寒厥（四肢の冷たい失神）では、足陽明と足少陰を取り、どちらも留鍼する。

舌が緩んで縮まず、涎が垂れ、煩悶すれば、足少陰を取る。

水をかけられたように振寒（寒けがして震える）し、ガチガチと顎を鳴らし、汗が出ず、腹脹して煩悶すれば、手太陰を取る。

正気の虚に刺鍼するときは、経気の去って行く方向へ刺す。邪気の実に刺鍼するときは、経気の向かって来る方向へ刺す。

春は絡脈を取り、夏は分肉と腠理の間を取り、秋は気口（太淵）を取り、冬は経輸を取る。四季では、季節ごとの刺入深度とする。絡脈は皮膚を治し、分肉と腠理の間は肌肉を治し、気口は筋脈を治し、経輸は骨髄と五臓を治す。

＊要は、刺入する深さによって治療できるものが違うという意味。

身体には五部がある。伏兎が一。腓が二だが、腓とは腓腹筋（腨）である。背が三。五臓の背兪穴が四。後頚部が五。この五部に癰疽（おでき）があれば死ぬ。

病が上肢から始まれば、まず手陽明と手太陰を取り、発汗させる。

病が頭面部から始まれば、まず後頚部の足太陽を取り、発汗させる。

病が下肢から始まれば、まず足陽明を取り、発汗させる。

手太陰は発汗させられる。足陽明は発汗させられる。だから陰経を取って激しく発汗すれば、陽経で止められる。陽経を取って激しく発汗すれば、陰経で止められる。

刺鍼の害は、病巣部に中《あ》てても抜鍼しなければ精が漏れ（精泄）、病巣部に中《あ》てずに抜鍼すれば邪気が至る（致気）。精泄では病が悪化して身体が弱り、致気では癰疽（オデキ）となる。

癲狂篇・第二十二

目眥で、顔の外側に破れているのが鋭眥、鼻近くの内側にあるのが内眥。前者が外眥、後者が内眥。

＊この文は、癲狂篇と全く関係がないので、『霊枢』を書き写した人が、メモのため書き残した文と思われる。

癲疾（鬱病）の初期は、まず楽しくなくなり、頭が重く痛み、上目使いになり、非常に目が赤い。進行すると煩心（心配）する。眉間を観察し、手太陽・手陽明・手太陰を刺して出血させ、血の色が変わったら終える。

癲疾の始まりに、口角が引っ張られ、泣き叫んで喘ぎ、心悸すれば、手陽明・手太陽を観察する。顔面の左が引っぱっていれば右を刺し、右が引っぱっていれば左を刺して、血の色が変わったら終える。

癲疾の始まりに、まず角弓反張し、そのために背骨が痛ければ、足太陽・足陽明・足太陰・手太陽を刺し、血の色が変わったら終える。

癲疾の治療では、いつも患者と一緒にいて、その治療で取るべき部位を観察する。発病したら、異常（過誤）のある経脈を見つけて瀉し、その血をヒョウタン壷の中に入れる。発作が起きると、血がひとりでに動く。動かなければ、窮骨に二十壮ほど施灸する。窮骨とは尾骨（長強）である。

骨癲疾は、顎から歯などの諸穴や分肉が膨れ、骨が強ばり汗が出て、心中が煩悶する。嘔吐して涎を多く吐き、気が下から漏れれば不治である。

筋癲疾は、身体が怠くて痙攣して引きつり、脈が大きい。後頚部の太陽経である大杼の脈を刺す。嘔吐して涎を多く吐き、気が下から漏れれば不治である。

脈癲疾では、急に失神し、四肢の脈が膨らんで緩む。脈が満ちていれば、刺して出血させる。満ちていなければ後頚部を挟む太陽の天柱、腰から三寸離れた帯脈、各分肉と五輸穴へ施灸する。嘔吐して涎を多く吐き、気が下から漏れれば不治である。癲疾で、狂（狂躁状態）のような発作が起きれば死ぬ。不治である。

狂の初期は、まず悲しくなる。忘れっぽく、怒りっぽく、恐がりやすければ、憂いや飢えで発病している。治療では手太陰と手陽明を刺し、血の色が変わったら終える。そして足太陰と足陽明も刺す。

狂の始まりに、眠れなくなって腹が空かず、自分だけが賢く、自分だけが知恵があり、自分だけが尊いとし、昼夜に渡って人を批判ばかりしている。治療では手陽明・手太陽・手太陰、舌下の少陰（金津・玉液）を取る。見て盛んな脈は全て取り、盛んでなければ放置する。

狂で、しょっちゅう驚く、よく笑う、歌ばかり唄う、でたらめな行動ばかりしていれば、ひどい恐怖で発病している。治療では手陽明・手太陽・手太陰を取る。

狂で、幻覚が見え、幻聴が聞こえて、しょっちゅう呼ぶものは、気が少なくて発病している。治療では手太陽・手太陰・手陽明、足太陰、頭と両顎を取る。

狂で、過食し、しょっちゅう鬼神が見え、ニタニタしているが笑い声を外に発しなければ、大喜びしたために発病している。治療では足太陰・足太陽・足陽明、そして手太陰・手太陽・手陽明を取る。

狂が発生したばかりで、まだ先ほど述べたような症状が現れていなければ、まず曲泉を取り、盛んな脈を出血させれば三十分後に治る。治らねば、以上の治療法にて刺し、尾骨の長強に二十壮ほど施灸する。

風逆（風邪による厥気内逆）は、急に四肢が腫れ、水を浴びたように身体が冷え、スースーとしょっちゅう寒く、空腹になると煩悶し、満腹すれば異常になる。手太陰ならびに表裏の手陽明、足少陰と足陽明の経を取る。肉が冷えれば滎穴を刺し、骨が冷えれば井穴と経穴を刺す。

＊ここの濕は、湿の異体字。

厥逆の病は、急に足が冷たくなり、胸が裂けるようで、腸が刀で切られるよう、煩悶して食べられず、脈は大小に関わらず全て渋。こうした症状では、暖かければ足少陰を取り、冷たければ足陽明を取る。冷たければ補法、温かければ瀉法する。

厥逆で、腹が脹満し、腸鳴し、胸満して息できなければ、下胸の二脇（章門と期門）を取る。咳すると手が動けば、背兪穴も加えるが、それは手で圧して心地好い部位を取る。

内閉して尿が出なければ、足少陰と足太陽、そして仙骨管裂孔の腰兪を取り、長鍼を刺す。

気逆では、その太陰・陽明・厥陰を取り、重症ならば少陰と陽明で、動じた経を取る。

少気（微弱呼吸）で、身体が濡れたように冷え、息絶え絶えにしゃべる。骨が痛くて身体が重く、怠くて動けなければ、足少陰に補法する。

短気（息切れ）で、呼吸が続かず、動くと息切れがひどくなれば、足少陰に補法して、血絡を点刺する。

＊索には、尽きるとか空の意味がある。

熱病篇・第二十三

偏枯は、半身不随となって痛むが、言葉が正常で、意識も確かである。病が分肉と腠理の間にあり、巨鍼で治療する。不足していれば補い、有余なら瀉して回復させる。痱の病は、身体に痛みがなく、四肢が弛緩して動かない。意識が余り乱れておらず、声が小さくとも喋っていることが明確ならば治療できる。重症で喋れなければ、治療できない。陽分から発病し、陰分に入った場合は、最初に陽経を取って、後で陰経を取り、表層へ刺鍼する。

＊偏枯や痱は、脳卒中で程度の違うもの。現在では頭鍼と体鍼を併用するが、以前は体鍼しかしなかった。方法は、芒鍼や巨鍼（蟒鍼）を透刺する。だから「分腠の間を取る」刺鍼法は、現在でも使われている。巨鍼は直径１㎜ぐらいで、鍼体が四寸以上の鍼。これ以後の文は『傷寒論』の文章と似ている。

熱病となって三日目、寸口脈は静かで、人迎脈がザワザワしていれば、各陽経を取って五十九刺し、表熱を瀉して発汗させ、陰を実にして不足を補う。高熱なのに寸口脈、人迎脈ともに静かであれば、刺鍼するなかれ。刺鍼できる患者は、すぐに刺鍼すれば、汗が出なくとも邪が排出される。刺鍼してならない患者とは、死の徴候がある患者を言う。

熱病となって七～八日目、寸口脈が激しく動いて喘ぎ、目まいすれば、すぐに刺鍼して汗を出す。手の少商を浅刺する。

熱病となって七～八日目、脈が微小で、血尿があり、口の中が乾けば一日半で死ぬ。代脈ならば一日で死ぬ。

熱病で、汗が出ているのに、まだ脈がザワザワし、喘いで再び発熱する患者は刺すなかれ。激しく喘ぐ患者は死ぬ。

熱病となって七～八日目、脈がザワザワせず、ザワザワしても散脈や数脈でなければ、その三日後に汗が出る。もし三日後に汗が出なければ、四日目に死ぬ。まだ汗が出ていなければ、刺すなかれ。

熱病で、まず皮膚が痛み、鼻が詰まって、顔が腫れていれば皮膚を取る。第一鍼の鑱鍼で五十九刺する。鼻に皮疹があれば、皮膚の肺を捜し、それで治らねば火を捜す。火とは心経である。

熱病で、まず身体が動きにくく、煩悶して発熱し、煩悗（胸や手足が怠い）して、唇や喉が乾燥すれば充血した血管を取る。第一鍼の鑱鍼で五十九刺する。皮膚が脹って口が乾き、冷や汗が出れば、心の脈を捜し、それで治らねば水を捜す。水とは腎経である。

熱病で、喉がイガイガし、水をガブ飲みして、よくヒキツケ、安眠できなければ、膚肉を取る。第六鍼の圓利鍼で五十九刺する。眼角が青ければ、脾の肉を捜し、それで治らねば木を捜す。木とは肝経である。

熱病で、顔が青くて脳が痛み、手足をバタバタさせれば、筋間を取る。第四鍼の鋒鍼で四逆（手足が冷たくなる）を刺す。歩けず、涙が止まらなければ、肝の筋を捜し、それで治らねば金を捜す。金とは肺経である。

熱病で、何度もヒキツケが起き、痙攣して狂えば、充血した血管を取る。第四鍼の鋒鍼で、すぐに有余を瀉す。癲疾で、毛髪が抜ければ、心の充血した血管を捜し、それで治らねば水を捜す。水とは腎経である。

熱病で、体が重くて骨が痛み、難聴となって目を閉じたがれば、骨を取る。第四鍼の鋒鍼で五十九刺する。骨病で食べず、歯ぎしりして耳が青ければ、骨の腎を捜し、それで治らねば土を捜す。土とは脾経である。

熱病で、どこが痛むか分からず、難聴となって手足に力がなくなり、口が乾燥し、陽熱が甚だしく、陰に片寄ると寒けすれば、熱が髄にあって死ぬ。治らない。

熱病で頭痛し、コメカミと目の筋肉が痙攣して筋脈が痛み、よく鼻血が出るのは、厥熱病である。第三鍼の鍉鍼を取り、有余と不足を調べて補瀉する。

熱病で身体が重く、腸に熱があれば、第四鍼の鋒鍼を取り、太白と陥谷、そして足指間の厲兌や内庭を取り、胃絡の豊隆で気を捜して得気させる。熱病で、臍を挟んだ引きつり痛があり、胸脇が脹れば、湧泉と陰陵泉を取り、第四鍼の鋒鍼で廉泉を刺す。

熱病で汗が出る。順証の脈（ザワザワした脈）で汗が出る患者は、魚際、太淵、大都、太白を取り、瀉法すれば熱が下がり、補法すれば汗が出る。汗の出かたが激しければ、内踝の上にある三陰交を取って汗を止める。

熱病で汗が出ているのに、まだ脈がザワザワと盛んであれば、それは陰脈の極《きわ》まったものであり、死ぬ。汗が出て、脈が静かになれば生きる。熱病で、まだ脈がザワザワと盛んで、汗も出なければ、陽脈の極《きわ》まったものであり、死ぬ。脈がザワザワと盛んだが、汗が出ると脈が静かになる患者は生きる。

熱病で、刺鍼してはならないものが九種ある。一つは、汗が出ず、頬が赤く、シャックリするものは死ぬ。二つめに、下痢して腹の脹りがひどければ死ぬ。三つめに、目が見えず、熱も下がらねば死ぬ。四つめに、老人と乳児で、発熱して腹脹するものは死ぬ。五つめに、熱病で汗が出ず、嘔吐して下血すれば死ぬ。六つめに、舌本が爛れ、熱の下がらぬものは死ぬ。七つめに、咳して出血し、汗が出ず、汗が出ても足まで達しなければ死ぬ。八つめに、髄が発熱すれば死ぬ。九つめに、発熱して痙攣すれば死ぬ。角弓反張して痙攣し、歯を食い縛って開かない。この九種には、刺鍼してはならない。

＊刺鍼して患者が死ねば、それが刺鍼によるものでなくとも、遺族が鍼を中傷し、鍼に対するイメージが悪くなる。

だから必ず治す自信があるときにだけ刺鍼せよと言っている。

熱病を治す五十九刺とは、両手の内外側に三穴ずつ、両手内外で十二穴ある（少衝、関衝、商陽、少商、少衝、中衝）。五指の間に一つずつ、両手で八穴ある（中渚、合谷、少府、労宮）。足も手と同じ部位に、両足で八穴（太白、太衝、陥谷、臨泣）ある。頭部は、髪際を一寸入り、傍ら三分に三穴ずつ、全部で六穴（五処、承光、通天）ある。さらに髪際を三寸入ったところに五穴、両側で十穴（臨泣、目窓、正営、承霊、脳空）ある。耳の前後と口の下に一穴ずつ、後頚部に一穴、全部で六穴（聴会、完骨、承漿、瘂門）ある。頭上に一つ（百会）、顖会に一つ、後髪際に風府一つ、廉泉一つ、風池二つ、天柱二つ。

胸中に気が満ちて喘息となれば、足太陰で足親指の端、爪からラッキョウの葉ほど離れた隠白を取り、冷えならば置鍼し、高熱ならば速刺し、気逆が下がって喘ぎが止まったら抜鍼する。

心気が鬱積して突然に下腹部が痛み出したら、足太陰と足厥陰を取り、血絡を刺して血を出し尽くす。

喉が痛くて舌が巻き、口の中が乾燥する、心中煩悶して心痛する、上肢の内縁が痛くて、手が頭に挙がらないときは、薬指の爪の下で、ラッキョウの葉ほど離れた関衝を取る。

結膜炎が目頭から始まれば、陰蹻脈の生まれる照海を取る。

痙攣して角弓反張すれば、まず足太陽と膝窩の委中、そして血絡を取って出血させる。

中焦に寒があれば足三里を取る。

排尿障害は、陰蹻脈の照海と、足三毛の大敦を取り、そして血絡から出血させる。

男子は蠱（積聚）のよう、女子は子宮筋腫のようになり、身体や腰脊が解《ほど》けるようで、飲食したくなくなれば、まず湧泉から出血させ、足背の血絡を見て、その血を尽きさせる。

＊怚は閉塞の意味。

厥病篇・第二十四

厥頭痛で、顔が腫れて煩悶すれば、足陽明と足太陰を取る。

厥頭痛で、頭が脈打つように痛み、心が悲しくて、しょっちゅう泣く。頭の動脈がかえって盛んになっているのが見えれば、刺して血を除き、後で足厥陰を調える。

厥頭痛で、頭重して、いつも決まった部位が痛めば、頭上の五行である督脈・足太陽・足少陽の五穴（上星・顖会・前頂・百会・後頂、五処・承光・通天・絡却・玉枕、頭臨泣・目窓・正営・承霊・脳空）を取る。最初に手少陰を取り、後で足少陰を取る。

厥頭痛で、忘れっぽく、圧痛点がなければ、頭面部にある左右の動脈を取り、後で足太陰を取る。

厥頭痛で、最初に後頸部が痛くなり、そのあと腰脊が引きつって痛めば、まず天柱を取り、後で足太陽を取る。

厥頭痛で、頭痛が激しく、耳前後の脈が沸き上がるように熱ければ、その血を瀉し、後で足少陽を取る。

真頭痛で、頭痛が激しく、脳まで痛くて、手足が肘膝関節まで冷たければ死ぬ。不治。

頭痛で腧穴を取ってならない患者は、打撲したり墜落し、悪血が体内にあるケース。もし肉が傷付いて痛みが治まらなければ、局部を刺して良いが、遠くの穴位を刺してはならない。

頭痛で刺してならないのは、ひどい痛みが悪化したもので、毎日発作が起きていれば、刺せば小康状態となるが、治らない。

頭の半分が冷えて痛めば、まず手少陽と手陽明を取り、後で足少陽と足陽明を取る。

厥心痛で背中まで痛み、よく痙攣する。もし背中から心臓に触れるようであり、前屈みであれば腎心痛である。まず京骨と崑崙を取り、抜鍼しても痛みが止まらなければ然谷を取る。

厥心痛で、腹脹して胸満し、心痛がひどければ胃心痛である。大都と太白を取る。

厥心痛で、錐や針で心臓を刺されるような痛みがあり、心痛がひどければ脾心痛である。然谷と太渓を取る。

厥心痛で、顔色が死人のように青く、常に大きく呼吸できなければ、肝心痛である。行間と太衝を取る。

厥心痛で、ただ居るだけのように横たわれば心痛が和らぎ、動作すると痛みが激しくなるものの、顔色に変化がなければ、肺心痛である。魚際と太淵を取る。

真心痛は、手足が肘膝関節まで冷たく、心痛もひどい。朝に発生すれば夕方死に、夕方に発生すれば朝死ぬ。

心痛で刺鍼できないものは、内部に瘀血などが盛んに集まっている。それには腧穴を取ってはならない。

腸中に虫瘕（寄生虫によるシコリ）があったり寄生虫がいれば、毫鍼で治療できない。心腹痛で、不快に痛み、腫れが集まり、上下に移動し、痛んだり痛みが止まったりする。腹が熱くて喉が渇き、涎が出れば寄生虫である。手で寄生虫の集まった部位を押さえ、堅く持って移動させず、火鍼を刺す。そして久しく圧して虫が動かなくなれば、抜鍼する。


難聴で聞こえなければ、耳中の聴宮を取る。

耳鳴は、耳前動脈の耳門を取る。

耳痛で刺鍼できないのは、耳中に膿があったり、もしくは乾いた耳糞があって、耳が聞こえないものである。

難聴は、手足薬指の爪で、肉と交わる部位を取る。最初に手の関衝、後で足の竅陰を取る。

耳鳴は、手足中指の爪上、左なら右、右なら左を取る。最初に手の中衝、後で足の大敦を取る。

大腿が挙がらなければ、側臥位にして取る。大転子が合わさる中の環跳を、圓利鍼で刺す。火鍼で刺してはならない。

下血する病では、曲泉を取る。

風痹で力なく、病が治らず、足は氷を履いたよう、しょっちゅう湯に入っているようで、股脛の力がなく、心煩して頭痛し、しょっちゅう嘔吐したり胸悶し、目まいが終わると発汗し、長ければ目まいして、悲しくて恐がりやすく、短気（息切れ）して楽しくなければ、三年以内に死ぬ。

病本篇・第二十五

症状があってから厥逆（手足が冷たくなる）すれば、本を治療する。厥逆してから症状があれば、本を治療する。寒けがしてから症状があれば、本を治療する。症状があってから寒けすれば、本を治療する。発熱してから症状があれば、本を治療する。症状があってから発熱すれば、本を治療する。症状があってから下痢すれば、本を治療する。下痢してから他の病が発生すれば、本を治療する。必ずざっと調えてから、他の病を治療する。発病してから中満（中焦の脹満）すれば、標を治療する。中満してから心煩すれば、本を治療する。客気（六淫）があり、同気（六淫の入る六経）がある。大小便が出なければ、標を治療する。大小便が出れば、本を治療する。

発病して有余ならば、本から標で、先に本を治療し、後で標を治療する。発病して不足ならば、標から本で、先に標を治療し、後で本を治療する。軽症か重症かを詳しく観察し、意識して調える。軽症なら標本を並行して治療し、重症なら単独に治療する。まず大小便が出ない症状を治療し、そのあと他に発生した病を治療するのが、本を治すことである。

雑病篇・第二十六

背骨を挟んで経気が厥逆し、後頚部まで痛くて、頭が重く、視力がぼやけ、腰背がこわばれば、足太陽で膝窩の血絡を取る。

経気が厥逆して胸満し、顔と口唇が腫れて、急に喋りにくくなり、ひどくなると喋れなければ足陽明を取る。

厥逆した経気が喉を走って喋れず、手足が冷たく、大便が出なければ足少陰を取る。

厥逆し、腹が膨らんで寒気が多く、腹中からポチャポチャ水の音がして、大小便が出にくければ、足太陰を取る。

喉がイガイガして、口の中が熱く、ニカワのようにネバネバしていれば、足少陰を取る。

膝中が痛めば犢鼻を取り、圓利鍼を使って刺入し、しばらく間を置く。圓利鍼は牛のシッポの毛のように太い。疑いを持たずに膝を刺す。

喉が痛くて喋れなければ足陽明を取る。喋れれば手陽明を取る。

瘧疾で喉が渇かず、一日置きに発作があれば足陽明を取る。喉が渇いて毎日発作があれば手陽明を取る。

歯痛で、冷たいものが飲めれば足陽明を取る。冷たいものが飲めねば手陽明を取る。

難聴で痛みがなければ足少陽を取る。難聴で痛ければ手陽明を取る。

鼻衄が止まらず、黒い血が流れれば、足太陽を取る。流れなければ手太陽を取る。それで止まらねば腕骨を刺す。それでも止まらねば委中を刺して出血させる。

腰痛で、痛みが腰の上部にあって冷えれば、足太陽と足陽明を取る。痛みが腰の上部にあって熱ければ、足厥陰を取る。痛くて前後に曲げられなければ足少陽を取る。

体内に熱があって喘げば、足少陰および委中の血絡を取る。

怒りっぽくて食欲がなく、あまり喋らなければ足太陰を刺す。怒りっぽくて喋り散らせば、足少陽を刺す。

顎が痛ければ、手陽明、そして顎の浮絡を刺して出血させる。

後頚部が痛くて前後に曲げられなければ、足太陽を刺す。頭を回せなければ、手太陽を刺す。

下腹が膨れて大きく、腫れぼったさが胃に上がって心下部に至り、ゾクゾクして身体が悪寒発熱し、小便が出にくければ足厥陰を取る。

腹が膨れ、大便が出ず、腹が大きくなり、膨らんだ感覚が胸や食道に上がり、喘息となってゼイゼイいえば、足少陰を取る。

腹が脹って消化せず、腹中がパンパンになって排便できなければ、足太陰を取る。

心痛が腰背まで及び、吐き気もすれば足少陰を取る。

心痛で腹が膨れ、便が滞って排便できなければ、足太陰を取る。

心痛が背まで及び、息もできなければ足少陰を刺す。治らねば手少陽を取る。

心痛が下腹部まで及んで下腹が膨れ、痛みが上下に動き回り、大小便が出にくければ、足厥陰を刺す。

心痛するが、息切れして呼吸が不足すれば、手太陰を刺す。

心痛すれば、第九胸椎の筋縮を刺す。刺して按じれば、すぐに治まる。治まらねば、筋縮の上下を捜し、反応点に刺して按じれば、すぐに治る。

＊上腹部痛を心痛とも呼んだ。

顎の痛みは、足陽明の頬車穴にある動脈を刺して出血させれば、すぐに治る。治らねば人迎の動脈を押すと、すぐに治る。

気逆して咳が出れば、前胸部で凹んでいる中府と、胸下の動脈を刺す。腹痛では、臍左右の動脈を刺す。刺鍼して按じれば、すぐに治る。治らねば気衝を刺す。刺して按じれば、すぐに治る。

痿厥（足の運動麻痺）では、手足に包帯を巻きつけ、すばやく解く。これを一日二回おこなう。感覚のないものは、十日すると感覚が現れる。この治療を休むことなかれ、病が治ったら止める。

シャックリは、草で鼻を刺してクシャミさせると治る。息を止め、シャックリが来たとき吸い込めば、すぐに治まる。ひどく驚いても治る。

周痹篇・第二十七

黄帝が岐伯に尋ねる。「周痺になると、病邪が脈の中を上下に移動するので、それに伴って身体の上下左右が痛み、それが絶え間なく繰り返す。この痛みは血脈に邪が侵入したのか？　それとも邪が分肉の間にあるのか？　どうして発病したのか？　この痛みは動くので、痛む部分へ鍼する暇がない。痛みが集中する時に刺鍼しようとするが間に合わず、痛みが消えてしまう。どうしてそうなるのか？　理由を聞きたい」

岐伯が答える。「それは衆痺であり、周痺ではない」

黄帝「衆痺とは何？」

岐伯「それは身体の各部に病邪があるので、発作が始まったり止まったり、邪が居たり起きたりし、右半身が左半身に影響し、左半身が右半身に影響するもので、全身同時に痛むわけではなく、痛みが発したり治まったりする」

黄帝「分かった。どのように刺鍼する？」

岐伯「衆痺を刺すときは、痛みが止まっていても、必ず痛みが発生した部位を刺して、再び痛みが起きないようにする」
黄帝「分かった。では周痺は、どうなのか？」
岐伯「周痺は、邪が血脈の中にあり、邪が脈の中を上がったり下がったりし、左右には影響せず、邪のある部位が痛む」
黄帝「どのように刺鍼する？」
岐伯「痛みが上から下へ移動すれば、先に下を刺して邪が通れなくし、そのあと上を刺して邪を脱く。痛みが下から上へ移動すれば、先に上を刺して邪が通れなくし、そのあと下を刺して邪を脱く」
黄帝「分かった。この痛みは、どうして発生した？　周痺という名の由来は？」
岐伯「風寒湿気が外部から侵入して分肉の間に留まり、分肉の津液を圧迫して沫ができる。この沫が寒のために凝集し、凝集すると分肉を押し除けて分裂させる。分肉が裂かれるので痛むが、痛ければそこに神経が集中し、神経が集中すれば熱くなり、熱くなれば寒で凝集した沫が散って痛みが和らぎ、痛みが和らげば邪気が移動して経脈の気が欠乏し、経脈の気が欠乏すれば前と同じメカニズムで別の部分に痺れが発生するが、それが発作の起きる原因である。これは邪が体内の臓にあるわけでなく、外の皮膚が発病しているのでもなく、ただ分肉の間にあり、真気が周回できないため周痺と呼ばれているのだ。だから痺を刺すには、まず痛む部位の六経を触診し、その虚実を見て、浮絡が充血して通じなかったり、虚して脈が陥没していれば、調えたり、温めて通じさせたり、引きつっていれば按摩して経気を流す」

黄帝「分かった。私は理屈が分かったし、治療方法も知った。」

口問篇・第二十八

黄帝が暇なので、左右の家来を下がらせて岐伯に聞く。

黄帝「すでに九鍼の記載は聞いた。陰陽、逆順、六経の論は終わった。それで書物にない口伝を聞きたい」

岐伯は席を立ち、黄帝を拝みながら「良い質問です。これは先師の口伝です」という。

黄帝「その口伝を聞きたい」

岐伯「百病の始まりは、すべて風雨寒暑、陰陽喜怒、飲食住居、ひどい驚きや突然の恐れなどによって発生します。それにより血気が分離し、陰陽がバランスを崩して散り、経絡が途絶し、脈道が通じなくなり、陰陽の経気が逆流し、衛気が滞り、経脈が空虚になって、血気が連続して流れなくなり、常態が失われます。ここで論じるのは教典に書かれたことではないのですが、その医学知識を喋ります」

黄帝「人にアクビさせるのは、何の気？」

岐伯「衛気が昼は陽の体表を行き、夜中は陰の体内を行く。陰は夜を管理し、夜になれば眠る。陽は上がり、陰は下がる。だから夜に陰気は下に積もるが、まだ陽気が尽きていない。陽は引き上げ、陰が引き下げ、陰陽が互いに引き合うので何度もアクビする。頭の陽気が尽きて陰気が盛んになれば目を閉じる。陰気が尽きて、陽気が盛んになると目覚める。足少陰を瀉して、足太陽を補う」

黄帝「人にシャックリさせるのは、何の気？」

岐伯「穀物が胃に入ると、胃気が上がって肺に注がれる。だが胃に寒気があれば、新たに入った穀気も胃へ入るので、新しく入った穀気と前からあった寒気が入り乱れ、穀の真気と寒邪が争うため、どちらも一緒に上逆し、胃から出て上がるのでシャックリとなる。手太陰を補い、足少陰を瀉す」

黄帝「人が泣くとき、しゃくり上げさせるのは、何の気？」

岐伯「それは陰気が盛んで、陽気が虚しているから。陰気の動きが速く、陽気が遅い。ひどければ陰気が盛んで、陽気が絶えている。陽気は広がって呼吸を出すが、陰気は収縮して吸い込むので、吸い込みが速くなって、しゃくり上げる。足太陽を補って、足少陰を瀉す」

黄帝「人に悪寒させて震えさせるのは、何の気？」

岐伯「寒気が皮膚に侵入し、陰寒の気が盛んになって陽気である衛気が虚すので、振寒して鳥膚が立つ。各陽経を補う」

黄帝「人にゲップさせるのは、何の気？」

岐伯「寒気が胃にあるため、気が逆流して下から上へ拡散し、再び胃から出るのでゲップとなる。足太陰と足陽明を補う」

黄帝「人にクシャミさせるのは、何の気？」

岐伯「陽気が広がって胸に満ち、鼻から出るのでクシャミとなる。足太陽の滎穴である通谷、そして眉本の攢竹に補法する。」

黄帝「人を疲労させるのは、何の気？」

岐伯「胃気が虚せば、諸脈も虚す。諸脈が虚せば、筋脈（筋肉）も緩んで無力になる。筋脈が緩んで無力になれば、セックスするのに力がいる。そして気が回復しないので疲労して無力になる。その原因の所在に基づいて、分肉間を補う」

＊「行陰」だが、馬蒔や張志聡は「セックス」としている。「行陰」の意味が分からないので、それに従った。

黄帝「人が悲しむと、涙と鼻水が出るのは、何の気？」

岐伯「心は、五臓六腑の主である。目は宗脈（五臓六腑の脈）が集まる部位で、液が上に注ぐ道である。口鼻は、呼吸の門戸である。だから悲哀や愁憂で心が動き、心が動けば五臓六腑が揺れ、五臓六腑が揺れれば宗脈も感じ、揺れを宗脈が感じれば液道が開く。液道が開くから、涙や鼻水が出る。液とは、精を潅漑して空竅（目耳鼻口）を濡らすものである。だから上液の道が開けば泣き、泣くのを止めなければ液が尽き、液が尽きれば精が潅漑せず、精が潅漑せねば目が見えなくなるので、泣けば視力がぼやける。これを奪精と呼ぶ。天柱を補うが、これは頚を挟む経である」

黄帝「人が溜め息するのは、何の気？」

岐伯「心配すれば心系が引きつり、心系が引きつれば、心系は肺に繋がっているので気道が拘束されます。拘束されれば通りにくくなる。それで溜め息をして、呼吸を通らせるのです。手少陰と手心主（厥陰）、足少陽を補い、留鍼する」

黄帝「人が涎を垂らすのは、何の気？」

岐伯「飲食は、すべて胃に入る。飲食が胃に入れば、胃中が暖まる。胃中が熱くなれば、胃の虫が動く。胃の虫が動けば、胃が緩む。胃が緩めば舌下の廉泉（金津・玉液）が開くので、涎が流れる。足少陰を補う」

＊原文は「飲食は、すべて胃に入る。胃中に熱があれば、胃の虫が動く」となっている。文が続いてないので、欠如しており、「飲食が胃に入れば、胃中が暖まる」を補足した。

黄帝「人が耳鳴するのは、何の気？」

岐伯「耳は宗脈が集まる部位である。胃中が空になると、宗脈が虚す。脈が虚になると、気血が上まで昇れなくなって下へ溜る。下に溜れば、上では耳の脈に涸れる部分ができて耳鳴する。客主人、（上関）そして手親指爪の上で肉と交わる少商に補法する」

黄帝「人が自分で舌を噛んでしまうのは、何の気？」

岐伯「これは厥逆して上がり、脈気などが至るからである。少陰の気が至れば、脈が舌下に達しているので舌を噛み、少陽の気が至れば頬を噛み、陽明の気が至れば唇を噛む。その発病部位を見て補法する。

＊原文は「岐伯曰」が脱けているので補った。

この十二邪は、いずれも邪が空竅へ走った病である。邪の所在する部位は、すべて真気が不足している。だから上部で気が不足すれば、脳が満たされず、耳が鳴り、頭が重くて傾き、目がくらむ。中部で気が不足すれば、尿や便が変調し、腸が鳴る。下部で気が不足すれば、足が立たなくなって冷えたり、心中が煩悶する。足外踝下の崑崙へ補法して留鍼する」

黄帝「どう治療するのだ？」

岐伯「腎気虚はアクビだから、足少陰を取る。肺気虚はシャックリだから、手太陰と足少陰を取る。すすり泣いて、しゃくり上げるのは、陰が盛んで、陽が絶えているのだから、足太陽を補って、足少陰を瀉す。振寒すれば、諸陽経に補法する。ゲップすれば、足太陰と足陽明に補法する。クシャミは、足太陽の眉本（攅竹）に補法する。疲労による無力ならば、その部位に基づいて、分肉間を補う。泣いて涙が出れば、頚を挟む足太陽経の天柱を補うが、〝頚を挟む〟とは、頭の中行を分ける部位である。溜め息は、手少陰・手厥陰・足少陰へ補法して留鍼する。涎を垂らせば、足少陰を補う。耳鳴は、客主人（上関）、手親指爪上で肉と交わる少商を補う。自分で舌を噛めば、発病した経脈を見て補う。目まいして、頭が重くて傾ければ、足外踝下の崑崙へ補法して留鍼する。足が無力となって冷え、心煩すれば、足親指間の上二寸にある太白へ留鍼するが、一説には足外踝下の崑崙へ留鍼する」

＊各項に治療法が記されているが、最後にまとめてあるので、各項のは後から注として書き込まれたものだ。

師伝篇・第二十九

黄帝「先師の心にある教えを聞いたが、それは書物に記されてないものだった。私は聞いたことを保管し、それを実行しようと思う。上は民を治め、下は身体を治め、民衆を無病にし、上下が和睦し、恵みの潤いが下へ流れ、子孫は心配がないよう、これを後世に伝え、終わるときがないように、そうできるように聞けるのか?」

岐伯「それは深遠な質問だ。民を治めて、自分を治める。あれを治めて、これを治める。小を治めて、大を治める。国を治めて、家を治める。逆をすれば治まりようがない。ただ順にするだけだ。順とは、ただ陰陽脈で、気の順逆を論じているだけではない。人民誰もが、その志を順守しようとする」

黄帝「どうやって従わせる?」

岐伯「他国へ入るときは習俗を尋ね、よその家ではタブーを尋ね、おおやけの場では礼儀を尋ね、病人に会えば便宜を尋ねる」

黄帝「病人の便宜は、どうするのか?」

岐伯「体内に熱があれば糖尿病となり、患者は冷たいのが便宜で、冷たいものを飲むとスッキリする。寒邪が侵入したものならば、熱いものでスッキリする。

胃中に熱があれば、食べた穀が消え、胃がブラ下がっているような感覚があって空腹になりやすく、臍から上の皮が熱い。腸中に熱があれば、黄色い粥のような便が出て、臍から下の皮が冷える。

胃中に寒があれば腹脹する。腸中に寒があれば、腸鳴して下痢する。

胃中に寒があり、腸中に熱があれば、腹脹して下痢する。

胃中に熱があり、腸中に寒があれば、空腹になりやすく、下腹が脹って痛む」

黄帝「胃熱があれば冷たいものを飲みたがり、腸に寒があれば熱いものを飲みたがる。胃と腸が反対だが、どうすればいいの？

それに王族や金持ちは肉食し、欲望のままに好き放題で、人を軽んじて禁止できない。禁止すれば反感を買い、欲望を止めなければ病気が悪化する。どのように便宜を図ればいい？　何から治せばいい？」

岐伯「人の感情は、死を嫌って生きるのを望む。言うことを聞かなければ死ぬと告げ、健康になることを語り、便宜に導いて、苦しみを解けば、無道の人であっても忠告を聞き入れないことがあろうか？」

黄帝「どうやって治療する？」
岐伯「春夏ならば、先に標を治し、後で本を治す。秋冬ならば、先に本を治し、後で標を治す」
黄帝「便宜に相逆らう人間には、どうするのだ？」
岐伯「そうした便宜ならば、飲食や衣服も適切な温度にしたい。寒くとも悲痛なほどでなく、暑くても汗が出ない程度にする。飲食は、熱くとも焼けるほどではなく、冷たくとも氷《こお》るほどではない。温度が適切だから正気も維持でき、邪も侵入しない」
黄帝「『霊枢・本臓』は、肉体や関節、筋肉によって、五臓六腑の大きさを判断するという。今、王族や金持ちが、即位する王に向かって尋ねたとする。しかし誰が王の身体を触ってから答えられようか？」
岐伯「肉体や関節は、臓腑の蓋である。顔面を見るほど簡単ではない」
黄帝「五臓の気は、顔に現れることをすでに知っている。四肢関節を知って、五臓六腑を見るには、どうするのだ？」
岐伯「五臓六腑は、肺を蓋とします。肩の上下や喉の動きで、肺が外から推測できる」
黄帝「分かった」

岐伯「五臓六腑は、心を主とし、缺盆を道とするので、胸骨上端の幅によって剣状突起を推測する」
黄帝「分かった」
岐伯「肝は将軍であり、外を監視させる。その堅さを知りたければ、目の大きさを見る」
黄帝「分かった」
岐伯「脾は護衛であり、食料を迎えるので、唇と舌の善し悪しを見て、その吉凶を知る」
黄帝「分かった」
岐伯「腎は外であり、遠くを聴かせる。耳の聴力を見て、その性質を知る」

黄帝「分かった。六腑は、どうやって知る？」
岐伯「六腑では、胃が海である。頬の幅、頚の大きさ、胸の張り具合で、五穀の容量を知る。鼻の穴の長さで、大腸を知る。唇の厚さ、人中溝の長さで、小腸を知る。下瞼の大きさで、その胆の横暴さを知る。鼻孔が外にあれば、膀胱が漏れる。鼻柱の中心が高ければ、三焦が制約している。これが六腑を知る部位である。顔の上下が三等分されていれば、臓が安定して良い」

決気篇・第三十

黄帝「人には、精・気・津・液・血・脈があると聞くが、私は一つのものと思う。今、六つの名前に分けるのは、どうしてか分からない」
岐伯「男女の神が一緒になり、合成して形ができます。それは必ず身体より先に生まれますが、それを精と呼びます」
黄帝「気とは何か?」
岐伯「上焦は発散し、脾胃で吸収した五穀の味を全身へ行き渡らせ、膚を熏べて身体に充ち、毛を潤します。それは霧露のように全身を潤しますが、それを気と呼びます」
黄帝「津とは何か?」
岐伯「腠理から排泄され、汗がシトシトと出るのが津です」
黄帝「液とは何か?」
岐伯「五穀が胃に入って気が満ち、それが骨に注いで濡らし、関節に溜まって骨を屈伸させ、漏れて潤し、脳髄を補益し、皮膚を潤わせるのが液である」

黄帝「血とは何か?」
岐伯「中焦が収受した気から汁を取り、それが赤く変化したものが血である」
黄帝「脈とは何か?」
岐伯「営気を壁で隔離し、血管以外へ逃げられなくしたものが脈である」
＊属は嘱(いいつける。たのむ)として使われた。

黄帝「精・気・津・液・血・脈の六気には、有余と不足、気の多少、脳髄の虚実、血脈の清濁があるが、何によって知ればよい?」
岐伯「精が脱ければ難聴となる。気が脱ければ目が見えなくなる。津が脱ければ腠理が開いて大汗をかく。液が脱ければ骨の屈伸がしにくくなり、顔色が悪くなって、脳髄が消えてクラクラし、脛が痛怠くなって、耳鳴する。血が脱ければ顔色が白くなり、顔色が悪くなって艶がない。脈が脱ければ脈が空虚になる。これが、その症状である」

黄帝「六気の重要度は?」
岐伯「六気には、それぞれ管理する臓腑があり、六気の重要度と善し悪しは、その臓腑による。しかし五穀と胃が、六気を生み出す大海である」

腸胃篇・第三十一

黄帝が伯高に問う。「六腑は穀を伝導するが、腸胃の大きさと長さ、受納できる穀の量は、どれだけか？」

伯高「では穀の出入、浅深、遠近、長短の量を全て言いましょう。唇から歯まで九分。口の横幅二寸半。歯から声帯まで深さ三寸半、口腔の容量五合。舌の重さ十両、長さ七寸、幅二寸半。咽頭の重さ十両、幅一寸半、胃までの長さ一尺六寸。胃は曲がったものを伸ばすと、長さ二尺六寸、周囲一尺五寸、直径五寸、容量三斗五升。小腸（空腸）は後ろが背骨に付着し、左回りに積み重なり、回腸へ続いていて、外側が臍の上に付着し、十六回転に曲がっていて、周囲二寸半、直径八分と三分の一分、長さ三丈二尺。回腸は臍から右回りで、昆布を回して積み重ねたように下がり、回腸は小腸と反対回りに十六回曲がっていて、周囲四寸、直径一寸と三分の一寸、長さ二丈一尺。広腸（大腸）は、背骨に付着して回腸を受け、左回りに上から下へ昆布のように積み重なり、周囲八寸、直径二寸と三分の二寸、長さ二尺八寸。胃の入口から腸の出口までが、長さ六丈四寸四分。回ったあと反対回りになるので三十二曲がりする」

＊原文では「回腸当臍左環」だが、「回運環反十六曲」に反するので「回腸当臍右環」の誤字と考えた。葉は昆布の意味もある。葉の草冠がなければ、薄いを意味する文字。
原文は「広腸傅脊」だが、意味が通じないので「広腸傅脊」の誤字と考えた。辟には「周囲」という意味がある。

平人絶穀篇・第三十二

黄帝が伯高に問う。「人は七日食べないと死ぬという。それはなぜ?」

伯高「臣下は、その理由を言いましょう。胃は、周囲一尺五寸、直径五寸、長さ二尺六寸、横に曲がっていて、水穀が三斗五升入り、そのなかに穀が常に二斗、水が一斗五升入っていて満杯である。上焦は気を漏らし、それから出る精微はすばしっこくてスベスベしている。下焦は各腸を下に潅漑する。小腸は周囲二寸半、直径八分と三分の一分、長さ三丈二尺、穀が二斗四升、水が六升三合と三分の二合入る。回腸は、周囲四寸、直径一寸と三分の一寸、長さ二丈一尺、穀が一斗、水が七升半入る。広腸は、周囲八寸、直径二寸と三分の二寸、長さ二尺八寸、穀が九升三合と八分の一合入る。胃腸の長さ五丈八尺四寸、水穀が九斗二升一合と三分の二合入る。これが胃腸に入る水穀の量である。しかし、これは死人の話で、生きた人間のことではない。生きていれば、胃に水穀があれば腸は空で、腸に水穀が入れば胃が空になる。空になったり充満したりするので、気が上下に動き、五臓が安定して、血脈が和んで精神が健全になる。だから神（生命力）とは、水穀の精気である。だから胃腸は（どちらか一方にしか水穀が入れないので）、いつも穀が二斗、水が一斗五升入っている。そして健康人は毎日二回排便する。毎回二升半ずつ排便するので、一日では五升になる。七日では、七×五で三斗五升になり、体内の水穀が尽きてしまう。だから正常人は七日飲食しなければ死ぬが、それは体内で水穀の精気と津液が全てなくなるからである。

＊だから人間は、飲まず食わずだと七日で死ぬといっているが、水だけでも飲めれば七日で死なない。

海論篇・第三十三

黄帝が岐伯に問う。「先生（子は先生の意味）に刺鍼法を聞いたが、先生の話は営衛血気のことだけである。十二経脈は、腑臓に内属（体内で繋がる）し、四肢の関節に外絡（体表で絡まる）する。それが四海で合流するとは？」

岐伯「人にも四海と十二経水がある。経水は全て海に注いでいる。海には東西南北があるので、四海と呼ぶ」

黄帝「それは人と、どのように対応しているのか？」

岐伯「人には髄海（脳）・血海（子宮）・気海（心肺）・水穀の海（胃）があり、この四者で四海に対応しています」

黄帝「深遠だな。先生は、人が天地の四海と一致するという。その対応関係は、どうなっている？」

岐伯「それには先ず、陰陽・表裏・滎輸（穴位）の所在を知り、それから四海が確定できる」

黄帝「どのように確定するのだ？」

岐伯「胃は水穀の海で、その穴位は、上が気衝にあり、下が足三里に至る。衝脈は十二経の海で、その穴位は、上が大杼にあり、下が上下巨虚に出る。膻中は気の海で、その穴位は、上が頸椎の上下、前が人迎にある。脳は髄の海で、その穴位は、上が百会、下が風府にある」

黄帝「その四海は、どんな利害がある？　どうすれば生き、どうすれば敗れる？」

岐伯「四海が順（正常）ならば生きられ、逆（異常）なら敗れる。四海を調えることを知っていれば利になり、知らなければ害になる」

黄帝「四海の逆と順は、どうなのか？」

岐伯「気海が有余ならば、胸中に気が満ちて煩悶し、喘いで顔が赤くなる。気海が不足すれば、気が少なくて声が小さくなる。

血海が有余ならば、いつも自分の身体を大きく感じ、ふさぎ込むが、どこが発病しているのか自覚がない。血海が不足すれば、いつも自分の身体を小さく感じ、狭苦しいが、どこが発病しているのか自覚がない。

水穀の海が有余ならば腹の膨満。水穀の海が不足すれば、空腹になっても食べない。

髄海が有余ならば、身体が軽くて力があり、自分の年齢を超えた体力を持つ。髄海が不足すれば、脳がクラクラして耳鳴し、脛が怠痛くて目まいし、視力がぼやけ、身体が怠くて横たわりたがる」

黄帝「逆と順は分かったが、どうやって調える？」

岐伯「その穴位を調べて、その虚実を調え、〝虚虚実実〟の害を犯さない。順にすれば回復するが、逆らえば必ず正気が敗れる」

黄帝「分かった」

＊四海は、東海（東シナ海）・西海・南海（南洋の海）・北海（渤海）だが、中国の西には海がないので、恐らく西海は砂漠の湖。十二経水は、中国の河川。

頚椎の上下は、一般に「瘂門と大椎」と解釈されているが、『五乱』に基づいて「天柱と大杼」とする説もある。

五乱篇・第三十四

黄帝「十二経脈は、それぞれ五行に別れ、四季に分かれているが、何が失われると乱れ、何を得れば治るのか？」

岐伯「五行には順序があり、四季には区分があるので、それに従えば治まり、逆らえば乱れる」

黄帝「何が相順で治まるのか？」

岐伯「経脈は十二本で十二カ月に対応し、十二カ月は四季に分類され、四季は春夏秋冬である。四季の気は、それぞれ違いがあって、それに営衛は従い、陰陽が調和し、清濁が隔てられる。そのようであれば順であり、治まる」

黄帝「何が逆乱なのか？」

岐伯「清陽の気が横隔膜から下部の陰にあり、濁陰の気が横隔膜から上部の陽にある。営気は脈の順序どおり流れるが、衛気が逆行する。そうなれば清気と濁気が入り混じり、胸中で乱れるが、それを大悗（胸中煩悶）と呼ぶ。だから気が心で乱れれば、心煩して沈黙し、俯《うつむ》いて静かに伏せる。肺で乱れれば、身体を前後に曲げてゼイゼイ喘ぎ、胸に手を当てて息を吐く。胃腸で乱れれば霍乱する。四肢で乱れれば四厥（手足が冷たい）となる。頭で乱れれば厥逆（頭痛）し、頭が重くなり、めまいがして倒れる」

＊霍乱は、口から吐いて、下痢するもの。

黄帝「五乱に対する刺の道理は？」

岐伯「道理があって病が来て、道理があるから病が去る。その道理を調べて知ることは、身体の宝である」

黄帝「分かった。その道理を聞きたい」

岐伯「気乱が心にあれば、手の少陰と厥陰の輸穴である神門と大陵を取る。気乱が肺にあれば、手太陰の滎穴と足少陰の輸穴である魚際と太渓を取る。気乱が胃腸にあれば、足の太陰と陽明を取る。それでも気乱が下がらねば足三里を取る。気乱が頭にあれば、天柱と大杼を取る。反応がなければ足太陽の通谷と束骨を取る。気乱が上肢や下肢にあれば、まず局部の浮絡を取り、そのあと陽明と少陽の滎穴と輸穴である二間と三間、液門と中渚、また足なら内庭と陥谷、侠渓と臨泣を取る」

黄帝「どのように補瀉するか？」

岐伯「ゆっくり刺入して、ゆっくり出す。それを〝導気〟と呼び、補瀉の形がない。それを〝同精〟と呼び、有余や不足に使うものではなく、気乱の逆流に使う」

黄帝「誠の道理で、明白である。これを玉版に彫らせて気乱治療と命名しよう」

＊『内経』時代の刺鍼は、ほとんどが直刺だった。

脹論篇・第三十五

黄帝「脈が寸口で対応するとき、どのような脈が脹《ちょう》なのか？」
岐伯「脈が大で堅い、また渋ならば脹である」
黄帝「臓腑の脹は、どうやって知るのか？」
岐伯「脈が渋ならば陰なので、臓の脹。大で堅ければ陽なので、腑の脹である」
黄帝「気が人を脹にするのだが、それは血脈の中にあるのか？　それとも臓腑の中か？」
岐伯「血脈・臓・腑の三者は、いずれにもある。しかし脹が居座っているのではない」
黄帝「脹が居座っているのは、どこか？」
岐伯「脹は、すべて臓腑の外側にあって、臓腑を圧迫して、胸脇を拡張し、皮膚を脹《は》らせるので脹と呼ぶ」
黄帝「臓腑は、胸脇腹の内部にある。箪笥の中に納まった持ち出し禁止の器のようなものである。それぞれの位置があって、名前は異なるが同一区域にあり、その気は各々異なる。その理由を知りたい」

岐伯「胸腹は、臓腑の外郭である。膻中は、心主の宮城である。胃は太倉（穀物倉）である。咽喉と小腸は、物を伝送する。胃の五竅（歯・噴門・幽門・虫垂・肛門）は、村の入口であり、門戸である。廉泉（金津・玉液）と玉英は、津液の通路である。だから五臓六腑は、それぞれに境界線があり、病状が異なる。営気は経脈中を流れるが、脈外の衛気が逆行するときに脈脹となる。衛気が脈中を営気と一緒に流れ、分肉を運行すれば膚脹となる。足三里を瀉して治療するが、脹が発生して間がなければ一回、時間を経ていれば三回瀉す。虚実に関係なく、医者はさっさと瀉せばよい」

＊最初の郭は「拡張する」意味。後の郭は「外壁」の意味。玉英は一般に玉堂だが、それでは本文の記載と合わない。

黄帝「脹の状態を聞きたい」

岐伯「心脹は、煩悶して息切れし、落ち着いて眠れない。

肺脹は、胸が脹《は》って喘咳する。

肝脹は、脇下が脹《は》って痛み、下腹に痛みが及ぶ。

脾脹は、よくシャックリし、手足が怠くて不快、体が重くて服すら重く感じ、落ち着いて眠れない。

腎脹は、腹が脹《は》り、それが背中まで影響して不快な様子で、腰や大腿が痛む。

六腑の脹について。胃脹は腹が脹《は》り、胃が痛く、鼻は焦げ臭さを感じて食欲を妨害し、排便しにくい。

大腸脹は、水が流れるような腸鳴がして痛み、冬に冷えると消化不良の下痢をする。

小腸脹は、下腹が脹り、それが腰に及んで痛む。

膀胱脹は、下腹が脹って排尿できない。

三焦脹は、水気が皮膚に満ち、ブヨブヨして堅くない。

胆脹は、脇下が脹って痛み、口中が苦く感じ、よく溜め息をつく。

こうした脹症状に対する治療法は一つである。証が逆か順かを明らかにすれば、鍼の原則を失うことはない。虚を瀉して実を補えば、精神が心から去り、邪が入って正気が失われ、真気が定まらない。これはヤブ医者の失敗で、寿命を縮めるという。虚を補って実を瀉せば、精神は心へ帰り、久しく空虚を満たす。それが名医である」

黄帝「どうして脹が発生するか？　何が原因で起きるのか？」

岐伯「衛気が身体にあれば、必ず脈に沿って分肉を循行する。経脈循行には順と逆があるが、陰の営気と陽の衛気の流れが一致すれば、天と調和し、五臓は皆治まり、四季の順序があるように、上から下へと五穀が消化する。しかし厥気（気の逆行）が下にあれば、営衛が停留し、寒気が逆上して、真気と邪気が争い、二つの気が入り乱れ、それが一緒になって脹となる」

黄帝「分かった。どうしたら今一つ疑惑が解けるのか？」

岐伯「血脈・臓・腑の三部位にて、真邪が一緒になれば脹になる」

黄帝「もうよい」

黄帝が岐伯に問う。「『脹論』は〝虚実に関係なく、医者はさっさと瀉せばよい。急性ならば一回、慢性ならば三回瀉す〟という。もし三回瀉しても厥気が下がらなければ、その過失は何？」

岐伯「これは肉肓に入れて、気穴へ中《あ》てることを言う。気穴に中《あ》たらなければ、邪気が体内に閉じこもったままである。鍼が肓まで入らなければ経気が流れない。表層だけの肉に中《あ》たれば、衛気が乱れて陰の営気と陽の衛気で流れが逆になる。脹においては、瀉すべきを瀉さなければ、それが原因で気が下がらず、三回刺鍼しても下がらなければ、かならず刺鍼の道を変更し、気が下がったら終え、下がらなければ始めからやり直す。そうすれば万全で、どこに危険があるだろうか？　脹においては、それを必ず調べ、瀉すべきを瀉し、補うべきを補う。そうすれば太鼓がバチに響くように、どうして下がらないことがあろうか？」

＊膏肓は『佐伝』に「深ければ薬が達し、浅ければ鍼が達するが、膏肓は鍼も薬も届かない」と解説されている。それから考えると肉肓は、肉の表面ではないが、骨ほどの深部ではない。あるいは肉骨を肉肓と間違えた可能性もある。ということは表面の肉ではなく、肉肓ならば足三里の深部であり、肉骨では足三里の骨近辺の肉である。つまり刺鍼して治らなければ、刺入が浅すぎて経気の流れる気穴へ達してないということ。

五癃津液別篇・第三十六

黄帝が岐伯に問う。「水穀が口から入り、胃腸に輸送されるが、その液は五つに別れる。天気が寒いのに薄着していれば、液が尿と気になる。天気が暑くて厚着をしていれば、液が汗になる。悲哀では、上がる気に押し出されて涙となる。中焦に熱があり、胃が緩めば唾が出る。邪気が体内を気逆させ、気が閉塞して流れなくなり、気が流れなくなれば水液代謝できなくなって水脹（浮腫）となる。そうしたことは知っているが、なぜそうなるのかが分からない。その道理を教えてくれ」

岐伯「水穀は全て口へ入り、その味は五つあって、それぞれの味が水穀の海である胃へ注ぎ、それぞれの通路を津液が走る。すなわち上焦から気が出て、肌肉を温め、皮膚に充《み》ちて津となり、それが流れた揚げ句に進まなくなったものが液である。

天気が暑くて厚着をしていれば、腠理が開くので汗が出る。寒が分肉の間に留まると、津液が凝集して沫となり、分肉を押し退けるので痛む。天気が寒いと腠理が閉じ、気が滞って進まなくなり、水が下の膀胱へ流れるので尿と気になる。

五臓六腑は、心を君主としており、耳が聴き、目が見ることで心に仕え、肺は宰相（総理大臣）、肝は将軍、脾は護衛、腎は骨を支配することで外部に働きかける。つまり五臓六腑の津液は、すべて上がって目に注ぐ。心が悲しくなると、気も一緒に上がって心系が引きつり、心系が引きつると心系に繋がる肺も引っ張られて挙がり、肺が挙がると液が上に溢れて涙となる。心系が引きつっても肺は常に挙がり続けることができず、上がったり下がったりするので、しゃくりあげて泣き出す。

中焦に熱があれば、胃中で穀が消える。胃中で穀が消えれば、胃の虫がエサを求めて上下に動き、胃腸に充《み》ちるので胃が緩む。胃が緩めば肛門へと下がるべき腑気が上逆し、唾が出る。

五穀の津液が和合してドロドロになり、内の骨空（関節）に滲み入り、脳髄を補益して、大腿内側に流れる。だが陰陽不和ならば、液が溢れて下の生殖器へ流れ、精液となって流出するので、すべての髄液が減少して下がり、下がり方が過度だと虚になり、虚になれば腰背が痛くて脛が怠くなる。陰陽の気の道路が通じなければ、四海が閉塞し、三焦が通じなくなって、津液が代謝されない。水穀とも胃腸の中にあるが、回腸で別れて下焦に溜り、膀胱へ滲み出せなければ下焦が脹《は》る。水が溢れると水腫となる。これが津液五通路の正常と異常である」

＊「尿と気になる」という文は、尿や汗、涙という物体を気が押し出すと考えているから。

五閲五使篇・第三十七

黄帝が岐伯に問う。「刺鍼は〝五官と五閲によって五気を観察する〟という。五気とは、五臓の使用人であり、五時の補佐である。その五使は、どこに出るのか？」

岐伯「五官とは、五臓を観察するものである」

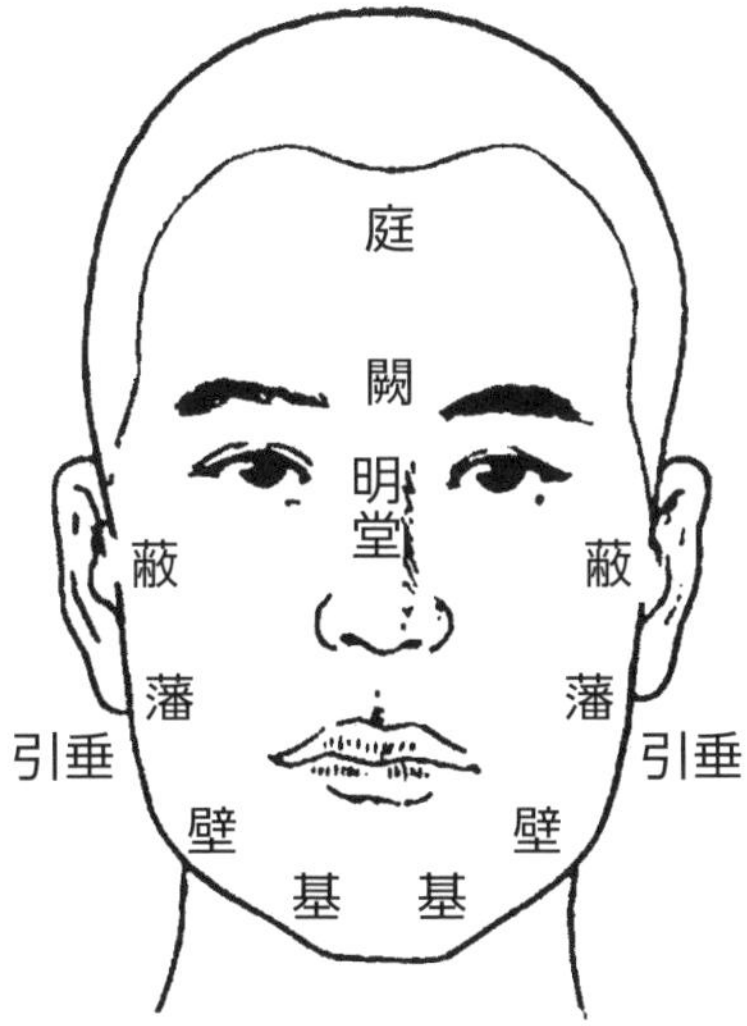

明堂藩蔽図

黄帝「その出る部位、それが常に出るのかを聞きたい」

岐伯「脈は寸口に出て、色は鼻に出る。五色の変化は、それぞれの臓と同じように五季節に応じている。それぞれ常態があるように、経の邪気が臓へ入ったら、必ず裏の五臓を治さねばならない」

黄帝「分かった。五色は、鼻だけで決定するのだな？」

岐伯「五官は弁別できる。眉間の闕、額の庭が、必ず張り、鼻が立つ。鼻が広くて大きく、頬や耳が外に見え、顔面の肌肉が厚くて、下顎が高く、耳垂が外側にあり、五色が治まっていて、平たく広くて大きければ、百歳まで寿命がある。このような人は、刺せば必ず治る。このような人は、血気があり余り、肌肉は堅く緻密なので、鍼ができる」
黄帝「五官とは？」
岐伯「鼻は肺の官であり、目は肝の官であり、口唇は脾の官であり、舌は心の官であり、耳は腎の官である」
黄帝「五官で何を観察する？」
岐伯「五臓を観察する。肺病では喘ぎ、鼻を広げて息をする。肝病では眼角が青くなり、脾病では唇が黄色くなり、心病では舌が巻いて短くなって頬が赤く、腎病では頬と顔（目の周り）が黒くなる」
黄帝「五脈にはどう出る？　五色はどう見える。その正常色と危険状態は、どうなのか？」
岐伯「五官が識別できず、眉間と額が張らず、鼻が小さく、頬や耳が見えず、顔面の肌肉がなくて、顎もなく、耳垂も額角も外に去っていれば、平常であっても危うい。ましてや病が加わっていれば」
黄帝「鼻の五色で、五臓の気を観察するが、左右高下、それぞれの部位があるのか？」
岐伯「臓腑は体内にあり、それぞれ順序よく存在し、左右上下、それぞれの位置があるので、それと対応する」

逆順肥瘦・第三十八

黄帝が岐伯に問う。「鍼道を先生に聞き、多くのことを知った。先生の道は、もし失えば、根拠がなくなってしまう。先生の学問は、どうやって習熟したんだ？　物を観察して心に生まれたのか？」

岐伯「聖人の為す道は、上は天に、下は地に、中間は人事に適合する。必ず明らかな規律があるので、それから法則を起こし、その法則を点検して納め、それを後に伝える。だから匠（大工）は物差しを捨てて長短を測れず、縄墨（墨の中に糸が入っていて、その糸を引っ張って直線を描く）を捨てて直線は起こせない。工人もコンパスを捨てて円は描けないし、定規を捨てて正方形は描けない。これを知って使うものは、もとより自然の物の変化であり、これを使って逆と順を教えるのが常である」

＊最後の原文は「知用此者、固自然之物、易用之教、逆順之常也」だが、「知用此者、固自然之物易、用之、教逆順之常也」と、一般的な解釈より「、」の位置をズラして解釈した。

黄帝「自然に、どうやって合わせるのだ？」

岐伯「深いところで水に穴を開ければ、苦労しなくても水が空になる。溝を掘って穴を開ければ、そこを水が流れる。これは気の滑渋、血の清濁、流れの逆順を述べている」

黄帝「人の膚色、肥満度、年齢によって、それぞれ原則があるのか？」

岐伯「壮年で体格がよく、血気は充満し、皮膚が堅固な人が邪を感受したら、深刺して留鍼する。太った人は、肩や腋、後頚部が広いが、肉が薄く、皮膚が厚くて色が黒く、唇が厚くて下に垂れ、血が黒くて濁り、気が渋って遅い。そんな人は貪欲である。それに刺鍼するときは、深刺して留鍼し、刺鍼本数を多くする」

黄帝「痩せた人は、どうする？」

岐伯「痩せた人は、皮膚が薄くて色も白く、肉も骨ばっていて唇も薄く、声も軽い。その血は清く、気も滑りやすく、気が脱けやすく、血を損ないやすい。それに刺鍼するときは、浅刺して速抜する」

黄帝「中肉中背なら、どうする？」

岐伯「膚の色が白いか黒いかを見て、それぞれ調える。端正で実直ならば、気血が調和している。それに刺鍼するときは、標準マニュアル通りにする」

黄帝「頑健で骨太ならば、どうする？」

岐伯「頑健で骨太なら、肉が堅くて関節は柔らかく、力強い。こんな人で、動きが重ければ、気が渋って血が濁っている。それに刺鍼するときは、深刺して留鍼し、刺鍼本数を多くする。身軽ならば、気が滑りやすくて血が清い。それに刺鍼するときは、浅刺して速抜する」

黄帝「乳児に刺すときは、どうする？」

岐伯「乳児の肉は脆く、血が少なくて気も弱い。それに刺鍼するときは毫鍼を使い、浅刺して速刺速抜し、一日２回刺鍼してもよい」

＊気が脱けやすいとは失神しやすいこと。つまり暈鍼しやすい。

黄帝「深いところで水に穴を開けるようにするには、どうする？」

岐伯「血が清くて気が滑れば、速く瀉すと気が尽きる」

黄帝「溝を掘って穴を開けるようにするには、どうする？」

岐伯「血が濁って気が渋れば、速く瀉すと経脈が通じる」

＊原文は「血清気濁」だが、血は清濁、気は滑渋だから、気濁は誤字。次の句が「血濁気渋」だから、「血清気濁」は「血清気滑」でなければおかしい。それで訂正した。

黄帝「脈の逆と順（順序）とは何？」

岐伯「手の三陰は、臓から手へ走る。手の三陽は、手から頭へ走る。足の三陽は、頭から足へ走る。足の三陰は、足から腹へ走る」

手足の陰陽経脈の走向とリレーの法則

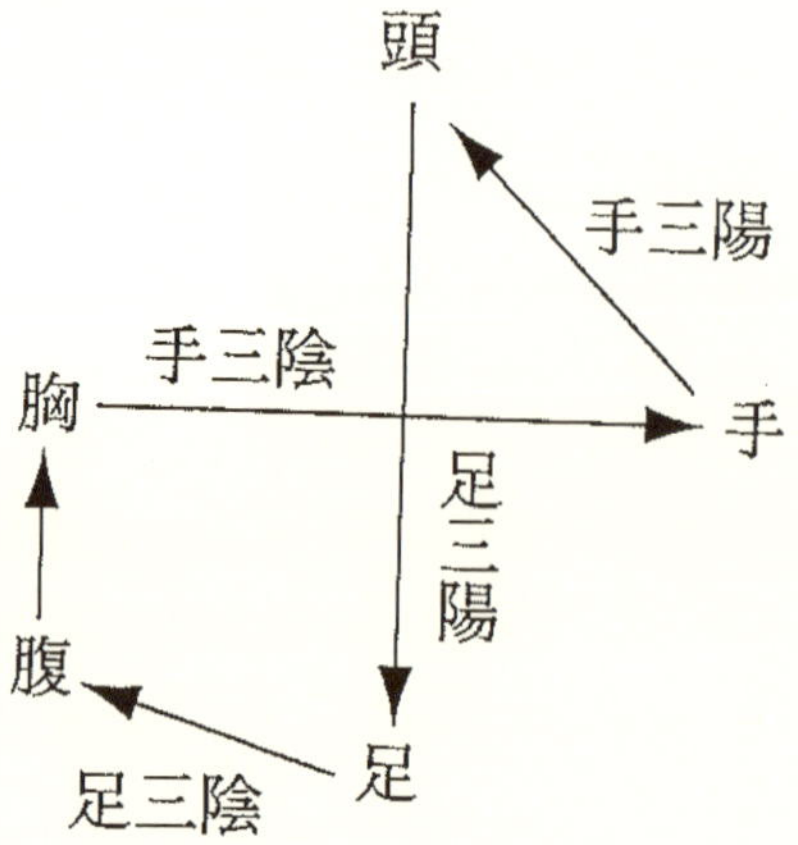

黄帝「足少陰経脈だけ下行するのは、なぜ？」

岐伯「それは足少陰経脈ではない。それは衝脈で、五臓六腑の海であり、五臓六腑は全て衝脈に栄養されている。衝脈で、上がるものは喉頭蓋に出て、諸陽経に注いで、さまざまな精を滲灌する。衝脈で、下がるものは足少陰の大絡に注ぎ、気衝へ出て、大腿内側を通って膝窩へ入り、脛骨内側を潜行し、内踝の後ろへ繋がって別れる。その下の衝脈は、足少陰の経脈と一緒に足三陰経へ滲む。前の衝脈は、潜行して踵骨上へ出、足背を通って足親指の間に入り、諸絡脈に滲んで肌肉を温める。だから別絡が通じなくなれば、足背動脈が動かなくなり、動脈が動かなければ血が流れず、血が流れなければ体温が伝わらなくて冷える」

＊この「滲諸陽、灌諸精」だが、『甲乙経』では、「滲諸陽、灌諸陰」となっている。

黄帝「どうして、それが分かるか？」

岐伯「まず言葉で説明して、身体を触って検査する。衝脈の血行不良でなければ、足背動脈は必ず動いている。そのあとで血行が流れているか、それとも厥逆なのかがはっきりする」

黄帝「重要だ。聖人の道理だ。日月のように明るく、うぶ毛のように細かい。それは先生でなくて、誰が説明できるだろうか？」

＊最初の道は「道理」、後の道は「言う」の意味。窘は要の意味がある。

血絡論篇・第三十九

黄帝「奇邪が、経にないときは？」

岐伯「血絡にある」。

黄帝「血絡を刺して失神するのは何故？　血が噴き出るのは何故？　黒くて濁った血が出るのは何故？　血がサラサラしていて半ば水のようなのは何故？　抜鍼して腫れるのは何故？　出血量と関係なく、刺鍼すると青ざめるのは何故？　刺鍼して顔色の変化がないのに煩悶するのは何故？　刺鍼して多量に出血しても動揺しないのは何故？　それらを聞きたい」

岐伯「脈の気が盛んで血が少なければ、刺鍼すると気が脱ける。気が脱けると失神する。血気とも盛んで、陰気が多ければ、血が流れやすいので刺すと噴射する。

陽気が滞り、長く留まって瀉されなければ、そこの血が黒くなって濁るので噴射しない。

水を飲んだばかりだと、水が絡脈へ滲出し、まだ血と混ざっていないので、出た血液が水っぽい。

水を飲んで時間を経ると、身体に水分が溜り、しばらくすると腫れる。陰気が陽分の表面に蓄積すると、その陰気は絡脈にあるため、刺鍼しても血が出ないうちに気が先に出るので、血が押し出されなくて腫れる。

陰陽の気が得られたばかりで、まだ和合していなければ、瀉法をすると陰陽ともに脱け、表裏が離反するので、血の気がなくなって青くなる。

刺鍼して出血量が多くても、顔色が変わらず煩悶すれば、絡脈を刺したため経脈が虚したのだ。虚した経脈が陰経に属せば、陰が脱けて少なくなり、煩悶する。

陰陽の邪気が結合して痺証となれば、邪が経脈に溢れ、外の絡脈に注ぐ。こうしたものは陰陽とも実なので、多量に出血させても虚にならない」

＊奇邪は「四季の不正な気」、あるいは「大絡に入った邪」のこと。

黄帝「どんな様相なのか？」

岐伯「血脈が盛んならば、表面の血管が堅く怒張して赤くなる。それは上下に定まった部位がなく、小さければ鍼、大きければ箸ほどになる。それを瀉せば万全である。だから浮絡を瀉せばよいので、間違いはない。間違えば反となるが、それぞれに程度がある」

黄帝「鍼を入れると肉に付着し、抜けなくなるのは何故？」

岐伯「刺入することにより、熱気と鍼が出合い、鍼が熱くなる。鍼が熱くなれば、肉が鍼に付着する。だから堅くなって抜けない」

＊この「熱のため肉が鍼に付着する」という話は、落語の中にもある。

陰陽清濁篇・第四十

黄帝「十二経脈は十二経水に対応すると聞くが、十二経水の五色は異なり、水の濁り具合も違う。人の血気も同じなら、どのように対応するのか？」

岐伯「人の血気が、もし一つであれば、天下も一つにまとまる。どこに乱すものがあるだろうか？」

黄帝「私は一人のことを聞いているので、天下の衆のことを聞いているのではない」

岐伯「一人でも気が乱れることがあり、天下の衆でも乱す人がいるのだから結局一つではないか？」

黄帝「人の気の清濁を聞きたい」

岐伯「穀から受けた気は濁、空気から受けた気は清。清気は陰臓へ注ぎ、濁気は陽腑に注ぐ。水穀の濁から生まれた清気は、上がって咽頭へ出る。天陽の清から生まれた濁気は、下降する。清気と濁気が混ざり合えば、乱気と呼ぶ」

黄帝「陰臓へ清気が注ぎ、陽腑に濁気が注ぐ。濁から清が生まれ、清から濁が生まれる。どうやって清濁を区別する？」

岐伯「気の大別だが、清陽の気は上がって肺に注ぎ、濁陰の気は下がって胃に走る。胃にある濁陰の気のうちで清気は口へ上がる。肺の濁気は下がって経脈へ注ぎ、胸中の上気海（膻中）に蓄積する」
黄帝「諸陽腑は、いずれも濁気が通るが、どの陽腑の濁がもっとも激しい？」
岐伯「手太陽だけが陽腑の濁を受ける。手太陰肺経だけは、陰臓の清を受ける。その清気は上がって五官へ走り、濁気は下がって諸経脈を流れる。諸陰臓は全て清気を受けるが、足太陰脾経だけは陽腑の濁気を受ける」
黄帝「どうやって治す？」
岐伯「清ならば気が滑りやすく、濁では気が渋りやすい。これは気の常である。だから陰経を刺すときは深刺して留鍼する。陽経を刺すときは浅刺して速抜する。清濁が混じりあっていれば、原則に基づいて調える」

＊馬蒔は「清気は陰臓に属すので、陰経は必ず清く、その気は滑りやすい。濁気は陽腑に属すので、陽経は必ず濁り、その気は渋りやすい。だが陰は裏を管理するので、清でも濁ならば下行し、肺の濁気は諸経に下行する。だから陰経は深く留鍼する。陽は表を管理するが、濁でも清ならば咽頭へ出て、胃の清気は口に出る。だから陽経は浅く速抜する」と解説している。しかし他の篇からすると、この文は「故刺陽者、深而留之。刺陰者、浅而疾之」の間違いで、「だから陽経を刺すときは深刺して留鍼する。陰経を刺すときは浅刺して速抜する」だと思う。

陰陽繫日月篇・第四十一

黄帝「天は陽、地は陰。日は陽、月は陰と聞く。それと人は、どう合一なのか？」
岐伯「腰から上が天、腰から下が地なので、天が陽、地が陰である。だから足の十二経脈は十二カ月と対応し、月は夜露を生むので、下にあって陰である。手の十指は十日と対応し、日は拡大鏡を使うと火を生むので、上にあって陽である」

＊足の十二経脈は、地支の十二支と対応する。手の十指は、天干の十干（甲乙丙丁……）と対応する。
原文は「日主火」だが、上の文が「月生於水」だから「日生於火」とならねばおかしい。だから「日主火」は主ではなくて生。『太素』に基づいて変更。

黄帝「脈とは、どう合一なのか？」
岐伯「寅は正月で、陽が生まれるから左足の少陽を管理する。未は六月で、右足の少陽を管理する。卯は二月で、左足の太陽を管理する。午は五月で、右足の太陽を管理する。辰は三月で、左足の陽明を管理する。巳は四月で、右足の陽明を管理する。これは少陽と太陽の両陽が、前で合わさるので陽明と呼ぶ。申は七月で、陰が生まれるから右足の少陰を管理する。丑は十二月で、左足の少陰を管理する。酉は八月で、右足の太陰を管理する。子《ね》は十一月で、左足の太陰を管理する。戌は九月で、右足の厥陰を管理する。亥は十月で、左足の厥陰を管理する。これは少陰と太陰の両陰が、交わって尽きるので厥陰と呼ぶ」

＊「正月が寅で、陽が生まれる」というのは変だが、旧暦の正月は現在の2月に当たり、春が誕生する頃になる。その前の子丑は、現在の12月と1月なので、冬至などの日になる。左が陽で、右が陰。これは足だから陰になり、十二地支と対応させる。次に記載された手経は陽だから、十天干と対応させる。十二支は月で十干は日。この「両陽が、前で合わさるので陽明と呼ぶ」、「両陰が、交わって尽きるので厥陰と呼ぶ」は、陽明が身体の前を行き、厥陰が身体の側面を行く根拠として、よく引用される。

岐伯「甲は左手の少陽を管理し、己は右手の少陽を管理する。乙は左手の太陽を管理し、戊は右手の太陽を管理する。丙は左手の陽明を管理し、丁は右手の陽明を管理する。少陽と太陽の両火が合わさるので、陽明になる。庚は右手の少陰を管理し、癸は左手の少陰を管理する。辛は右手の太陰を管理し、壬は左手の太陰を管理する。

したがって足の陽経は、陰中の少陽である。足の陰経は、陰中の太陰である。手の陽経は、陽中の太陽である。手の陰経は、陽中の少陰である。

腰から上を陽とし、腰から下を陰とする。

五臓において、心は陽中の太陽、肺は陽中の少陰、肝は陰中の少陽、脾は陰中の至陰、腎は陰中の太陰である」

＊「心は陽中の太陽、肺は陽中の少陰、肝は陰中の少陽、脾は陰中の至陰、腎は陰中の太陰である」は、五臓の位置の根拠として、よく引用される。

黄帝「治療では、どうする?」

岐伯「正月・二月・三月は、人の気が左にあるので、左足の陽経を刺さない。四月・五月・六月は、人の気が右にあるので、右足の陽経を刺さない。七月・八月・九月は、人の気が右にあるので、右足の陰経を刺さない。十月・十一月・十二月は、人の気が左にあるので、左足の陰経を刺さない」

＊こうした内容が子午流注の根拠とされている。

黄帝「五行では、東方は甲乙木で春に旺盛となり、春は蒼で、肝を管理する。肝は足厥陰である。これによると甲が左手の少陽であり、(正月が左足の少陽を管理するので)、五行の法則と一致しない。何故?」

岐伯「これは天地の陰陽である。四季による五行の順序ではない。また陰陽は、名前があっても形はない。だから数を十にも、百にも、千にも、万にも拡大できるが、その例がこれである」

病伝篇・第四十二

黄帝「先生に九鍼を教わり、自分で様々な医学書を閲覧した。導引行気（太極拳）・足で踏むマッサージと按摩・灸・ホットパック・鍼・火鍼・服薬のうち一つだけ選べばよいのか？　それともすべておこなうのか？」

岐伯「さまざまな処方は、衆生のための処方であり、一人だけに全てを使うのではない」

黄帝「これは〝一つを守って失わねば、万物に通じる〟ということである。ここで陰陽のポイント・虚実の道理・病の進行経過・治療できる疾患を聞いた。だが病の変化・進行・正気の絶敗のために治らなくなった患者は、どうすればいい？」

岐伯「重要な問題だ。明らかなること太陽で目が覚めるが如し。困難なこと夜は目を閉じるが如し。教えを受けて得られれば、神とともに成る。完全に受けて得れば、神は自然に得られる。神を生む理論は、竹簡や白絹に記載してよいが、自分の子孫だけにのみ伝えてはならない」

＊原文の「能被而服之、神与倶成。畢将服之、神自得之」の「能被而服之」と「畢将服之」の意味は、あまり判然としないので、被・服・畢・将の意味からこれと思われるものを選んだ。

黄帝「太陽で目が覚めるとは何だ？」
岐伯「陰陽に明るければ、迷いが解けるごとく、酔いが醒める如くである」
黄帝「夜は目を閉じるとは何だ？」
岐伯「声がかすれて声が無く、漠然として形がない。毛が折れ、腠理が開いて発汗し、正気が傾き、淫邪が広がって血脈に伝わって溜り、大邪の気が臓へ入り、腹痛して遺精すれば、死ぬことになっても、生きられない」
黄帝「大邪の気が臓へ入ると、どうなる？」
岐伯「心から発病すれば、一日後に肺、三日後に肝、五日後に脾へと進行し、それが三日で治らねば死ぬ。冬なら夜半、夏なら日中に死ぬ」
肺から発病すれば、三日後に肝、一日後に脾、五日後に胃へと進行し、それが十日で治らねば死ぬ。冬なら日の入り、夏なら日の出に死ぬ。
肝から発病すれば、三日後に脾、五日後に胃、三日後に腎へと進行し、それが三日で治らねば死ぬ。冬なら日の入り、夏なら朝食時に死ぬ。
脾から発病すれば、一日後に胃、二日後に腎、三日後に背筋と膀胱へ進行し、それが十日で治らねば死ぬ。冬なら人が寝る頃（9〜11時）、夏なら夕食時に死ぬ。
胃から発病すれば、五日後に腎、三日後に背筋と膀胱、五日後に上の心へ進行し、それが二日で治らねば死ぬ。冬なら夜半、夏なら午後（未の刻）に死ぬ。

腎から発病すれば、三日後に背筋と膀胱、三日後に上の心、三日後に小腸へと進行し、それが三日で治らねば死ぬ。冬なら午前中の卯の刻、夏なら黄昏（戌の刻）に死ぬ。

膀胱から発病すれば、五日後に腎、一日後に小腸、一日後に心へと進行し、それが二日で治らねば死ぬ。冬なら鶏の鳴く夜明け、夏なら午後（未の刻）に死ぬ。

諸病が、この順序で進行したら、こうしたものは全て死ぬので、刺鍼してはならない。進行過程で、間に一臓、あるいは二・三・四臓離れていれば、刺鍼して良い」

＊治せない病気に治療するなと言っている。『鍼灸大成』にも同じことが書かれている。

淫邪発夢篇・第四十三

黄帝「『病伝篇』の〝淫邪が広がる〟状態では、どうなるのだ？」
岐伯「激しい六淫の邪が、外界から体内を襲い、まだ定着していないときに、臓腑に及んで浸淫し、邪が定着できずに営衛と一緒に循環して、魂魄と一緒に高く飛び、人が寝ても熟睡できず、夢ばかり見る。邪気が腑を浸淫すれば、外で陽気が有余となり、内の陰気は不足する。邪気が臓を浸淫すれば、内で陰気が有余となり、外の陽気は不足する」

＊原文は「反淫於府」だが、『千金』と『霊枢略』は「及淫於臓」とあり、内容を見ると臓腑について述べられているので「及淫於臓腑」とした。

黄帝「有余と不足には、症状があるのか？」
岐伯「陰気が盛んならば、大水を渡って恐怖を感じる夢を見る。陽気が盛んならば、大火事で焼かれる夢を見る。陰陽ともに盛んならば、互いに殺し合う夢を見る。上半身の邪盛ならば夢で飛び、下半身の邪盛ならば夢で墜落する。ひどい空腹では盗む夢、ひどい満腹では与える夢を見る。肝気が盛んならば夢で怒る。肺気が盛んならば、夢で恐れたり泣いたりして、空を飛ぶ。心気が盛んならば、夢でよく笑い、恐がる。脾気が盛んならば、夢で歌って楽しんだり、身体が重くて挙がらない。腎気が盛んならば、夢で腰背が解《ほど》けて繋がらない。こうした十二盛ならば、そこに瀉法すれば、ただちに治る」

岐伯「厥気（正気の不足）が心にあれば、丘に煙が上がる夢を見る。肺にあれば、空を飛び、変わった金物を見る夢になる。肝にあれば、山林や樹木の夢を見る。脾にあれば、丘陵と大きな沢、風雨で壊れた家の夢を見る。腎にあれば、淵に立っていたり、水中に水没する夢を見る。膀胱にあれば、あちこち歩き回る夢を見る。胃にあれば、飲食する夢を見る。大腸にあれば、田畑の夢を見る。小腸にあれば、都市の夢を見る。胆にあれば、裁判して、自分で自分をえぐる夢を見る。生殖器にあれば、夢で性交する。後頚部にあれば、首を斬《き》られる夢を見る。脛にあれば、歩いても前へ進まず、深い穴や公園にいる夢を見る。股や腕にあれば、礼拝《れいはい》で拝《おが》んでいる夢を見る。膀胱や直腸にあれば、大小便を出す夢を見る。こうした十五不足ならば、そこに補法すれば、ただちに治る」

＊古代では、眠ると魄が身体を抜け出て、さまざまな場所に行くため夢を見ると考えられていた。

順気一日分為四時篇・第四十四

黄帝「百病の始まりは、必ず燥湿寒暑風雨、陰陽感情による喜怒哀楽、飲食や居住環境などが原因で、邪気が身体と一体になり、形となって症状が発生し、臓に入って病名になることは知っている。そして百病の多くは、朝は好転し、昼に安《やす》らぎ、夕方から悪化して、夜に激しいが、それは何故?」

岐伯「朝昼夕晩の四時の気が、そうさせる」

黄帝「朝昼夕晩の四時の気とは?」

岐伯「春は生まれて夏に生長し、秋は収穫して冬に貯える。それが四季の気の常である。人も同じように、一日が四季節に分けられる。朝が春、日中が夏、日の入りが秋、夜半が冬である。朝は人の衛気が生まれ始め、病気が衰えるので、朝はスッキリする。日中は人の衛気が生長し、衛気が生長すれば邪に勝つので安らかになる。夕方から人の衛気が衰え始め、邪気が生まれ始めるので悪化する。夜半は人の衛気が臓へ入り、邪気だけが身体の表面にあるので、もっとも激しい」

黄帝「その原則に適合しないものがあるのは何故?」

岐伯「それは四時の衛気と対応しておらず、臓だけが病に影響しているものである。それは必ず臓気が勝てない剋《こく》される時間帯になると悪化し、勝てる剋す時間帯になると好転する」

黄帝「どのように治療する？」

岐伯「天の時に従い、症状が好転するときに治療する。従えば良医で、従わなければヤブである」

黄帝「分かった。刺鍼には五変があり、五輪を管理すると聞く。その法則を聞きたい」

岐伯「人には五臓があり、五臓には五変があって、五変には五輪がある。五臓に五輪だから五×五で二十五輪穴あり、それで五時に対応している」

黄帝「五変を聞きたい」

岐伯「肝は牡《おす》臓で、色は青、季節は春、日は甲乙、音は角、味は酸。心は牡臓で、色は赤、季節は夏、日は丙丁、音は徴、味は苦。脾は牝《めす》臓で、色は黄、季節は長夏（盛夏）、日は戊己、音は宮、味は甘。肺は牝臓で、色は白、季節は秋、日は庚辛、音は商、味は辛。腎は牝臓で、色は黒、季節は冬、日は壬癸、音は羽、味は鹹。これが五変である」

黄帝「五輪の管理とは？」

岐伯「臓は冬を主とし、冬は井を刺す。色は春を主とし、春は滎を刺す。時は夏を主とし、夏は輸を刺す。音は長夏を主とし、長夏は経を刺す。味は秋を主とし、秋は合を刺す。これが五変で五輪を管理すると言う」

黄帝「諸原穴があれば、どのように合わせて六輸と一致させる？」

岐伯「原穴だけは五時と対応しない。そこで経穴と原穴を合算し、その数に対応させる。だから六腑が六輸で、六×六の三十六輸穴ある」

黄帝「なにが〝臓は冬を主とし、色は春を主とし、時は夏を主とし、音は長夏を主とし、味は秋を主とする〟なのか？　その由来は？」

岐伯「病が臓にあれば井を取る。病変が顔色にあれば滎を取る。病が時に軽減したり、時に悪化すれば輸を取る。病変が声にあれば経を取る。経脈が満ちて充血したり、病が胃にあったり、飲食不節のために発病していれば合を取るので、味は合を主とするという。これが五変である」

外揣篇・第四十五

黄帝「『九鍼』の九篇を聞き、その治療を自ら教授され、かなり意味が理解できた。九鍼は、一に始まって九に終わるが、まだポイントを得ていない。九鍼は、小さければ内がなく、大きければ外がなく、深くとも下にできず、高くとも蓋にならない。恍惚として窮《きわ》まらず、流溢して極がない。それが天道・人事・四時の変化と合致することを知った。しかし雑多の些細なことを全て束ねて一つにしたいが、どうか？」

＊調には治療の意味がある。

岐伯「聡明な問いである。それは鍼道だけでなく、国を治めるのも同じである」
黄帝「聞きたいのは鍼道であり、国事ではない」
岐伯「国を治めるには道理しかない。道理がなければ、どうして小大深浅の雑多を合わせて一つにできようか！」
黄帝「では、それを聞かせてくれ」

岐伯「日と月、水と鏡、太鼓と響き。日月は照らして影を作り、水鏡は形を観察でき、太鼓の響きは遅れずに音を出す。動揺すれば呼応し、その情景を得尽くす」

黄帝「大切だ。昭かな明かりは覆い隠してはならない。それを覆い隠さなければ、陰陽を失うことはない。見る・聞く・触るを総合して診察する。触って調べ、見て得れば、清水や明鏡が姿を映すが如し。五音の声が不明瞭で、顔面の五色も明るくなく、五臓も揺れ動いているとき、もし身体の内外が同時に邪の攻撃を受ければ、太鼓がバチに応えるように、響きが声に現れ、姿が肉体に現れる。だから深部ならば体表を調べて体内を推測し、外部ならば体内を調べて体表を推測する。これが陰陽の極であり、天地の蓋である。これを書庫の部屋に納め、漏らさないようにさせよう」

＊司には「覗いて伺う」意味があり、後には「伺」となった。

五変篇・第四十六

黄帝が少兪に問う。「百病の始まるときを聞きたい。必ず風雨寒暑に発生し、そうした邪が毫毛に沿って腠理へ入り、再び元へ帰ったり、留まったり、急性浮腫となって発汗したり、糖尿病となったり、悪寒発熱したり、痛みになったり、積聚になったりする。奇邪（季節の不正の邪）に浸淫されれば、その病種は数え切れなくなる。それは何故？　また同時に発病したり、こっちが発病したり、あっちが発病したりする。天が人を風で発病させようとするのか？　どうして種類が多いのだ？」

少兪「天の風による発病は、個人攻撃ではない。その行為は公平正直で、それを犯すものが発病し、避けるものは危険がない。天が人を求めるのではなく、人が自分で犯すのだ」

黄帝「一時の風に遭い、同時に発病しても、その病が異なるのは何故？」

少兪「よい質問だ。これをキコリに喩えて論じよう。キコリは斧を磨いて刀を研ぎ、材木を斬る。木には陰陽があり、堅かったり脆かったりする。堅ければ入らず、脆ければ皮が弛んでいるので、その節が交わった部分に斧で切れ目を作る。一本の木でも堅い脆いが違い、堅ければ強く、脆ければ傷付きやすい。ましてや材木が同じでなければ、皮が厚かったり薄かったり、汁の多少も全て異なるのでは？　木の花が、葉より先に咲けば、春に霜や烈風に遭うと、花が落ちて葉が萎《しぼ》む。久しく大旱魃《かんばつ》に晒《さら》されれば、脆くて薄皮の木は、枝の汁が少なくなって葉が萎む。長雨では、皮が薄くて汁が多い木は、皮がただれて水が出る。急に激しい風があれば、堅くて脆い木は、枝が折れて杌になってしまう。秋の霜や疾風で、堅くて脆い木は、根が揺れて葉が落ちてしまう。この五者は、それぞれ弱みがある。まして人なら？」

黄帝「人を木と比較して、どうなるの？」

少兪「木の傷は、すべて枝が傷付く。枝が強くて堅ければ傷にならない。人が常に発病していれば、やはり骨節や皮膚、腠理が堅固でないため邪が宿り、いつも発病している」

黄帝「風厥になって発汗しやすければ、どこを見る？」

少兪「肉が堅固でなく、腠理が疎《まば》らならば、よく風病になる」

黄帝「どうして肉が堅固でないと分かる？」

少兪「盛り上がった筋肉が堅くなく、筋溝も分かれていないものは肉が堅くない。膚が粗くて皮が緻密でないものは、腠理が疎らである。これはだいたいのものを言う」

＊原文は「膕肉不堅而無分理」だが、膝窩の肉に筋溝があるというのも不条理なので、「膕」は「䐃」の誤り。

黄帝「糖尿病になりやすければ、どこを見る？」
少兪「五臓すべてが柔弱ならば、糖尿病になりやすい」
黄帝「どうやって五臓が柔弱であることを知る？」
少兪「五臓が柔弱ならば必ず強情である。強情で怒りっぽければ、五臓が柔らかくて傷付きやすい」
黄帝「何によって五臓の柔弱、気性の強情が分かる？」
少兪「皮膚が薄く、目が固く動かず奥目、眉が長くて、まっすぐ上がっていれば、その心は強く、強ければ怒りっぽく、怒れば気が上逆し、胸中に蓄積して、血気が逆流して溜り、皮膚を押し広げて肌に充《み》ち、血脈が通らなくなって、陽気が滞って発熱する。熱は肌膚を消耗させるので、痩せて糖尿病となる。これは彼が性質が荒く、肌肉が弱いことを物語っている」

黄帝「寒熱になりやすいものは、どこを見る？」
少兪「骨格が小さく、肉が柔らかければ、悪寒発熱しやすい」
黄帝「何によって骨の大きさ、肉の堅い脆いを知るのか？　顔色が違うのか？」
少兪「頬骨は、骨の本である。頬骨が大きければ骨も大きく、頬骨が小さければ骨も小さい。皮膚が薄く、その肉が盛り上がっておらず、その腕も弱々しい。下顎の色が悪く、額と色が違い、汚れ方が異なるのが、その判別法である。そして腕の筋肉が薄ければ髄が満たされていないので、寒熱の病になりやすい」

黄帝「痹（痛み）になりやすいものは、どこを見る？」

少兪「腠理のキメが粗《あら》く、肉が堅固でなければ、痛みやすい」

黄帝「痛む部位の上下には、決まった部位があるのか？」

少兪「上下の部位を知りたければ、各部分を見る」

黄帝「腸の中にシコリができやすいものは、どこを見る？」

少兪「皮膚が薄くてツヤがなく、肉が堅固でなくて湿っていれば、胃腸が悪い。悪ければ邪気が留まってシコリとなり、脾胃の間で塊《かたまり》となる。そして食べ物の温度が冷たかったり熱かったりすると、邪気が少しずつ溜り、蓄積して留まって、大きく凝集してシコリとなる」

黄帝「病の徴候は分かったが、発病する時期はどうなのか？」

少兪「まず、その歳を決め、その季節を知る。臓気が高まる時期は起きられ、臓気が下がる時期は危うい。また臓気が陥下していなくとも、当年の運気が強い歳に当たれば、その病が必ず起きる。これは体形によって発病するもので、五変の秩序である」

本臓篇・第四十七

黄帝が岐伯に問う。「血気や精神とは、それを受けて生命を営むものである。経脈とは、血気を通らせ、陰陽経脈を循環させ、筋骨を濡らして、関節を滑らかに動かすものである。衛気とは、分肉を温め、皮膚を充《み》たし、腠理を肥《こ》やし、汗腺を開閉させるものである。志意とは、精神を制御し、魂魄を収め、食物の温度を適度に調節し、喜びや怒りを和ませるものである。だから血が調和すれば経脈が流れて行き、陰陽経脈を栄養作用が覆《おお》い、筋骨の力が強くなり、関節も自由に動く。衛気が調和すれば分肉が柔軟になり、皮膚が潤って滑らかで、腠理が緻密になる。志意が調和していれば精神が集中でき、魂魄が散漫にならず、後悔や怒りが起きず、五臓が邪を受けない。食物の温度が調和していれば、六腑が穀を消化して、風痺（行痺）も痛み発作を起こさず、経脈が順調に通じ、四肢の関節が安泰である。これが健康人である。五臓は、精神血気魂魄を貯蔵している。六腑は、水穀を消化して津液を運行させる。これは人が天から受けた先天のものである。愚かだろうが知恵者だろうが、賢かろうが不肖の子だろうが、それに寄りかかっている。しかし天寿をまっとうする人だけは、不正な六淫の邪気による発病がなく、百歳でも体力が衰えず、風雨や突然の寒さ、大暑に犯されても、害されないようである。また遮蔽された室内を離れず、ドキドキと恐れることもないのに、発病を免れえないようである。それはどうして？　その理由を聞きたい」

岐伯「重要な問いだ。五臓は、天地に参与し、陰陽に適合し、四時に運行し、五季節に変化するものである。五臓は、もとより大きさ・位置・堅さ・真っ直か斜めかなどの違いがあるが、六腑にも大小・長短・厚薄・曲直・緩んでいるか緊張しているかの違いがある。この二十五種は、それぞれ異なり、それで善悪や吉凶を分けるが、その分類方法を言う。

心が小さければ臓が安らかで、邪も傷付けにくいが、憂いに傷付きやすい。心が大きければ憂いで傷付きにくいが、邪で傷付きやすい。心が高くて肺を圧迫していれば、煩悶して忘れっぽく、説得しにくい。心が下にあれば臓が肺の外側にあり、冷えに傷付きやすく、恫喝されると恐がりやすい。心が堅ければ臓が安定して堅固である。心が脆ければ、糖尿病と胃火熾盛になりやすい。心が端正ならば順調で傷付きにくい。心が歪んでいれば行動が一致せず、決まりを守らない。

肺が小さければ臓が安らかで、水っぽい痰が少なく、喘息になりにくい。肺が大きけれは痰飲が多く、胸の痛みや喉の痛み、咳などになりやすい。肺が高ければ気が上逆し、肩を上下させて呼吸し、咳となる。肺が下にあれば横隔膜が肺を圧迫し、よく脇下が痛む。肺が堅ければ咳や気逆になりにくい。肺が脆ければ糖尿病になって傷付きやすい。肺が端正ならば順調で傷付きにくい。肺が歪んでいれば、胸の片側が痛い。

＊気逆は、肺気上逆、胃気上逆、肝気上逆があるが、ここでは肺気上逆の咳やむせたりなど。

肝が小さければ臓が安らかで、脇下の痛みがない。肝が大きければ胃を圧迫して食道に迫り、食道に胃が迫れば食道閉塞になり、脇下も痛む。肝が高ければ横隔膜を持ち上げ、脇に迫って煩悶し、息賁となる。肝が下にあれば、胃を圧迫して脇下が空虚になり、脇下が空虚になれば邪が入りやすい。肝が堅ければ臓が安らかで傷付きにくい。肝が脆ければ糖尿病になって傷付きやすい。肝が端正ならば順調で傷付きにくい。肝が歪んでいれば、脇下が痛む。

＊息賁は『難経』に肺の積で、シコリがあると記載されている。

脾が小さければ臓が安らかで、邪が傷付けにくい。脾が大きければ、脾が脇腹を塞いで痛み、速く歩けない。脾が高ければ、脇腹が浮遊肋骨を引っ張って痛む。脾が下にあれば大腸を圧迫し、大腸が圧迫されれば、臓が邪を受けやすい。脾が堅ければ臓が安らかで傷付きにくい。脾が脆ければ糖尿病になって傷付きやすい。脾が端正ならば順調で傷付きにくい。脾が歪んでいれば脹満になりやすい。

腎が小さければ臓が安らかで、傷付きにくい。腎が大きければ腰痛になりやすく、身体を前後に曲げられなくて、邪に傷つけられやすい。腎が高ければ背筋痛となり、身体を前後に曲げられない。腎が下にあれば腰尻痛となり、身体を前後に曲げられなくて、鼠径ヘルニアとなる。腎が堅ければ腰背痛になりにくい。腎が脆ければ糖尿病になって傷付きやすい。腎が端正ならば順調で傷付きにくい。腎が歪んでいれば、腰尻痛となる。

この二十五変が、人を常に発病させる」

黄帝「それらを、どうやって知る？」

岐伯「顔が赤くて餅肌ならば心が小さく、サメ肌ならば心が大きい。剣状突起が無ければ心が高く、剣状突起が小さかったり、短かったり、挙がっていれば心が下にある。剣状突起が長ければ心が堅く、剣状突起が弱小で薄ければ心が脆い。剣状突起が垂直で挙がっていなければ心が端正で、剣状突起が一方に片寄っていれば心が歪んでいる。

顔が白くて餅肌ならば肺が小さく、サメ肌ならば肺が大きい。いかり肩で胸より高く、喉が陥没していれば肺が高く、両腋間が狭くて脇が張っていれば肺が下にある。肩が大きくて背中が厚ければ肺が堅く、肩や背が薄ければ肺が脆い。背中と胸が厚ければ肺が端正で、肋骨《あばらぼね》にまばらな部分があれば肺が歪んでいる。

顔が青くて餅肌ならば肝が小さく、サメ肌ならば肝が大きい。胸が広くて第10肋骨が盛り上がっていれば肝が高く、両脇間が狭くて第10肋骨が凹《へこ》んでいれば肝が下にある。胸や脇がりっぱなら肝が堅く、脇の肋骨が貧弱ならば肝が脆い。胸と腹の均整がとれていれば肝が端正で、脇の肋骨の一方が挙がっていれば肝が歪んでいる。

顔が黄色くて餅肌ならば脾が小さく、サメ肌ならば脾が大きい。唇がめくれていれば脾が高く、唇が下がって緩んでいれば脾が下にある。唇が堅ければ脾が堅く、唇が大きくて堅くなければ脾が脆い。唇の上下が整っていれば脾が端正で、唇の一方が挙がっていれば脾が歪んでいる。

顔が黒くて餅肌ならば腎が小さく、サメ肌ならば腎が大きい。耳が高ければ腎が高く、耳の後ろが凹んでいれば腎が下にある。耳が堅ければ腎が堅く、耳が薄くて堅くなければ腎が脆い。耳の成育が良くて下顎より前にあれば腎が端正で、耳の一方だけ高ければ腎が歪んでいる。

こうした変化は、正気が保持できれば安泰だが、減れば発病する」

黄帝「分かった。だが私の質問の答えではない。人には病にならず、天寿をまっとうする者がいる。深い憂いや大きな恐れ、びっくりしてドキドキする心を持っていても、まったく感じられないようだ。ひどい寒さや酷暑でさえ彼を傷付けられない。逆に、室内に閉じこもっていたり、ドキドキするような恐れもないのに、発病するものもある。どうして？　その理由を聞きたい」

岐伯「五臓六腑は、邪の宿る旅館である。その理由を言えば、五臓が全て小さければ病は少ないが、イライラし、心配して悩む。五臓が全て大きければ、のんびりと事を進め、心配させることが難しい。五臓が全て高ければ、人の上に立ちたがる。五臓が全て下にあれば、人の下に居たがる。五臓が全て堅ければ、病気にならない。五臓が全て脆ければ、病気ばかりしている。五臓が全て端正なら、素直で人心を得る。五臓が全て歪んでいれば、邪心を持って盗んでばかりおり、穏やかに付き合えず、言ったことを覆《くつがえ》してばかりいる」

黄帝「六腑との対応は？」

岐伯「肺は大腸と合致し、大腸は皮と対応する。心は小腸と合致し、小腸は脈と対応する。肝は胆と合致し、胆は筋と対応する。脾は胃と合致し、胃は肉と対応する。腎は三焦や膀胱と合致し、三焦と膀胱は腠理や毫毛と対応する」

黄帝「それらの対応関係はどうか？」

岐伯「肺は皮と対応する。皮が厚ければ大腸も厚く、皮が薄ければ大腸も薄い。皮が弛んで腹周りが大きければ、大腸が大きくて長い。皮が突っ張っていれば、大腸が引きつって短い。皮が滑らかならば大腸も通りやすい。皮と肉が離れないものは、大腸が結滞している。

心は脈と対応する。皮が厚ければ脈も厚く、脈が厚ければ小腸も厚い。皮が薄ければ脈も薄く、脈が薄ければ小腸も薄い。皮が弛んでいれば緩脈で、緩脈ならば、小腸が大きくて長い。皮が薄くて脈の拍動も小さければ、小腸が小さくて短い。諸陽経脈が曲がりくねっていれば、小腸が結滞している。

脾は肉と対応する。筋肉が盛り上がって堅く、大きければ胃も厚い。筋肉の盛り上がりが貧弱ならば胃も薄い。筋肉の盛り上がりが小さくて貧弱ならば胃が堅くない。筋肉の盛り上がりが身体と不均衡ならば胃が下にあり、胃が下にあれば下脘の幽門が絞約されて順調に通らない。筋肉の盛り上がりが堅くなければ、胃が弛緩している。筋肉の盛り上がりに小さな粒状硬結が無ければ、胃が引きつっている。筋肉の盛り上がりに小さな粒状硬結が多ければ、胃が結滞しており、胃が結滞していれば、上脘の噴門が絞約されて食べ物が順調に通らない。

肝は爪と対応する。爪が厚くて黄色なら胆も厚い。爪が薄くて紅色ならば胆が薄い。爪が堅くて青色ならば、胆が引きつっている。爪が軟らかくて赤ければ、胆が弛緩している。爪が真っ直で白く、溝がなければ、胆が真っ直である。爪の色が悪く、黒くて溝が多ければ、胆が結滞している。

腎は骨と対応する。餅肌で皮が厚ければ、三焦と膀胱が厚い。サメ肌で皮が薄ければ、三焦と膀胱が薄い。腠理が弛んでいれば三焦と膀胱が緩い。皮が引きつって毫毛が無ければ、三焦と膀胱が引きつっている。毫毛が美しくて太ければ、三焦と膀胱が通りやすい。毫毛が少なければ、三焦と膀胱が結滞している」

黄帝「厚薄、美悪、すべて形がある。その病はどうか？」

岐伯「体表との対応を見て、その内臓を知れば、病の部位が分かる」

禁服篇・第四十八

雷公が黄帝に問う。「私が学業を受け、『九鍼』六十篇に通じた。朝から日暮れまで勉強し、新しいものは竹簡の紐が切れ、古いものは竹簡が手垢で汚れた。それでも唱え続けて放置しなかったが、まだ完全に意味が理解できない。『外揣篇』は〝渾束為一〟というが、意味わかんない。〝それが大きければ外がなく、小さければ内がなく、大小の極がなく、高下の限度無く、束ねる〟とは、なんなのか？　士の才と力は厚かったり薄かったりし、知恵や考慮が狭かったり浅かったりし、広く深くは精通できない。自分で努力して私のように学んでも、それが後世には散佚し、子孫に残らないのではないかと心配する。そこで、どのように要約すればよいか質問する」

黄帝「よい質問だ。これは先師が禁じたもので、私に伝えられるため、腕を切って血を啜る誓いをした。それが欲しければ、どうして斎戒しない？」

雷公は黄帝を拝んで起き「その命令を正しいと思って聞く」と言う。

そこで雷公は三日ほど斎戒して言った。

雷公「今日の正午、私は誓いを受けたい」
そこで黄帝と一緒に図書室に入り、腕を切って血を啜った。
黄帝は祝って言う。「今日の正午、血を啜る誓いの医学を伝える。この言葉に背けば、必ず災いを受ける」
雷公は再び黄帝を拝んで言う。「私は、これを受ける」
黄帝は、左手で雷公の手を握り、右手で本を渡しながら「慎め、慎め、私があんたに言うことを。刺鍼の道理は、経脈を始めとする。その中を営が流れ、その長さを知り、内では五臓に別《わ》け、外は六腑に至る。衛気は百病の母だから調べ、その虚実を調整すれば、虚実が止まる。その血絡を瀉し、血が尽きれば危険がない」
雷公「それらは全て、私が知っていることだ。だけど要約が分からない」
黄帝「要約した医学は、巾着袋のようである。袋が満杯になっても口を閉じなければ、中身が漏れてしまう。医学を大成できても要約しなければ、精神が伴わない」
雷公「下等な人材は、知識で満ちていないのにまとめてしまう」
黄帝「医学知識が満ちていないのに、知識をまとめてしまえば、一般の医者であり、天下の師にはなれない」

＊原文は「内刺五臓、外刺六腑」だが、明らかにおかしい。『太素』の人迎脈口診は「内次五臓、外別六腑」とし

ており、『霊枢』玉版には「内別五臓、外次六腑」とある。玉版が正しいとして採用。

雷公「医者とはなにか？」

黄帝「寸口は中の陰経（手太陰だから臓）を示し、人迎は外の陽経（足陽明だから腑）を表す。両者は相応しており、ともに往来して、綱引きのように大きさが等しい。春夏では人迎が少し大きく、秋冬には寸口が少し大きい。これを健康人と呼ぶ。

人迎が寸口より倍大きければ病が足少陽にあり、倍大きくてザワザワしていれば病が手少陽にある。人迎が寸口の二倍大きければ病が足太陽にあり、二倍大きくてザワザワしていれば病が手太陽にある。人迎が寸口の三倍大きければ病が足陽明にあり、三倍大きくてザワザワしていれば病が手陽明にある。人迎が盛んならば発熱、虚ならば冷え、緊脈ならば痛痺、代脈ならば病が悪化したり好転したりする。盛んならば瀉し、虚ならば補い、緊で痛ければ分肉を取り、代ならば血絡を点刺して薬を飲む。陥没していたら施灸し、盛んでも虚でもなければ当該経脈を取るが、それを経刺と呼ぶ。人迎が寸口の四倍大きく、大で数ならば溢陽である。溢陽は、陽が体表に追い出されたもので、死ぬしかなく不治。必ず経脈の本末を審査し、その寒熱を観察し、その臓腑の病を調べる。

寸口が人迎より倍大きければ病が足厥陰にあり、倍大きくてザワザワしていれば病が手心主（厥陰）にある。寸口が人迎の二倍大きければ病が足少陰にあり、二倍大きくてザワザワしていれば病が手少陰にある。寸口が人迎の三倍大きければ病が足太陰にあり、三倍大きくてザワザワしていれば病が手太陰にある。寸口が盛んならば、寒が中焦にあって胃が脹満し、食物が消化されない。虚ならば中焦に熱があり、お粥《かゆ》のような便が出て、呼吸が微弱で声に元気がなく、尿が赤っぽく変わる。緊脈ならば痛痺、代脈ならば痛くなったり痛みが止まったりする。盛んならば瀉し、虚ならば補う。緊ならば刺鍼したあと施灸し、代ならば血絡を点刺したあと薬で調える。陥没していたら施灸する。陥没していれば、脈血が中で結滞し、中に瘀血が付着している。血が冷えて流れないのだから灸がよい。盛んでも虚でもなければ当該経脈を取る。寸口が人迎の四倍大きければ内関と呼ぶ。内関は、寸口が大きくて数であり、死ぬしかなく不治。必ず経脈の本末の寒温を審査し、その臓腑の病を調べる。

＊原文は「脈血絡於中」だが、意味が通じないので「絡」は「結」の誤字。馬蒔の見解に基づく。
一倍大きいとは二倍のこと、二倍大きいとは元の三倍大きい。

脈中の営気の輸送に精通することが、伝えるべき『大数』である。『大数』は〝盛んなら瀉し、虚なら補い、緊では鍼灸して薬を飲み、陥没していれば施灸し、盛んでも虚でもなければ当該経脈を取る〟という。つまり経脈の治療は、薬を飲んだり、また鍼灸を使う。脈が急ならば導引する。脈が代で弱ければ、安静にし、力を使っても疲労しない」

＊原文は「亦曰灸刺」だが、「曰」は「用」の誤字。馬蒔の見解に基づく。

五色篇・第四十九

雷公が黄帝に問う。「五色は、どうして明堂だけで決めるのか？　私はその理由を知らない」
黄帝「明堂は鼻である。闕は眉間である。庭は額である。蕃は頬の側面である。蔽は耳門である。それらの間は角張って大きいほうがよく、十歩離れて全てが外部から見えれば、そうしたものは必ず百歳まで生きる」

＊原文で庭は顔だが、ここは鼻→眉間と来ているので、庭を額と考えるのが順当。

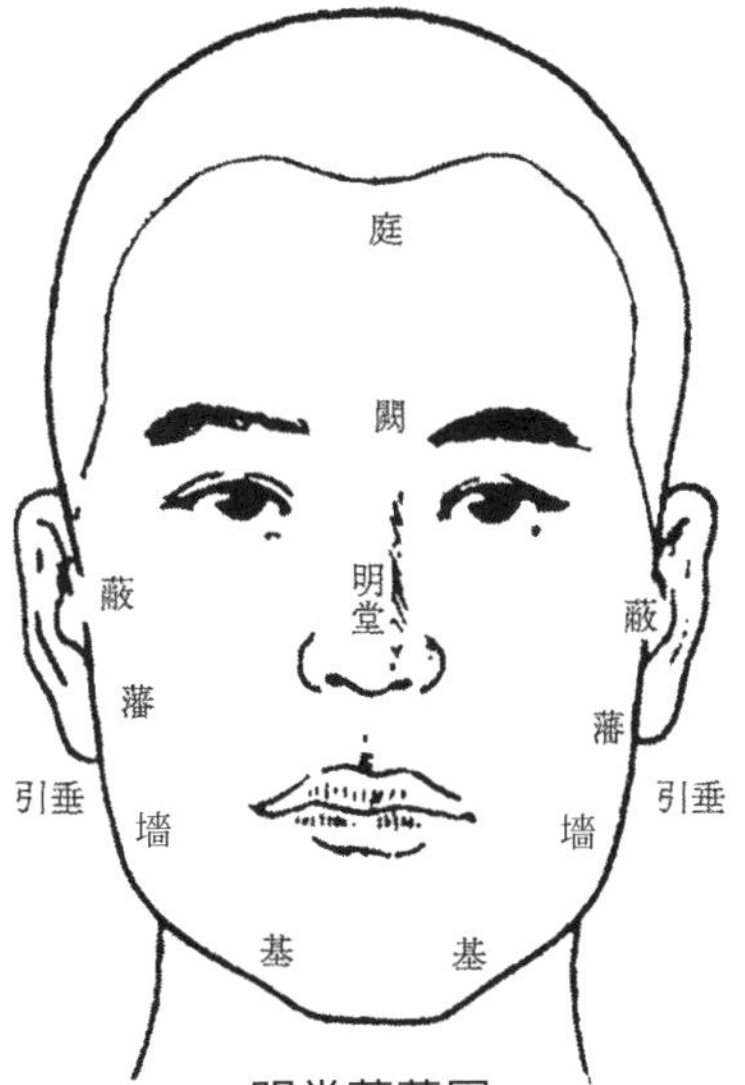

明堂藩蔽図

雷公「五官の弁別は、どうなるの？」
黄帝「鼻は骨が高く隆起し、整って真っ直である。五臓は順次に鼻の中央へ並んで、その両側を六腑が挟む。頭面の上が眉間と額、王宮である心は眉間と額の下端に位置する。五臓は胸中に納まり、真気の色があり、病色も見えず、鼻は潤ってツヤツヤしてハッキリしている。どうして五官の色を弁別できないことがあろうか？」

＊王宮は心、だから目が心の窓である。王宮は目。両目の間にある皮膚。次の会話で分かるように、この五官は耳鼻目口ではない。

雷公「それが弁別できないものを聞くことができるか？」

黄帝「五色が見えるのは、それぞれ色部に出る。部の骨が陥没していれば、必ず発病する。その色部に外邪が加わったものは、病がひどくとも死なない」

雷公「官の五色は、どうなのだ？」

黄帝「青黒は痛み、黄赤は熱、白は冷え、これが五官である」

雷公「病の悪化と好転は、どうなのだ？」

黄帝「内外ともにある。寸口脈を診て、滑小緊で沈ならば病は悪化し、中の五臓が発病している。人迎の気が大緊で浮ならば病は悪化し、外の六腑が発病している。

寸口脈が浮滑ならば、病が日々に進行する。人迎が沈で滑ならば、病が日々に好転する。

寸口脈が滑で沈ならば、病が日々に進行し、五臓が発病している。人迎が滑盛んで浮ならば、病が日々に進行し、六腑が発病している。

脈の浮沈ならびに気の大小が、寸口と人迎で等しければ、疾病が治りにくい。病が臓にあり、脈が沈で大ならば治りやすく、小ならば逆で治りにくい。病が腑にあり、脈が浮で大ならば治りやすい。人迎が盛んで脈が堅ければ、寒に傷付いている。寸口が盛んで脈が堅ければ、食に傷付いている」

＊「其脈口浮滑者、病日進」が『黄帝内経太素』では「其脈口滑而浮者、病日損」となっている。

雷公「色と病の軽重は、どうなのか？」

黄帝「その色が粗くて明るければ病が軽く、沈んで黒っぽければ病が重い。その色が下から上がって行けば、ますます病が重くなる。その色が下行して雲のように散ってしまえば、病が治る。五色には、それぞれ臓の部位があり、外部の六腑、内部の五臓がある。色が鼻の外部から内部へ走れば、病が外の腑から内の臓へと向かっている。色が鼻の内部から外部へ走れば、病が内の臓から外の腑へと向かっている。内の臓から発病していれば、陰臓を治療してから陽腑を治療する。反対にすれば病が悪化する。外の腑から発病していれば、陽腑を治療してから陰臓を治療する。反対にすれば病が悪化する。その脈が滑大で、代のうえ長であれば、病が外から来ており、目に幾らか異常が見られ、意識状態が幾らか悪くなるが、これは陽気が盛んになったもので、変化しただけの病状にすぎない」

＊粗に少しの意味があり、「并」には「盛ん」の意味がある。

雷公「〝風は百病の始まり〟〝厥痺は寒湿から起きる〟と聞くが、どう区別するのか？」
黄帝「必ず眉間を調べる。色が薄くてツヤがあれば風であり、濃く濁っていれば痺、下顎にあれば厥の冷えである。これが常である。その色によって病を言う」

雷公「人は病でないのに、突然死したりする。どうやって分かる？」
黄帝「大邪の気が臓腑に入れば、発病しなくても突然死する」
雷公「病が少し好転したのに突然死するのは、どうやって分かる？」
黄帝「赤色が両頬に出ており、それが親指大であれば、病が少し好転しても必ず突然死する。黒色が額に出ており、それが親指大であれば、病がなくとも必ず突然死する」

雷公が再び黄帝を拝んで言う「分かった。その死期が分かるのか？」
黄帝「色を観察して、死ぬ時を言う」
雷公「なるほど。それを聞きたい」
黄帝「顔面の対応を言う。額は頭面である。眉間上は咽喉である。眉間中は肺である。眉間の下端は心である。その直下の鼻柱が肝である。肝の左が胆である。肝の下端である鼻尖が脾である。鼻翼が胃である。頬の中央で、胃の隣が大腸である。大腸を挟んで、耳の付けねが腎である。腎の下が臍である。面王である鼻尖から上が小腸である。面王である鼻尖から下が膀胱と子宮である。頬骨が肩である。頬骨の後ろが腕である。腕の下が手である。目内眥の上が胸と乳である。縄を挟む耳上（競馬場のおっさんが鉛筆を挟む部分）の上が背である。頬車に沿って下が股である。顎の中央が膝である。膝から下が脛である。脛から下が足である。口角が股の裏である。下顎角が膝蓋である。これが五臓六腑と四肢関節の顔面に現れる部位である。それぞれ顔に部位があり、陰を用いて陽を和ませ、陽を使って陰を和ませる。こうした顔面部分に明るければ治療も百発百中であり、左右も識別できる。これを大道という。男女では配置が異なるので、陰陽と呼ぶ。それぞれの部位で、ツヤの善し悪しを調べるのが良医である」

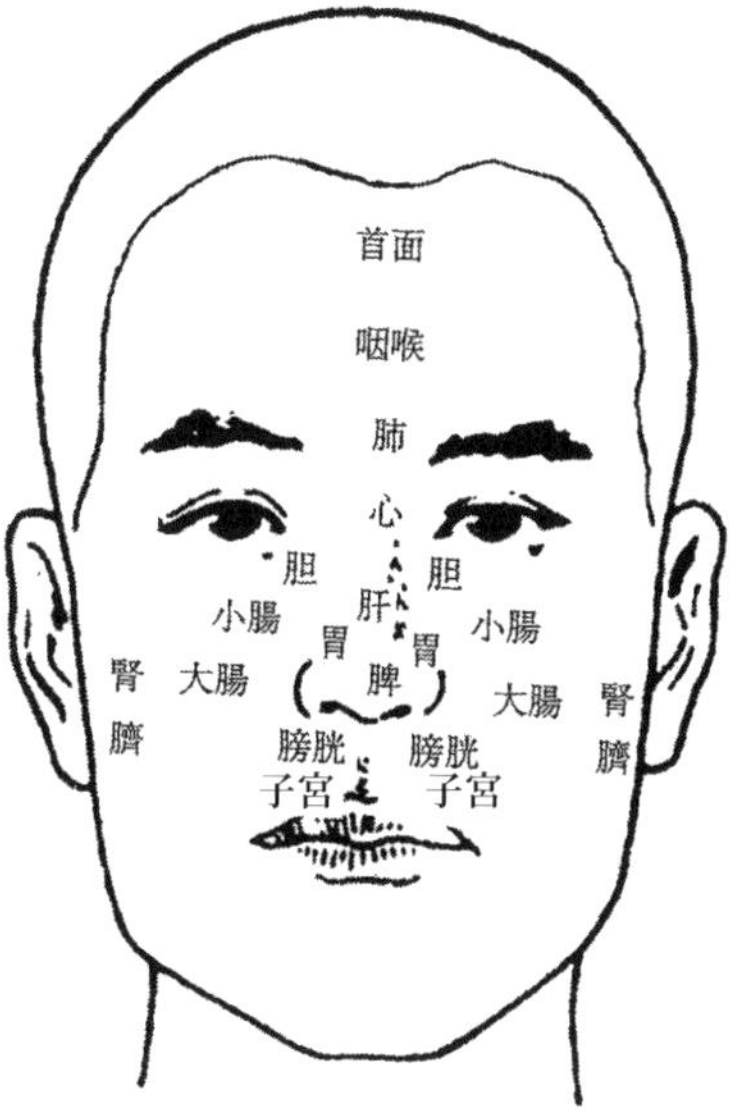

顔面部での五臓区分図

黄帝「沈んで濁った色は内臓の疾患、浮いてツヤがあれば外腑の疾患である。黄赤は風、青黒は痛み、白は寒（冷え）である。黄色くて軟らかく、ツヤツヤしていれば膿である。ひどく赤ければ血である。痛みが激しいと痙攣する。寒（冷え）が激しければ、皮膚の知覚が麻痺する。五色が顔面の各部位に見えれば、色の浮沈を観察して病位の浅深を知り、色ツヤの善し悪しを観察して病気の成敗（予後の善し悪し）を予測する。その色の集散（集まったり散ったり）を観察して、発病して長いか間もないか知る。色の出現した上下部位を見て、病巣を知る。つまり心に精神を集中すれば、以前の病状と現在の病状が分かる。だから気色を探らなければ、病の善し悪しが分からない。注意を逸らさないから、病の新旧が分かる。色が明確で少なくなく、暗くて悪ければ病が激しい。不明瞭でツヤがなければ病はひどくない。その色が子馬のように散らばって集まらなければ、その病が散らばって気痛（移動する痛み）となり、集まって積聚とはならない」

＊相には様相とか観察する意味がある。微には「探る」とか「うかがう」意味がある。

黄帝「腎が心に乗じれば、心から発病し、腎色である黒が心部位の鼻根に現れる。色は全部このようである。

男子で色が鼻尖にあれば小腹痛、下なら睾丸痛、真っ直の人中溝ならば陰茎痛である。人中溝の上ならば陰茎の根元、下ならば亀頭であり、狐疝（鼠径ヘルニア）など外生殖器の病である。

女子で色が鼻尖にあれば膀胱や子宮の病、色が散っていれば気痛、集まっていれば積聚（子宮筋腫）である。四角かったり円かったり、左右にあったり、それぞれ積聚の色と形を表す。そこから下の唇まで色があれば、帯下である。その色が脂のように潤っていれば、不潔なものを食べたのである」

＊「其圜直」は、人中溝と解釈されている。

胝は脤の誤字と解釈する説があり、それなら「其随而下至脣為淫」で意味が通じる。脤は脣の当て字で、唇。

黄帝「色が左にあれば病が左にあり、右にあれば病が右にある。その色が斜めで、色が集まったり散ったりして真っ直でなければ、顔色の部位が表す器官の発病を意味している」

＊邪は、斜めの意味がある。馬蒔は「其色有邪」を「その色が邪を示す」と解釈している。だが次の句である「聚散而不端」は、端が「端っこ」や「真っ直」の意味があり、邪を「斜め」と解釈すれば「不端」は「真っ直でない」の意味なので、邪と不端が一致する。

黄帝「色には青黒赤白黄があり、すべて正しく別の部位を満たしている。別の部位が赤く、その色の赤が楡の実のような大きさで、鼻尖にあれば無月経である。その色が上に尖っていたら、頭の正気が空虚であり、病が上へ向かって進行する。下に尖っていたら下へ向かって進行する。左右も同じ法則である。五色を臓に命名すれば、青は肝、赤は心、白は肺、黄は脾、黒は腎である。肝は筋と合致し、心は脈と合致し、肺は皮と合致し、脾は肉と合致し、腎は骨と合致する」

勇論篇・第五十

黄帝が少兪に問う。「ある人がここにいて、一緒に歩いて一緒に立つ。その年齢は同じくらい、着ている服の厚さも同じとする。そして突然に暴風雨に遭う。だが一人だけ発病し、もう一人は発病しなかったり、二人とも発病したり、二人とも発病しなかったりする。それはどうして？」

少兪「帝の質問は、何が急ぎだ？」

黄帝「すべて聞きたい」

少兪「春は温風、夏は陽風、秋は涼風、冬は寒風が吹く。この四季の風では、発生させる病の形態が異なる」

黄帝「四季の風で、病人はどうなるのだ？」

少兪「黄色で薄皮弱肉ならば、春の虚風に勝てない。白色で薄皮弱肉ならば、夏の虚風に勝てない。青色で薄皮弱肉ならば、秋の虚風に勝てない。赤色で薄皮弱肉ならば、冬の虚風に勝てない」

黄帝「黒ければ病気にならないのか？」

少兪「黒くて皮が厚く、肉が堅ければ、もとより四季の風で傷付かない。黒くて皮が薄く、肉が堅くなく、色を一定に保てなければ、盛夏に虚風があると発病する。黒くて皮が厚く、肉が堅ければ、盛夏に虚風があっても発病しない。黒くて皮が厚く、肉が堅くても、冷たいものを食べ、寒い風に当たれば、寒が身体の内外で重複するので発病する」

黄帝「分かった」

＊重感とは、体内と体外で感受すること。冷たい物を食べて内寒となり、さらに寒風で外寒となる状態。

黄帝「人が痛みに耐えるのと耐えられないのは、勇者と憶病者で分けられるものではない。勇士で痛みに耐えられないものは、危難を見ると前に進むが、痛ければ退く。憶病者で痛みに耐えるものは、危難を聞くと恐がるが、痛くとも動じない。勇士で痛みに耐えるものは、危難を見ても恐れず、痛くとも動じない。憶病者で痛みにも耐えられないものは、危難と痛みに遭うと、目が回って顔を背け、恐れて喋れず、オナラして驚き、顔色が変わって、死んだような生きたような状態になる。そうした状況を目にするが、どうしてそうなるのか分からない。その理由を聞きたい」

少兪「痛みに耐えるのと耐えられないのは、皮膚の厚さ、肌肉の堅さ、筋肉が緩いか引きつってるかによって分かれるもので、勇敢とか憶病は関係ない」

＊盻は眄の意味がある。乍は「或は」の意味がある。

黄帝「勇敢と憶病の理由は？」

少兪「勇士は、奥目で視線が定まり、眉が真っ直揚がり、三焦の紋理が縦横に入り乱れ、その心は真っ直で、その肝は大きくて堅く、その胆は満ちて大きい。怒れば気が盛んになって胸を張り、肝が挙がって胆が横になり、眼裂を見開いて目が揚がり、毛が逆立って顔が蒼くなる。これが勇士である原因だ」

＊「三焦理」だが、三焦が詰まると浮腫になる。だから全身の皮下が三焦である。旁には「広範囲」や「普遍」の意味がある。

黄帝「憶病である原因は？」

少兪「憶病者は、目が大きくて小さくなることはなく、陰陽経脈が失調し、三焦の紋理が緩み、胸骨剣状突起が短くて小さく、肝が小さくて柔らかく、その胆は満ちておらず緩く、胃腸がピンと立ち、脇下が空虚である。だから怒ったとしても、気が胸を満たせず、肝肺は挙がるものの、気が衰えて再び下がり、長い間は怒っていられない。これが憶病者である原因だ」

＊怯士者は「肝系緩」だが、系は繋がる意味なので、恐らく「肝糸緩」だろうと考えて訳した。そうすれば勇士の「其肝大以堅」と、怯士の「肝糸緩」が対応する。

黄帝「憶病者が酒を飲むと、怒れば勇士と違わない。どの臓が、そうさせる?」

少兪「酒は水穀の精であり、穀が熟成した液である。その気はすばしっこい。それが胃の中へ入るのだから、胃が脹って気が上逆し、胸中を満たす。すると肝は浮いて胆が横になる。そうした時は勇士と変わらないが、気が衰えれば後悔する。だが酔っぱらっていれば勇士と同類で、避けることを知らない。それを酒悖という」

背腧篇・第五十一

黄帝が岐伯に問う。「五臓の腧が背中に出るものを聞きたい」

岐伯「背兪中の最初は杼骨（第一胸椎）の端（大杼）、肺兪は三椎の傍ら、心兪は五椎の傍ら、膈兪は七椎の傍ら、肝兪は九椎の傍ら、脾兪は十一椎の傍ら、腎兪は十四椎（第二腰椎）の傍らにあり、いずれも背骨を挟んで互いに三寸離れている。効果のある穴位を得たければ、その部位を圧し、その圧力に応じて内部の痛みが解《ほぐ》れたら、それが背兪穴である。灸してもよいが、刺鍼してはいけない。気が盛んならば瀉し、虚なら補う。火で補うときは、その火を吹かず、自然に消えるのを待つ。火で瀉すときは、吹いて火の伝わりを速くして燃焼させる」

＊杼は、機織りで、横糸を通す木片のこと。ここから胸椎が始まり、横骨の無かった頚椎が、横骨（肋骨）のある胸椎に変わるので杼骨と呼ぶ。大は順位の最初、杼は横糸の木片。だから大杼。

衛気篇・第五十二

黄帝「五臓は、精神魂魄を収納する。六腑は、水穀を受け入れて消化しながら通らせるものである。その水穀の気は、内では五臓、外では四肢関節に絡まる。その浮いた気で、経脈を通らないのが衛気である。その精気で、経脈の中を行くのが営気である。陰陽経脈がつき従って、身体の内外を貫通し、リングのように端がなく、グルグルと回って、誰にも最後が窮められない。しかし経脈は陰陽に分けられ、いずれも標本虚実や離れる部位がある。陰陽十二経脈に別けられれば、病の所在が分かる。虚実の部位を調べれば、発病部位の高さが得られる。六腑の気の通路を知れば、結を解《と》いて緩みを断ち切る門戸が分かる。虚実の堅軟を知れば、補瀉する部位が分かる。六経の標本を知れば、天下に迷うことがない」

＊紹には「緩い」意味があり、契には「絶つ」意味がある。
「虚実之堅軟」とは、虚なら軟らかくて、実では堅いこと。

岐伯「聖帝の論は、広いわ！　家臣は、その意味をことごとく言う。

足太陽の本は足跟から五寸上の中にある跗陽、標は二つの命門に絡まる。命門とは目頭の睛明。

足少陽の本は足竅陰の間、標は窓籠の前にある。窓籠とは耳の聴宮。

足少陰の本は内踝下から上三寸の中にある復溜と交信、標は腎兪ならびに舌下両脈の金津と玉液。

足厥陰の本は行間から上五寸の中封、標は肝兪。

足陽明の本は厲兌、標は人迎、つまり頚を挟む喉頭蓋。

足太陰の本は、中封穴の前方から上四寸の三陰交、標は脾兪と舌根部」

＊足陽明の標は「在人迎、頬挟頏顙也」だが、頏顙は頬の部分にないので、頬は頚の誤字と考えた。

岐伯「手太陽の本は、尺骨茎状突起後ろの養老、標は睛明穴の上一寸にある攢竹。

手少陽の本は、小指と薬指の間で、薬指上二寸の液門、標は耳後ろ上角の角孫、下は目尻。

手陽明の本は、肘骨中の曲池、上がって臂臑に至り、標は顔の下で、鉗が合わさる上（喉仏）。

手太陰の本は、寸口中にある太淵、標は腋窩動脈。

手少陰の本は、豆状骨端の神門、標は心兪。

手心主（厥陰）の本は、手掌後ろで両筋の間二寸にある内関、標は腋の下三寸にある天池」

＊手陽明は難解。別陽は「肘骨中から上がって別陽に至る」とあるので、臂臑の説を採用した。商陽とする説もあるが、「肘骨中から上がる」に当てはまらないと思う。鉗は、古代に使用された首枷の意味。詳しくは浅野忠信の

『モンゴル』というＤＶＤを見る。鉗を装着させられている。鋭骨は、尖った骨の意味で、特定の骨を意味しているのではない。

岐伯「これを調べれば、下が虚せば厥（冷え）、下が盛んなら熱。上が虚せば眩（眩暈）、上が盛んなら熱痛。だから実ならば絶って止《と》め、虚なら引いて起こす」

＊原文は「故石者絶而止之」だが、この石は実の間違い。

岐伯「気街について言わせてくれ。胸気に街があり、腹気に街があり、頭気に街があり、脛気に街がある。だから気が頭にあれば、脳に止まる。気が胸にあれば、前胸部と背兪穴に止まる。気が腹にあれば、背兪穴と衝脈、臍左右にある動脈に止まる。気が脛にあれば、気衝と承山、踝の上と下に止まる。これを取るときは毫鍼を用い、最初に手で久しく按圧し、手に反応があったら刺鍼する。この気街で治療できる疾患は、頭痛や眩暈、腹痛や中満（胃の膨満感）、激しい腹脹、および新たに発生した積。痛みが移動すれば治りやすい。積が痛まなければ治りにくい」

論痛篇・第五十三

黄帝が少兪に問う。「筋骨の強弱、肌肉の堅い脆い、皮膚の厚薄、腠理の疎密は、人によって違う。彼らは鍼や灸で、どのように痛みを感じるのか？　胃腸の厚薄や堅い脆いなども人によって異なるが、それによる薬物の感受性は違うのか？　それを聞きたい」

少兪「骨が強く、筋が弱く、肉が緩んで、皮膚が厚ければ、痛みに耐える。それは鍼に対する痛みだが、灸も同じである」

黄帝「灸火に耐えることが、どうして分かる？」

少兪「以上に述べたことに加えて、色が黒くて骨格が美しければ、灸火に耐える」

黄帝「鍼の痛みに耐えられないことが、どうして分かる？」

少兪「肉が堅くて皮が薄ければ、鍼の痛みに耐えられない。灸火も同じである」

黄帝「人の病は、同時に発病しても、治りやすかったり、治りにくかったりするが、どうして？」

少兪「同時に発病しても、身体に熱が多ければ治りやすく、冷えが多ければ治りにくい」

黄帝「毒に耐性が強いことは、どうやって分かる？」

少兪「胃が厚い、色が黒い、骨格が太い、太っているなどの人は、薬の毒に強い。だから痩せていたり、胃が薄ければ、薬の毒に弱い」

天年篇・第五十四

黄帝が岐伯に問う。「人が誕生するとき、何の気が築く基礎になる？　何が立って盾になる？　何を失って死ぬ？　何を得て生まれる？」

岐伯「母を基礎とし、父を盾とする。神がなくなれば死に、神があれば生きる」

黄帝「神とは何者？」

岐伯「血気が調和し、営衛が流通し、五臓ができて、神気が心に宿り、魂魄が完全に備わって、人となる」

黄帝「人の寿命は各自で異なる。天寿をまっとうしたり、突然死したり、長患いだったりする。その原因は？」

岐伯「五臓が堅固で、血脈が調和し、肌肉が動きやすく、皮膚が緻密で、営衛が正常を失わず流れていて、呼吸が善くて緩やかで、気が正常に流れており、六腑が穀を消化し、津液が全身に散布されている。それぞれが正常であれば、長く生きられる」

＊原文は「夭寿」だが「天寿」の誤りと思う。でないと次の卒死と重複する。微は「徽」に通じ、善という意味がある。

黄帝「人が百歳で死ぬのは、どうして？」

岐伯「人中溝が長く、顎角が高くて四角く、営衛が通調し、顔が均等に三分割され、骨が高くて肉が豊満ならば、百歳まで生きて死ぬ」

＊隊は隧の意味があり、道。だから馬蒔は、道隊を顔の道である人中溝と解釈した。

黄帝「気の盛衰を死に至るまで聞けるのか？」

岐伯「人生十歳で、五臓が安定し始め、すでに血気が通り、その気が下にあるので、よく走るようになる。二十歳で、血気が盛んになり始め、肌肉が生長し始めるので、速く歩くようになる。三十歳で、五臓が大いに安定し、肌肉が堅固で、血脈が盛んになって満ちるので、よく歩くようになる。四十歳で、五臓六腑や十二経脈が、すべて大いに盛んになって平定され、腠理が緩み始め、顔の色艶が衰え、髪が白くなり始め、盛んな血気が平常になって動揺しないので、よく座るようになる。五十歳で、肝気が衰え始め、肝葉が薄くなり始め、胆汁が減り始め、目がはっきり見えなくなり始める。六十歳で、心気が衰え始め、しょっちゅう憂いて悲しみ、血気が衰弱するので、よく横になる。七十歳で、脾九十歳で、脾気が虚し、皮膚が枯れる。八十歳で、肺気が衰え、魄が離れるので、言葉に間違いが多くなる。九十歳で、腎気が焦げ、四臓の経脈が空虚になる。百歳で、五臓がすべて虚し、すべての神気が去って、形骸だけが存在して終わる」

黄帝「寿命を終わらずに死ぬ者は、どうして？」

岐伯「その五臓が全て堅くなく、人中溝が長くなく、鼻孔が外を向いて張り、喘息発作に襲われる。また顎角と顎尖が低く、脈が薄くて血が少なく、その肉は実でなく、何度も風寒を感受する。そのため血気が虚して脈が通じなくなり、真気と邪気が互いに争い、その乱れが長引くので、寿命中ばで尽きる」

逆順篇・第五十五

黄帝が伯高に問う。「気には逆と順があり、脈には盛衰があり、刺鍼には原則があると聞く。それは何か？」

伯高「気の逆と順は、それによって天地・陰陽・四時（四季や時間）・五行に対応する。脈の盛衰は、それによって血気の虚実、有余と不足を調べる。刺鍼の原則とは、病に刺鍼できる、まだ刺鍼できる、もう刺鍼できないの区別を必ず明らかにする」

黄帝「どのように調べるのか？」

伯高「『兵法』は〝勢いづいた敵と正面から当たるな、堂々とした陣を攻撃するな〟と教えている。『刺法』は〝激しい高熱に刺すな、ビッショリとした汗に刺すな、はっきりしない脈に刺すな、病と脈が一致しなければ刺すな〟と教えている」

黄帝「どのように刺鍼できることを調べるのか？」

伯高「名医は症状の現れていないときに刺鍼する。その次は、症状がはっきりしないときに刺鍼する。その次は、症状が衰えたときに刺鍼する。そしてヤブは、邪が襲ってきたときに刺鍼し、症状の盛んなときに刺鍼し、病と脈が一致しないときに刺鍼する。それで〝症状が激しいときは邪が盛んなので、敢えて損傷するなかれ。症状が衰えたときに刺鍼すれば、事は必ず正しい〟という。だから〝名医は未病を治し、病んでしまったものは治さない〟とは、これを言う」

五味篇・第五十六

黄帝「五穀の味には五味あり、それは五臓へ入るが、それぞれどのように別かれるか？」

伯高「胃は、五臓六腑の海である。すべての水穀は胃へ入り、すべての五臓六腑は胃から気を受けており、五味が好む五臓へと走る。穀の味が酸っぱければ、まず肝へ走る。穀の味が苦ければ、まず心へ走る。穀の味が甘ければ、まず脾へ走る。穀の味が辛ければ、まず肺へ走る。穀の味がしょっぱければ、まず腎へ走る。穀気と津液が流れ、営衛が通じ、水穀は糟粕と化して、次々と六腑を伝導する」

黄帝「営衛は、どのように運行する？」

伯高「穀が最初に胃へ入る。その精微なる物質は、まず胃の中焦と上焦に出て、五臓を潅漑するが、それは営と衛の道へ二つに別れて進む。そのなかで空気と結合して循環しなくなったものは胸中に蓄積するが、それは気海（壇中）と呼ばれ、肺から咽喉に沿って出るので、呼で出て、吸で入る。天地の精気は、原則が三出一入（口の一ヶ所から入り、大小便と呼吸の三ヶ所から出る）だから、穀が半日入らねば気が衰え、一日入らねば気が少なくなる」

黄帝「穀の五味を聞けるのか？」

伯高「ことごとく言いましょう。五穀は、白米が甘い・胡麻が酸っぱい・大豆がしょっぱい・麦が苦い・キビが辛い。五果物では、ナツメが甘い・スモモが酸っぱい・栗がしょっぱい・アンズが苦い・桃が辛い。五家畜では、牛が甘い・犬が酸っぱい・豚がしょっぱい・羊が苦い・ニワトリが辛い。五野菜では、葵が甘い・ニラが酸っぱい・豆の葉がしょっぱい・ラッキョウが苦い・ネギが辛い。五色では、黄色が甘い・青色が酸っぱい・黒色がしょっぱい・赤色が苦い・白色が辛い。この五者は、それぞれ適宜がある。だから五宜では、脾病ならば米・牛肉・ナツメ・葵を食べるとよい。心病ならば麦・羊肉・アンズ・ラッキョウを食べるとよい。腎病ならば大豆・豚肉・栗・豆の葉を食べるとよい。肝病ならば胡麻・犬肉・スモモ・ニラを食べるとよい。肺病ならばキビ・鶏肉・桃・ネギを食べるとよい。五禁もあり、肝病には辛い物が禁止、心病にはしょっぱい物が禁止、脾病には酸っぱい物が禁止、腎病には甘い物が禁止、肺病には苦い物を禁止とする。

肝の色は青く、甘い物を食べるとよく、米・牛肉・ナツメ・葵が甘い。心の色は赤く、すっぱい物を食べるとよく、胡麻・犬肉・スモモ・ニラが酸っぱい。脾の色は黄色く、しょっぱい物を食べるとよく、大豆・豚肉・栗・豆の葉がしょっぱい。肺の色は白く、苦いものを食べるとよく、麦・羊肉・アンズ・ラッキョウが苦い。腎の色は黒く、辛いものを食べるとよく、キビ・鶏肉・桃・ネギが辛い」

＊相尅の関係になっている。

水脹篇・第五十七

黄帝が岐伯に問う。「水、膚脹、鼓脹、腸覃、石瘕、石水は、どう違うのか？」
岐伯「水の最初は、起床したばかりのように下瞼の上が少し腫れ、その頚動脈が動き、しょっちゅう咳する。内股の間が冷え、足脛が腫れ、腹が膨れれば、すでに水が発病している。手を腹に当てて押せば、手に応えて凹んだり戻ったりし、まるで水を満たした袋のようであれば、水の徴候である」

＊窠を馬蒔は「目の下が窠」としている。

黄帝「膚脹は、どのような症状なのだ？」
岐伯「膚脹は、寒気が皮膚の間に侵入し、コンコンとカラッポの音がして堅くなく、腹が大きく、全身が腫れ、皮が厚くなり、その腹を押すと凹んで戻らず、腹の色に変化がなければ、膚脹の徴候である」
黄帝「鼓脹は、どうか？」
岐伯「腹が膨れて身体が大きくなり、ほぼ膚脹などと同じである。そして色が蒼黄色く、腹に青スジが現れるのが、鼓脹の徴候である」
黄帝「腸覃は、どうか？」
岐伯「寒気が腸の外へ侵入して、衛気と結合し、衛気が営運できないため幾らか滞り、癖となって体内に付着し、瘀血と一緒になるとポリープになる。最初は鶏卵ぐらいだが、少しずつ大きくなって、ついには胎児のようになる。久しくて一年以上になれば、圧すると堅く、押せば移動して、定期的に月経があるのが、腸覃の徴候である」

＊癖とは、両脇にシコリがある。普段は何もないが、痛むときにシコリとなる。悪気は、瘀血や敗血、膿汁など。

黄帝「石瘕は、どうか？」
岐伯「石瘕は子宮の中にできる。寒気が子宮口に侵入し、子宮口が閉塞して気が通じなくなり、排出されるべき経血が排出されず、腐った血となって留まり、日が経つうちに大きくなり、胎児のようになって、月経が不定期になる。すべて女子に発生し、導けば下がる」
黄帝「膚脹と鼓脹は、刺鍼できるのか？」
岐伯「まず膨らんだ血絡を瀉し、そのあと経脈を調える。必ず血絡を刺して血を出す」

賊風篇・第五十八

黄帝「先生は〝賊風邪気が人を傷付けて、人は発病する〟という。ここで衝立《ついたて》（屏風・風避け）から離れず、部屋の中から出ないのに、急に発病したとする。それは賊風邪気ではない。何なのか？」

岐伯「それは湿気が傷付けている。湿気は血脈の中、あるいは分肉の間に入り込み、久しいこと留まって去らない。そこに墜落したりして打撲し、欝血が体内にできて去らない。急な喜怒の失調、飲食の不適切、季節外れの寒暖があれば、腠理が閉じて通じない。腠理が開けば風寒と遭遇し、血気が凝結して、昔から侵入している湿邪と一緒に身体を襲い、寒痹となる。また湿気に熱が加わると汗をかき、汗が出れば風を感受するので、賊風邪気に遭遇しなくても、必ず原因があって外因が加われば発病する」

黄帝「先生は〝病人の知っていることだ〟という。だが邪気にも遭遇せず、恐がる気持ちもないのに、急に発病するのは、どうして？　鬼神の祟りなのか？」

岐伯「やはり昔の邪が留まっていて発病していないものが、幾らか精神的に悪い刺激、また思いが遂げられなかったりで、血気が内乱し、古い邪気が、新たな邪気と合流したものである。従来から体内に潜む邪気は微弱で、見ても症状として現れず、聞いても自覚症状がない。だから鬼神の祟りのように見える」

黄帝「その病が、祈祷で治癒するのは、どうして？」

岐伯「巫《みこ》は、百病を剋する物を知っている。だから最初に病が何で発生したかを知り、祈祷して治る」

＊原文の「祝」は「祝由」。昔も精神病はあった。そこに祈祷師や霊能力者が来て、患者と話をすれば治った。

衛気失常篇・第五十九

黄帝「衛気が腹の中に溜り、蓄積して流れなくなる。蓄積して正常な場所を得られず、脇が支えて胃が中満し、ゼイゼイ喘いで気逆すれば、どうやって蓄積を追い出す？」

伯高「気が胸中に積もっていれば上を取る。腹中に積もっていれば下を取る。上下ともに満ちていれば、その傍らを取る」

黄帝「どのように取るのだ？」

伯高「上に積もっていれば、人迎・天突・喉中央の廉泉を瀉す。下に積もっていれば、足三里と気衝を瀉す。上下ともに満ちていれば、上下の穴位をともに取って、季脇の下一寸にある章門を加え、重症なら鶏足のように合谷刺する。脈を診て、大で弦急、ならびに脈が絶えて至らない患者、そして腹の皮がひどく突っ張った患者には、刺鍼してはならない」

黄帝「分かった」

＊合谷刺は、多方向に斜刺すること。

黄帝が伯高に問う。「皮肉・気血・筋骨の病は、どうやったら分かる？」

伯高「病色が両眉間に現れ、その色が薄くてツヤがあれば皮が発病している。唇の色が青黄赤白黒ならば肌肉が発病している。営気が皮膚を濡らしていれば血気が発病している。目の色が青黄赤白黒ならば筋が発病している。耳が焦げたように枯れ、塵垢が付着しているようならば骨が発病している」

黄帝「病の症状は、どうか？」

伯高「百病の変化は、数え切れない。だが皮には分部があり、肉には䐃があり、血気には輸送される部位があり、筋には骨に付着する結があり、骨には属がある」

黄帝「その理由を聞こう」

伯高「皮の分部は、四肢にある。肉の柱は、前腕や脛の陽部で分肉の間、そして足少陰の分肉間にある。血気は各絡脈に輸送され、気血が鬱滞すれば盛り上がって血管が浮き出る。筋肉には陰部も陽部もなく、左右もなく、ただ触れれば病の所在である。骨の属とは関節の部位で、骨の関節にある空洞で精を受けて脳髄を満たすものである」

黄帝「どのように取穴する？」

伯高「百病の変化は、浮沈や深浅があって数え切れないので、それぞれ病邪の存在する部位を取る。病が軽ければ浅刺、重症ならば深刺し、軽症なら刺鍼本数を少なく、重症なら多刺する。病の変化に応じて気を調える。だから名医という」

黄帝が伯高に問う。「人には肥痩や大小、寒がりや暑がりがあり、また老壮少幼年の違いがある。どのように別けるのか？」

伯高「人は五十歳以上が老年、二十歳以上が壮年、十八歳以上が少年、六歳以上が幼年である」

黄帝「何を基準に肥痩を測るか？」

伯高「人には脂、膏、肉がある」

黄帝「どう違うのか？」

伯高「盛りあがった筋肉が堅く、皮が満ちていれば脂。盛りあがった筋肉が堅くなく、皮が緩んでいれば膏。皮と肉がくっついて離れなければ肉である」

＊原文は「人有肥有膏有肉」だが、「肥」は後の文から「脂」の誤字。

原文は「膕肉」だが、それでは膝窩筋になってしまう。膝窩には、あまり筋肉がないので、これは腘肉の誤字。

黄帝「身体の寒温は、どうか？」

伯高「膏は肉が柔らかいが、それで腠理が粗ければ衛気が漏れて身体が冷え、腠理が細かければ身体が熱い。脂は肉が堅いが、それで腠理が細かければ身体が熱く、腠理が粗ければ身体が冷える」

黄帝「肥瘦と大小は、どうか?」
伯高「膏なら多気で皮が弛緩するので、緩んだ腹が垂れて太っている。肉なら身体が寛くて大きい。脂なら身体が収まって小さい」
黄帝「三者の気血の多少は、どうなのだ?」
伯高「膏なら多気で、多気なら熱い。熱ければ耐寒性に優れる。肉なら多血で、多血なら身体が充実し、身体が充たされていれば平穏である。脂なら血が清く、気が滑って少ないので身体が大きくない。これは一般人とは異なる」
黄帝「一般人では、どうなのだ?」
伯高「一般人の皮肉脂膏は、普通より加えることができない。血と気は互いに多くなれないので、その身体は小さくも大きくもなく、各自が自分の身体と釣りあっている。それを一般人と呼ぶ」
黄帝「分かった。どう治療する?」
伯高「まず血の多少、気の清濁によって三つの身体型に分類し、そのあとで調えるが、常に経脈で治療する。それで膏人は、腹が弛んで垂れる。肉人は、上下半身ともにガッチリしている。脂人は肥えてはいるが、大きくなれない」

＊最後の「是故膏人縦腹垂腴、肉人者上下容大、脂人者雖脂不能大也」は、ここに入るのはおかしい。「膏者多気而皮縦緩、故能縦腹垂腴。肉者身体容大。脂者其身体収小」の後に入るべき。この文は「脂」と「肥」の誤字が多

いが、最後の句も「脂人者雖肥、不能大也」の間違いだろう。

玉版篇・第六十

黄帝「私は、小鍼の細いものを使う。先生は〝上は天と合致し、下は地と合致し、中は人と合致する〟という。それを私は、鍼の意味を過大評価していると思う。そう思われる理由を聞きたい」

岐伯「どんな物が天より大きいのか？　鍼より大きいのは、五兵器だけである。五兵器は殺人の備えであり、人を生かす道具ではない。そして人は、天地の大切なものだから、参与しないわけにゆくだろうか？　そして民を治すものは鍼しかない。鍼と五兵器、どちらが小さいだろうか？」

黄帝「発病は、喜怒の過剰や飲食不節などにより、陰気が不足して陽気が有余り、営気が流れなくなれば、癰疽などのオデキとなる。陰陽経脈が通じなくなり、陽気の熱と邪毒の熱が結合すると、膿に変化する。これを小鍼では、どう取るか？」

岐伯「聖人は化膿させず、その邪を留めさせない。例えば両軍が向かい合い、互いの旗や幟《のぼり》が見え、野原に白刃《はくじん》が舞うが、それは一日の謀《はか》り事ではない。その民を命令や禁止に従わせ、白刃の災難がないようにするには、一日の訓練ではなく、しばらくしないと得られない。身体をオデキにする病は、膿血が集まったものなので、血が脈道を離れて非常に時間が経っているだろう。オデキの発生は、膿血によってできる。天から下ったものでも、地から出たものでもなく、少しずつ積もって発生する。だから聖人は自《おの》ずと、まだ症状の形となっていないときに治療する。愚者は、すでに症状が現れてから向き合う」

＊「不亦」は「非常に」の意味。

黄帝「それが症状の形となっていても向き合わず、膿ができても診なければ、どのようにする？」

岐伯「膿ができてしまったら十人のうち一人しか生きられない。だから聖人は症状が現れる前に治癒させ、良い治療方法に明るい。これを竹簡《ちくかん》や帛（白絹）に記載し、能力のあるものに足跡として後世へ伝え、絶えないようにし、オデキに遭遇させないようにした」

＊「故聖人弗使已成」は、「だから聖人は、すでに成るようにさせない」意味。「成る」は完全に発病したもの。弗は否定。

黄帝「オデキに膿血ができてしまったものに遭遇したら？　毫鍼で治療できないのか？」

岐伯「小さな病を小さな鍼で治療すれば効果も小さいが、大きな病を大きな鍼で治療すれば多害である。だから膿血ができてしまったものは、砭石や鈹鍼、鋒鍼で取り除くしかない」

黄帝「多害ならば、すべて悪いのか？」
岐伯「それには善悪がある」
黄帝「善悪を聞きたい」
岐伯「オデキに傷付いたもので、白眼が青く、黒眼が小さければ一悪である。薬を飲んで嘔吐すれば二悪である。腹痛して激しく喉が渇けば三悪である。肩や後頚部が動きにくければ四悪である。声がかすれて血色が脱ければ五悪である。この五悪を除けば善である」
黄帝「すべての病に善悪があるのか？」
岐伯「腹脹・発熱・脈が小さければ一悪である。腹鳴して腹脹し、四肢が冷たくて下痢し、脈が大きければ二悪である。出血が止まらず、脈が大きければ三悪である。咳して血尿があり、身体が痩せ衰え、脈が小さくて力があれば四悪である。咳して痩せ衰え、発熱して、脈が小さくて速ければ五悪である。こうした証候があれば、十五日以内に死ぬ。
腹が大きく膨れ、四肢が冷たく、痩せ衰えて激しく下痢すれば一悪である。腹脹して血便があり、脈が大きくて時々止まれば二悪である。咳して血尿があり、痩せ衰えて脈拍が激しければ三悪である。嘔血し、胸満が背まで及び、脈が小さくて速ければ四悪である。咳して嘔吐し、腹脹して未消化便を下痢し、脈が絶えれば五悪である。こうした証候があれば、一日の内に死ぬ。医者は、こうした症状を観察して刺さないようにする。これを治療するものを逆治と呼ぶ」

＊一時は、馬蒔が「一時者、一周時、乃一日之意也」と解説している。順は刺して良いもの。逆は刺して悪いもの。逆の患者は、治療しようがしまいが確実に死ぬので、医療裁判を避けるために治療するなと述べている。

黄帝「先生の言う鍼は、非常にりっぱである。天地を配偶し、天文を数とし、地の法則を基準とする。内では五臓に別け、外は六腑に至り、経脈の二十八会（左右の十二経脈と任督・陰陽蹻脈のどちらかを加えた三奇経24＋1＋1＋2で28）、その周回の法則だけがある。鍼は人を殺せるが、死人を生き返らすことはできない。先生は、これに反することができるのか？」

岐伯「人を殺せるが、死人を生き返らすことはできない」

黄帝「それでは非道に聞こえる。だから人に行ってはならない方法を聞きたい」

岐伯「これは明らかな道理であり、必然である。それは刀剣が人を殺すが如く、飲酒が人を酔わせるが如くである。だから診察しなくとも分かるようなものである」

黄帝「それを聞きたい」

岐伯「人は五穀から気を受ける。五穀は胃に注ぐ。胃は、水穀と気血の海である。海から雲気が天下を行く。胃から気血は経隧（血管）に出る。経隧とは五臓六腑の大絡であり、鍼で迎えて奪えば終わる」
黄帝「その大絡は、上下で数があるのか？」
岐伯「五里で迎え、気血の道（経隧）に中《あた》れば鍼を止《と》め、五回瀉せば終わり。五回進めれば臓の気が尽きる。五回で五臓だから二十五回ほど瀉法すれば、五臓へ輸送される気血が竭きる。これを〝その天気を奪う者〟と呼ぶが、その命を絶って寿命を傾かせるためのものではない」
黄帝「それを聞きたい」
岐伯「門を窺《うかが》うように浅く刺せば帰宅してから死ぬ。門を入るように深く刺せば、その病院で死ぬ」
黄帝「良い医方である。明らかな法である。これを玉版に彫って、重要な宝とし、後世に伝える刺禁とし、これを敢えて民が犯さないようにさせよう」

＊手五里は禁鍼穴とされていて、太い神経が通っている。現在の毫鍼で刺しても問題は起きない。
窺門は、門をうかがう意味。入門は、門を入る意味。『類経・二十二巻』は「門とは、『生気通天論』などに言う気門である。窺門而刺とは浅刺することで、浅ければ害が遅いので家で死ぬ。入門而刺とは深刺することで、深ければ害が速いので病院で死ぬ」という。昔は病院などの大きな建物を堂と呼んだ。『霊枢・官能』に「気門、明通於四海」とある。つまり気門を刺し、気海である膻中に穴が開き、肺が破れること。

五禁篇・第六十一

黄帝が岐伯に問う。「刺鍼には五禁があると聞く。五禁とは何か?」
岐伯「刺してはならない禁である」
黄帝「刺鍼には五奪があると聞く」
岐伯「瀉して奪ってはならないことである」
黄帝「刺鍼には五過があると聞く」
岐伯「補瀉で、程度の過ぎないことである」
黄帝「刺鍼には五逆があると聞く」
岐伯「病状と脈が一致しないものが五逆である」
黄帝「刺鍼には九宜があると聞く」
岐伯「『九鍼』の理論を明確に知ることが九宜である」
黄帝「五禁とは何か?　刺してはならない時とは?」
岐伯「甲乙日は自乗で、頭を刺してはならず、発蒙で耳内に鍼してはならない。丙丁日は自乗で、振埃で肩と喉の廉泉に刺鍼してはならない。戊己日は自乗で、腹を刺してはならず、去爪で四肢関節に鍼して水液を代謝させてはならない。庚辛日は自乗で、股膝の関節を刺してはならない。壬癸日は自乗で、足脛を刺してはならない。これが五禁である」

＊「自乗」だが、甲乙は十干の最初なので、身体では頭が自分と重なるから自乗。「発蒙」と「振埃」は『霊枢・刺節真邪』に、「発蒙とは、腧兪を刺して腑病を治す」とあり、「振埃とは、外経を刺して陽病を治す」とある。「去爪は、関節の四肢絡を刺すこと」とある。甲乙は最初だから頭、そして順次下へ移り、最後の壬癸で足となる。

黄帝「五奪とは何か？」

岐伯「身体の肉がすっかりなくなったのが一奪。大出血の後が二奪。大汗をかいた後が三奪。激しい下痢をした後が四奪。出産を終えてすぐや大出血した後が五奪。この五奪に瀉法してはならない」

＊大出血が重複するが、後の大出血は出産に伴う出血と思う。

黄帝「五逆とは？」

岐伯「熱病で脈が静かだったり、汗が出ているのに脈が盛んでザワザワしていれば一逆。下痢なのに脈が洪大ならば二逆。着痺（湿痺）が治らず、盛り上がった筋肉が落ちて、発熱しているのに、片手の脈が絶えていれば三逆。慢性病で身体が痩せ衰え、発熱し、顔色が生気のない白、そして血便が出るが、その出血がひどければ四逆。悪寒発熱で身体が痩せ衰えているのに、脈が堅くて飛び跳ねていれば五逆」

＊膕肉は盛り上がった筋肉のこと。

「淫而奪形」の「淫」だが、『素問・生気通天論』の淫気、慢性病と解釈したが、症状からすると腸結核のようだ。

以上の五症状には、刺鍼するなということ。

動輸篇・第六十二

黄帝「経脈は十二あるが、手太陰・足少陰・足陽明の拍動だけが止まらないのはなぜ？」

岐伯「足陽明胃脈である。胃は五臓六腑の海であり、その清気は上がって肺へ注がれる。肺気は手太陰から進むが、その進み方は息の往来に基づいている。だから人が一呼すると脈が二拍し、一吸して再び二拍ほど動く。呼吸は止《や》まないので、脈動も止まらない」

黄帝「気が寸口（太淵）を通るとき、上の魚際は十で休み、下の寸口は八で伏する。どの道から気血が戻るのか、その全てを知らぬ」

岐伯「気が肺臓から経脈へ離れるとき、弓や弩《ど》を発射するときのように突然で、水が岸を決壊するようである。それで下の寸口は脈拍が強いが、上の魚際では逆に衰える。寸口で余った気が衰えて散りながら逆上するので、その勢いが微弱になる」

＊黄帝の質問は、上と下だけあって具体的な部位が分からないので、岐伯の「上於魚」という答えから上が魚際、下が寸口と推測した。
　肺が呼吸するから脈が拍動すると解説している。

黄帝「足の陽明は、何によって動いている？」

岐伯「胃気が上がって肺へ注がれるが、その悍気で頭へ上昇するものは、食道に沿って五官の竅へ走り、視神経を通って、脳に入って絡まり、コメカミに出て、客主人（上関）を下がり、頬車を通って、足陽明本経と合流し、一緒に人迎へ下がる。これが別れて陽明に走る胃気である。だから陰経である太陰は、陽経である陽明と上下で、その動きは一つのようである。だから陽病で陽脈である人迎脈が小さければ悪候で、陰病なら陰脈である寸口脈が大きければ悪候である。つまり寸口と人迎が、両方静かだったり、両方動いている。もし綱引きのように、いずれかへ傾いていれば発病している」

＊肺に注いだ胃気のうち、滑りやすい悍気が頭へ昇るから人迎が拍動すると解説している。

黄帝「足少陰は、何によって動いている？」

岐伯「衝脈は、十二経の海である。それは少陰の大絡と一緒に腎の下から起こり、気衝へ出て、大腿内側の内縁を通り、斜めに膝窩中へ入り、脛骨内縁に沿って足少陰の経と一緒に行き、下がって内踝の後ろへ入り、足下へ入る。それから別れた脈は、斜めに内踝へ入り、足背に出て属し、足親指の間へ入って、各絡脈へ注いで足脛を温める。これが足少陰脈で常に動くものである」

黄帝「営衛の運行である。上下を貫いて、輪のように端がない。いま急に邪気と遭遇し、また大寒にも逢う。すると手足が怠くなり、その脈で陰陽経の道、そして気血が輸送される会である穴位が通行できなくなる。そうなったら営衛の気は、どこを通って戻るのか？」

岐伯「四肢末端は、陰陽経脈が繋がる部位で、これは気の大絡である。四気街は、気の通路である。つまり絡が途切れたら四気街の道路が通り、四肢末端が邪から解放されて通じるようになれば再び陰陽経脈が繋がり、そこから気も一緒になって輸送され、輪のように巡る」

黄帝「なるほど、これを〝環のように端がなく、どこから始まるか分からず、終わると始めに戻る〟というのか！」

＊手足の経脈が途切れたら、営衛は循環できないのかという黄帝の質問に、気街の通路によって営衛の循環が確保されると答えている。

五味篇・第六十三

黄帝が少兪に問う。「五味が口に入る。各味に行く先があり、それぞれに病がある。酸は筋へ行き、酸っぱいものばかり食べていると排尿困難になる。しょっぱさは血へ行き、しょっぱいものばかり食べていると喉が渇く。辛さは気へ行き、辛いものばかり食べていると胃が空っぽのような感じになる。苦みは骨へ行き、苦いものばかり食べていると嘔吐する。甘みは肉へ行き、甘いものばかり食べていると心中煩悶する。それは知っているが、なぜそうなるのか分からない。理由を聞かせて！」

少兪「酸が胃に入ると、酸の気は渋って収縮し、上の上焦と中焦が出入できなくなる。出られなければ胃中に溜るが、胃中が和《なご》んで温まると、下の膀胱へ注ぐ。膀胱の膜は薄くて弱い。酸っぱいものが来ると縮んで巻き上がり、絞約されて通じなくなるから水道が通じず、排尿困難となる。陰茎は、筋が積もって終わるところである。だから酸が入ると筋に行く」

黄帝「しょっぱさは血へ行き、しょっぱいものばかり食べていると喉が渇くのは？」

少兪「しょっぱさが胃に入ると、塩の気が中焦へ上がり、脈に注がれて血気に行く。血がしょっぱさと一緒になると凝集し、凝集すると胃中の汁が血液に注がれる。胃中の汁が注がれるので胃中の津液が竭き、胃中の津液が竭きると食道が焦げる。だから舌本が乾いて喉が渇く。血脈は、中焦の通路である。だからしょっぱさが中焦へ入れば、血に行く」

黄帝「辛さは気へ行き、辛いものばかり食べていると、胃が空っぽのような感じになるのは？」

少兪「辛さが胃に入ると、辛さの気が上焦へ行く。上焦は、中焦の気を受け取って、衛陽を栄養するものである。ショウガやニラの気が上焦を熏蒸すれば、営衛の気が何度もそれを受け、久しく心下に留まるので、胃の中が空っぽのような感じになる。辛さは気と一緒に行くので、辛いものを食べれば汗と一緒に出る」

＊気が吹き出すから汗が出る。

黄帝「苦みは骨へ行き、苦いものばかり食べていると嘔吐するのは？」

少兪「苦みが胃に入ると、五穀の気は、どれも苦さに勝てない。苦みが下脘へ入ると、三焦の道は、すべて閉じて通じなくなるから嘔吐する。歯は、骨の終わるところである。だから苦みを食べると、それが骨である歯へ走るので、食べた苦みが再び出る。それは歯という骨へ苦みが走っているのだ」

黄帝「甘みは肉へ行き、甘いものばかり食べていると心中煩悶するのは？」

少兪「甘みが胃に入ると、甘みの気は弱小なので、上焦まで上がれない。そこで五穀と一緒に胃中へ留まるが、それが人を柔らかく潤すものである。胃が柔らかくなれば緩み、胃が緩めば胃の虫が動き、胃の虫が動けば心中煩悶する。甘みの気は、外では肉に通じているので、甘みは肉へ行く」

＊昔は、心を胃袋の意味で使っていた。

陰陽二十五人篇・第六十四

黄帝「陰陽の人と聞くが、どんなものなのか?」

伯高「天地の間は、前後左右上下という六合の中にあり、五行と切り離せない。人も同じである。だから五×五で二十五人の形があり、それは陰陽の人とは違う。その状態も五人の人々と合致しないが、それは知っている。二十五人の形で、血気の産生、違いの見分け方、外部から体内を知るにはどうしたらよいか。そうしたことを聞きたい」

岐伯「なんと質問の多い! これは先師の秘伝である。伯高でも知らなかったのか!」

黄帝は席を立ち、うやうやしく言った。「〝学問を得た人が、他人に教えないのは重大な損失である。学問を得て漏らせば、天に嫌われる〟という。私は学問を得て明らかにし、金の箪笥に納め、敢えて取り出さないようにしようと思う」

岐伯「まず金・木・水・火・土という五行形態がある。五色に分け、五体形の人が異なれば、二十五人となる」

黄帝「それを聞かせて」

岐伯「慎んで！　慎んで！　では家臣が言いましょう」

＊伯高の原文は「故五五二十五人之政」だが、政は政治や法則という意味しかない。後の句では「願聞二十五人之形」となっているので、政は形の誤字と分かる。

岐伯「木形で、上角の人は、蒼帝に似ている。その人は皮膚が蒼く、頭が小さくて面長、肩や背中が大きく、身体が真っ直、手足が小さい。才能があり、頭を使うが体力はなく、物事に気を遣い過ぎる。春夏の季節はよいが秋冬に弱く、秋冬には外邪を感受して発病する。足厥陰に属し、ゆったりとしている。

木形で、大角の人は、左足少陽に属しており、少陽経脈の上部に対応し、おとなしく従う性格である。

木形で、左角の人は、右足少陽に属しており、少陽経脈の下部に対応し、人に調子を合わせる性格である。

木形で、釱角の人は、右足少陽に属しており、少陽経脈の上部と対応し、上昇志向の強い性格である。

木形で、判角の人は、左足少陽に属しており、少陽経脈の下部に対応し、実直な性格である」

＊角は五音のなかで木に属している。その角も、上角・大角・左角・釱角・判角に分類できる。

岐伯「火形で、上徴の人は、赤帝に似ている。その人は皮膚が赤く、脊柱起立筋が広くて、シャープな顔で頭が小さく、肩や背、大腿や腹は均整がとれているが、手足は小さい。歩調は安定しているが、せっかちだから揺れながら歩く。肩や背が豊満で、心意気があって銭に執着せず、信用は少ない。考え深くて、物事をはっきりさせ、反省ばかりしている。焦る性格なので、しばしば短命で突然死する。春夏の季節はよいが秋冬に弱く、秋冬は外邪を感受して発病する。手少陰経脈に属し、考え深い。


火形で、質徴の人は、左手太陽に属しており、太陽経脈の上部に対応し、軽薄な性格である。

火形で、少徴の人は、右手太陽に属しており、太陽経脈の下部に対応し、疑い深い性格である。

火形で、右徴の人は、右手太陽に属しており、太陽経脈の上部と対応し、活発な性格である。

火形で、質判の人は、左手太陽に属しており、太陽経脈の下部に対応し、楽観的で享楽的な性格である」

＊原文の広䐃だが、䐃を馬蒔は背筋としている。䐃は矧で、歯根部とする説もある。「反省ばかりしている」の原文は「好顔」だが、ここで、顔が良いはおかしい。明の写本と『千金』十三巻の第一に基づいて「好顧」とした。

岐伯「土形で、上宮の人は、古代の黄帝に似ている。その人は皮膚が黄色く、頭が大きくて丸顔、肩や背の均整がとれていて腹が大きく、股や脛が丈夫そうで、手足が小さい。肉が多くて、上半身と下半身の均整がとれ、落ち着いて歩き、足取りも軽い。安穏とした性格で、人の利益を図り、権力を好まず、付き合い上手。秋冬の季節はよいが春夏に弱く、春夏は外邪を感受して発病する。足太陰経脈に属し、誠実で人情深い。

土形で、大宮の人は、左足陽明に属しており、陽明経脈の上部に対応し、温和で従順な性格である。

土形で、加宮の人は、左足陽明に属しており、陽明経脈の下部に対応し、いつもニコニコしている。

土形で、少宮の人は、右足陽明に属しており、陽明経脈の上と対応し、まろやかで婉曲である。

土形で、左宮の人は、右足陽明に属しており、陽明経脈の下部に対応し、一心不乱に働く」

岐伯「金形で、上商の人は、白帝に似ている。その人は皮膚が白く、顔が四角くて頭が小さい。肩や背が小さく、腹も小さく、手足も小さい。骨が足跟外側のように出っ張り、骨が軽くて敏捷である。身体は清くて、焦りやすく、静かだが凶暴で、官吏に適している。秋冬の季節はよいが春夏に弱く、春夏は外邪を感受して発病する。手太陰経脈に属し、冷酷で恩義を感じない。

金形で、釱商の人は、左手陽明に属しており、陽明経脈の上部に対応し、清廉潔白な性格である。

金形で、右商の人は、左手陽明に属しており、陽明経脈の下部に対応し、いつも美しくて、おしゃれである。

金形で、左商の人は、右手陽明に属しており、陽明経脈の上と対応し、事の是非を良く考えて、はっきりさせねばならない性格である。

金形で、少商の人は、右手陽明に属しており、陽明経脈の下部に対応し、厳かで端正な性格である」
＊ここの「敦敦然」は土形と違い、斬る意味。監然を馬蒔は「制御する」、張志聰は「金の鏡のように明察する」としている。

岐伯「水形で、上羽の人は、黒帝に似ている。その人は皮膚が黒く、頭が大きくて顔立ちがはっきりしており、オトガイが広くて、肩が小さく、腹が大きく、手足が小さい。身体を揺らしながら歩き始め、尻が下にあって胴が長い。人を敬《うやま》ったり畏《かしこ》まることがない。人を欺《あざむ》くことが好きで、刑死する。秋冬の季節はよいが春夏に弱く、春夏は外邪を感受して発病する。足少陰経脈に属し、下品な性格である。


水形で、大羽の人は、右足太陽に属しており、太陽経脈の上部に対応し、いつも得意満面である。

水形で、少羽の人は、左足太陽に属しており、太陽経脈の下部に対応し、いつもまわりくどい。

水形で、衆羽の人は、右足太陽に属しており、太陽経脈の下と対応し、いつも静かである。

水形で、桎羽の人は、左足太陽に属しており、太陽経脈の上部に対応し、常に安定している」

岐伯「これが五形の人の二十五変化である。衆生が互いに異なるものが、これである」
＊原文は「廉頤」だが、大頭とそぐわないので、『甲乙経』に基づいて「廣頤」にした。

＊「衆之所以相欺者」の欺は、異の間違いと思われる。ここにある「〜然」は、諸説様々なので、本当のところは不明確。

黄帝「体型は当てはまるのに肌の色が違っていれば、どうなる？」

岐伯「体型が肌の色と相剋関係にある場合、肌の色が体型と相剋関係にある場合、また相剋関係にある厄年になると、邪を感受して発病し、治療しないと命の憂いがある。だけど体型と肌の色が一致していれば心配ない」

黄帝「体型と肌の色が相剋関係にある場合、厄年が分かるのか？」

岐伯「厄年前後の人は、大厄年が九年周期で加わる。七歳、十六歳、二十五歳、三十四歳、四十三歳、五十二歳、六十一歳が大厄年である。このとき病気に注意しなければ、邪を感受して発病しやすい。そして手遅れになれば死ぬ心配すらある。その歳に不健康なことをしない。それを厄年（年忌）という」

黄帝「先生が言う〝経脈の上部と下部で血気を調べ、それによって身体と気を知る〟には、どうすればいい？」

岐伯「足陽明経脈の上部で、気血が盛んならば、口と顎のヒゲが多くて長い。血が少なくて気が多ければヒゲが短い。だから気が少なくて血が多ければヒゲも少ない。気血とも少なければヒゲがなく、口元にシワが多い。

足陽明経脈の下部で、気血が盛んならば陰毛が多くて長く、胸毛と繋がっている。血が多くて気が少なければ、陰毛が短くて臍までで終わり、足を高く上げて歩き、足指の肉が少なく、足が冷えやすい。血が少なくて気が多ければ凍傷になりやすい。気血とも少なければ体毛がなく、あってもまばらで薄く、足の無力や冷え、痛みなどが起きやすい」

岐伯「足少陽経脈の上部で、気血が盛んならばモミアゲと口ヒゲが繋がり、多くて長い。血が多くて気が少なければ、モミアゲと口ヒゲが繋がっているが短い。血が少なくて気が多ければヒゲが少ない。気血ともに少なければヒゲがなく、寒湿の邪を感受して、痺れや骨痛、爪が干乾びたようになりやすい。

足少陽経脈の下部で、血気が盛んならば脛毛が多くて長く、外踝の肉付きがよい。血が多くて気が少なければ脛毛が太くて短く、外踝の皮膚が堅くて厚い。血が少なくて気が多ければ脛毛が少なく、外踝の皮膚が薄くて軟らかい。気血とも少なければ脛毛がなく、外踝が痩せて肉がない」

岐伯「足太陽経脈の上部で、血気が盛んならば眉が美しく、眉間に毫毛が生えている。血が多くて気が少なければ眉毛が薄く、顔にシワが多い。血が少なくて気が多ければ顔面部に肉が多い。血気が調和していれば顔色がよい。

足太陽経脈の下部で、血気が盛んならば、足跟の筋肉が豊満で踵が硬い。気が少なくて血が多ければ、足跟は痩せて貧弱である。血気とも少なければ足が痙攣しやすく、足跟に痛みが出やすい」

＊血気皆少則善転筋無髭だが、善転筋の部分は後世で誤って紛れ込んだものとされている。

岐伯「手陽明経脈の上部で、血気が盛んならば口ヒゲが美しい。血が少なくて気が多ければ、口ヒゲも少ない。気血とも少なければ口ヒゲがない。

手陽明経脈の下部で、血気が盛んならば腋毛が多くて長く、母指球が盛り上がって温かい。気血とも少なければ母指球に肉がなくて冷たい」

岐伯「手少陽経脈の上部で、血気が盛んならば眉毛が多くて長く、耳の艶がよい。気血とも少なければ耳が焦げたように艶がなく、色が悪い。

手少陽経脈の下部で、血気が盛んならば手が美しく、肉が豊満で温かい。気血とも少なければ手が冷たくて、痩せている。気が少なくて血が多ければ、手は痩せているが血管が多く浮き出ている」

＊「巻」には美しいという意味がある。

岐伯「手太陽経脈の上部で、気血が盛んならば顎ヒゲが多く、顔の肉付きがよくて平坦である。血気とも少なければ顔が痩せこけて顔色が悪い。

手太陽経脈の下部で、血気が盛んならば、手掌の肉が豊満である。血気とも少なければ手掌が痩せていて冷たい」

黄帝「この二十五種類の人達に対する刺鍼に法則があるのか？」

岐伯「眉が太ければ足太陽経脈に気血が多く、眉が薄ければ気血が少ない。肉付きがよくて皮膚に艶があれば気血が有余であり、肉付きがよくても皮膚の艶がなければ気が余って血が不足しており、痩せて皮膚のツヤもなければ気血ともに不足している。このように身体を観察することで気の過不足を知り、気血の状態を調える。それによって順証の治療可能な病気か、逆証の治療してはいけない病かが分かる」

黄帝「陰経と陽経を刺すには、どうする？」

岐伯「寸口（橈骨動脈）と人迎（頚動脈）を比較したのち、陰陽調整する。経絡に沿って凝渋を撫でてみて、シコリとなって通じなければ、その部分は必ず痛む。ひどければ流れない。だから凝渋である。気血が凝渋していたら刺鍼し、経気を病巣部へ至らせて温まれば、血は循環できて痛みが止まる。絡脈が結び、脈が結んで血が流れなければ、点刺出血して切り開く。だから〝気が上部で有余ならば、足の穴位で下へ導く。上部で気が不足していたら、鍼で経気を養う。気が留まって至らなければ、それを鍼尖で迎えて伝導させる〟という。まず経脈を明らかにし、それから鍼を手にできる。寒熱が交錯していれば、邪気を導いて伝わらせる。鬱滞があっても血が結聚していなければ、そこへ刺鍼して気滞を取り除く。まず二十五種類に分類し、それぞれ気血の所在を経脈の上下左右で明らかにし、刺鍼すれば、それで終わる」

＊凝渋は凝結の意味。硬結のこと。

五音五味篇・第六十五

火形で右徴と少徴は、右手太陽の上部を調える。金形の左商と火形の左徴は、左手陽明の上部を調える。火形の少徴と土形の大宮は、左手陽明の上部を調える。木形で右角と大角は、右足少陽の下部を調える。火形で大徴と少徴は、左手太陽の上部を調える。水形で衆羽と少羽は、右足太陽の下部を調える。金形で少商と右商は、右手太陽の下部を調える。水形で桎羽と衆羽は、右足太陽の下部を調える。土形で少宮と大宮は、右足陽明の下部を調える。木形で判角と少角は、右足少陽の下部を調える。金形で釱商と上商は、右足陽明の下部を調える。金形の釱商と木形の上角は、左足太陽の下部を調える。

＊この文は大宮や衆羽、釱商などが重複し、『陰陽二十五人』とも整合性がない。

火形で上徴と右徴は、五穀なら麦、五畜なら羊、果実ならアンズ、手少陰、臓なら心、色なら赤、味なら苦、季節は夏が同類である。

水形で上羽と大羽は、五穀なら大豆、五畜なら豚、果実なら栗、足少陰、臓なら腎、色なら黒、味ならしょっぱい、季節は冬が同類である。

土形で上宮と大宮は、五穀ならキビ、五畜なら牛、果実ならナツメ、足太陰、臓なら脾、色なら黄、味なら甘い、季節は盛夏が同類である。

金形で上商と右商は、五穀なら餅キビ、五畜なら鶏、果実なら桃、手太陰、臓なら肺、色なら白、味なら辛い、季節は秋が同類である。

木形で上角と大角は、五穀なら胡麻、五畜なら犬、果実ならスモモ、足厥陰、臓なら肝、色なら青、味なら酸っぱい、季節は春が同類である。


土形の大宮と木形の上角は、右足陽明の上部が同じ。

木形で左角と大角は、左足陽明の上部が同じ。

水形で少羽と大羽は、右足太陽の下部が同じ。

金形で左商と右商は、左手陽明の上部が同じ。

土形で加宮と大宮は、左足少陽の上部が同じ。

火形の質判と土形の大宮は、左手太陽の下部が同じ。

木形で判角と大角は、左足少陽の下部が同じ。

水形の大羽と木形の大角は、右足太陽の上部が同じ。

木形の大角と土形の大宮は、右足少陽の上部が同じ。右徴・少徴・質徴・上徴・判徴、右角・釱角・上角・大角・判角、右商・少商・釱商・上商・左商、少宮・上宮・大宮・加宮・左宮、衆羽・桎羽・上羽・大羽・少羽。

＊原文の左角宮は、角が余分。これで二十五人に分類できたが、やはり重複が多い。

黄帝「女にヒゲがないのは、血気がないのか？」

岐伯「衝脈と任脈は、どちらも子宮内部に始まり、背の裏を上がって、経絡の海となる。その体表に浮いて外を行く脈は、腹部を上行し、咽喉で本経と合流して、別れて口唇に絡まる。血気が盛んであれば気血が膚を充たして肉が陽気で熱く、血だけが盛んならば皮膚に浸透して毫毛が生える。女の生涯は、気が余って血が不足するが、それは月経によって血が排出されるからである。だから衝脈と任脈の血が口唇を潤さず、ヒゲが生えない」

黄帝「男で陰器を傷付け、陰気が絶えて勃起せず、陰茎が役に立たなくなっても、ヒゲがなくならないのは何故？　男でも宦官にヒゲがないのはどうして？　その理由を聞きたい」

岐伯「宦官は、陰茎と陰嚢を取り去ったため、衝脈が傷付いて出血し、血が正常な経路を通らず皮膚に欝血している。だから衝脈の血が口唇を潤さず、ヒゲが生えない」

黄帝「先天的な宦官がいる。それは生殖器を取り去ったわけではなく、血も脱けていないのにヒゲが生えない。何故？」
岐伯「それは先天的な不足である。その任脈と衝脈が盛んでないため、生殖器も完全でなく、気だけがあって血はないので、血が口唇を潤さず、ヒゲが生えない」
黄帝「なるほど！　聖人は万物に精通しているものだ。月日の光影、太鼓の響く音、その音を聞いて太鼓の形が分かる。それは先生でなくて誰が万物のポイントが分かるだろうか？　だから聖人は、その顔色を見て、黄赤ならば熱気が多く、青白ければ熱気が少なく、黒ければ多血少気と分かる。また眉が太ければ太陽が多血、頬ヒゲが顎ヒゲと繋がっていれば少陽が多血、ヒゲがりっぱならば陽明が多血と分かる。これは、そのときの必然である。人の法則は、太陽が常に多血少気、少陽が常に多気少血、陽明が常に多血多気、厥陰が常に多気少血、少陰が常に多気少血、太陰が常に多血少気、これが天の法則である」

百病始生篇・第六十六

黄帝が岐伯に問う。「百病の発病は、すべて風雨や寒暑、冷えや湿気、それに喜怒が原因である。喜びや怒りを抑制しなければ臓を傷付け、風雨は上半身を傷付け、冷えや湿気は下半身を傷付ける。上・中・下という三部の邪気は、傷付ける部位が異なる。その侵入を聞きたい」

岐伯「三部の邪気は、それぞれ異なり、陰臓から発病したり、陽部の体表から発病したりするが、その法則を言う。喜怒の不節では臓を傷付け、臓が傷付けば病は陰に発生する。冷えや湿が抵抗力の虚に襲えば、下半身が発病する。風雨が抵抗力の虚に襲えば、上半身が発病する。これを三部という。そして病気が進行すれば、数え切れないほどの症状となる」

黄帝「私は、最初っから数えられない。だから先師に問うているのだ。その道理を聞かせて欲しい」

岐伯「風雨寒熱といえど、抵抗力が虚していなければ、邪は人を傷付けることができない。突然、疾風や暴雨に逢っても発病しないものは、彼の抵抗力が虚していないので、邪気だけでは人を傷付けられないからだ。そこには必ず虚邪の風、そして身体という両虚が相まって、虚邪が身体に侵入する。正常な実風、それと抵抗力の充実が逢っても、衆生の肉は堅いから侵入しない。身体に侵入するのは虚邪である。天の季節、そして身体の抵抗力、この虚実によって大病となる。邪気には定まった病巣があるので、病巣に基づいて命名されるが、それは上下内外の三部である。したがって虚邪が人に中《あた》るときは、皮膚から始まる。皮膚が緩めば腠理が開き、腠理が開けば邪が毛髪の孔から入り、入れば深く侵入し、深く侵入すると毛髪が逆立ち、毛髪が逆立てばゾクゾクと寒気がするので、皮膚が痛む。そこに邪が留まって去らなければ、絡脈に伝わって居座るが、絡脈に入ると肌肉が痛み、その痛みが治まると、絡脈から大経に代わる。大経に邪が留まって去らなければ、足太陽経に伝わって居座るが、足太陽経に入ればゾクゾクした寒気とヒキツケが加わる。足太陽経に邪が留まって去らなければ、輸脈に伝わって居座るが、邪が輸脈にあれば六経が通じなくなり、四肢の関節痛が起きて、腰脊がこわばる。輸に邪が留まって去らなければ、衝脈に伝わって居座るが、邪が衝脈にあれば身体が重くなって痛む。衝脈に邪が留まって去らなければ、胃腸に伝わって居座るが、邪が胃腸にあれば、腹がゴロゴロ鳴って腹脹し、冷えならば腸鳴があって未消化便を下痢して消化できず、熱ならば水様便を下痢する。胃腸に邪が留まって去らなければ、邪が胃腸の外側に伝わって居座るが、そこは腹膜全体であり、血脈に邪が入り込む。血脈に邪が稽留して去らなければ、生長して積となり、孫絡へ付着したり、絡脈へ付着したり、経脈へ付着したり、輸脈へ付着したり、衝脈へ付着したり、脊柱起立筋へ付着したり、胃腸の腹膜へ付着して、上は腹直筋に連なる。邪気が蔓延すれば、その症状は論じ切れない」

＊「会」には「至る」意味がある。

虚邪には、季節と反する気候の意味があるが、外邪全般を指すこともある。上下内外が、なぜ三部なのかだが、上下の上・中・下、そして内外の表・裏・半表半裏の三部と、馬蒔は解釈している。大経を張志聰は「経隧である」と解釈し、「経隧とは、五臓六腑の大絡である」と説明している。そして「経」は足陽明胃経、「輸」は臓腑の経脈だとしている。また「伏衝の脈」は衝脈としている。ここではゾクゾクする症状から、経を足太陽膀胱経とした。

緩筋について、張志聰は「腹内の筋」、楊上善は「足陽明経筋」、丹波元簡は「宗筋」、王冰は「腹直筋」としている。腹膜の上にある筋と考えて「腹直筋」とした。

黄帝「それらをすべて聞きたい」

岐伯「孫絡の脈に付着して積となり、その積が上下に往来すれば、孫絡に集まって居座っている。孫絡は体表に浮いて緩く、積を固定できないから往来する。胃腸の間に水が集まって注ぐのでグルグルと音がし、寒があれば腹部脹満して腹から雷鳴するので、しょっちゅう腸が切られるように痛む。その邪が足陽明の経に付着すれば、臍を挟んだ積となり、満腹になれば大きくなり、空腹では小さくなる。邪が腹直筋に付着すれば、陽明の積に似て、満腹で痛み、空腹で痛みが和らぐ。邪が胃腸の腹膜に付着して積となれば、痛みが外側の腹直筋まで及び、満腹で痛みが和らぎ、空腹で痛む。邪が衝脈に付着すれば、積に触れると手に応じて動き、手を離すと熱気が両股へ下がって、内股が湯に浸したようになる。邪が脊柱起立筋に付着し、積が腸の後ろにあれば、積は空腹になると現れるが、満腹では現れず、触っても分からない。邪が輸の脈に付着すれば、脈が閉塞して通じなくなり、津液が下がらず、汗孔が乾いて塞がる。これが邪気が外から内へ入り、上から下へと流れた症状である」

＊原文の「臂手孫絡之居也」は後の文と矛盾する。『甲乙経』では「臂手」が「擘乎」となっており、それが正しい。そこで辟（積聚）乎と解釈して訳した。

黄帝「積の発生から完成までは、どうなのだ？」

岐伯「積の発生は、寒によって発生し、血行不良によって積が完成する」

黄帝「どうやって積となるのだ？」

岐伯「経気が厥逆すれば、足が重怠くなり、重怠くなると脛が冷たくなり、脛が冷えれば血脈が流れにくくなり、血脈が流れにくければ寒気が上がって胃腸へ入り、寒気が胃腸に入れば腹脹し、寒気が胃腸に入って腹脹すれば、胃腸外部の津液が凝集して散らなくなり、日々に凝集が積み重なって積となる。また急に暴飲暴食すれば胃腸が充満し、生活が不節制だったり、力を入れ過ぎたりすれば絡脈を傷付ける。陽絡を傷めれば血が外に溢れ、血が外に溢れれば出血する。陰絡を傷めれば血が内に溢れ、血が内に溢れれば下血となる。胃腸の絡を傷めれば血が腸外に溢れ、腸外が冷えていれば津液が血と結合し、一緒に凝集して散らず、積となる。ほかにも急に外界の寒が侵入し、もし憂いや怒りで内傷していれば気が上逆し、気が上逆すれば六経の輸脈が通じなくなり、温気が行かなくなるので凝血し、内部に固まって散らず、津液もジワジワと滲み出し、付着して去らず、それが蓄積して積となる」

黄帝「積が陰臟に発生したものは、どうやってできるのか？」

岐伯「憂いや思いは心を傷める。内外からの寒は肺を傷める。憤怒は肝を傷める。酔ってセックスし、汗をかいて風に当たれば脾を傷める。過度に力を出し、もしセックスして汗をかき、水を浴びれば腎を傷める。以上が内外の三部に発生する病である」

黄帝「分かった。どうやって治療するのか？」

岐伯「その痛む部位を調べ、その反応により有余と不足を知る。補うべきは補い、瀉すべきは瀉す。天の気候に逆らう事なかれ。それを至治と呼ぶ」

行鍼篇・第六十七

黄帝が岐伯に問う。「先生に九鍼を教わり、民で実験した。民の血気は、各人によって異なる。神経が鋭敏で、刺鍼した途端に重怠くなる。あるいは刺鍼して、しばらくすると重怠くなる。あるいは抜鍼してから重怠くなる。あるいは何度か刺鍼しないと重怠くならない。あるいは刺鍼すると咳したり嘔吐する。あるいは何度か刺すと病気が激しくなる。この六種は、それぞれ状態が異なる。なぜか？」

岐伯「陽体質では神経が鋭敏で、経気も流れやすい」

黄帝「陽体質とは？」

岐伯「陽体質は、ポカポカしており、早口で喋り、足が高く挙がり、心肺の臓気が充ちていて、陽気が滑りやすくて揚がるので、神経が鋭敏で、刺鍼した途端に重怠くなる」

黄帝「陽体質なのに神経が鋭敏でない人は、どうしたわけ？」

岐伯「そうゆう人は、かなり陰も多い」

黄帝「陰が多いことを、どうやって知る？」

岐伯「陽が多ければ喜びやすく、陰が多ければ怒りっぽい。怒りっぽければ、怒りも鎮まりやすい。だから、かなり陰があるという。かなり陰があれば、陰陽が離合しにくい。だから陽が動こうとしても陰が鎮めるので重怠くなりにくい」
黄帝「刺鍼して、しばらくすると重怠くなるのは何故？」
岐伯「陰陽が調和していれば、血気が潤って順調に流れているので、鍼が入ると直《ただ》ちに邪気が出て、鍼を引っ張るので重怠くなる。速く邪気と出合う」
黄帝「抜鍼したあと、鍼がないのに重怠くなるのは何故？」
岐伯「それは陰気が多くて陽気が少ない。陰気が沈み、陽気は体表に浮く。沈む気は内部に収納されている。だから抜鍼したあと邪気が鍼に引き寄せられるので、後で重怠さが出現する」
黄帝「何度も刺鍼しないと重怠さが発生しないのは何故？」
岐伯「それは陰気が多くて陽気が少ない。陰気が沈んでいるので気が進みにくく、何度も刺鍼しないと重怠さが起きない」
黄帝「刺鍼すると咳や嘔吐するのは何故？」
岐伯「そのような気の上逆、また刺鍼するほど悪化するのは、陰陽の気が浮沈することと関係ない。すべて下手なため失敗したので、ヤブ医者の失敗であり、患者の身体や気とは関係がない」

上膈篇・第六十八

黄帝「気が横隔膜の上にあれば、飲食すると直ちに吐くことは知っている。虫が横隔膜の下にあれば、食べたあと丸一日してから吐く。その理由が分からないから聞かせてくれ」

岐伯「喜び過ぎたり怒り過ぎ、飲食不節、寒温が不調などでは、冷たい汁が腸中に流入する。冷たい汁が腸中に流入すれば腹の虫が寒く、腹の虫が寒くなれば集まって積聚となり幽門に居座るので、胃腸が拡充し、衛気が達しなくなるので邪気が留まる。人が食べると虫が上がって食べ、虫が上がって食べると幽門が空になる。幽門が空になって虚せば、虚に乗じて邪気が積聚に入って留まり、留まればオデキになり、オデキになると幽門が絞約される。オデキが幽門の内側にあれば深部が痛み、オデキが外部にあればオデキが外なので浅部が痛み、オデキのある表面の皮が熱い」

黄帝「どのように刺すのだ？」

岐伯「オデキを少し圧し、気の通りを見て、その傍らへ浅刺し、少し内部へと深く入れ、戻して再び刺すが、三回を超えてはならない。オデキの浮沈を観察して、刺入の深浅を決める。刺鍼したあと必ずホットパックし、熱を内部に入れる。日々に熱を内部へ入れれば邪気が徐々に衰えてオデキが潰

れる。さらに三禁を併用し、体内の発病原因を除く。そして私欲を捨てて気に病まないようにすれば

スムーズに気が流れる。そのあと鹹苦薬で穀を消化すれば、その積が便として排出される」

＊除振公は参禁を「喜び過ぎたり怒り過ぎ、飲食不節、寒温の不調」の三つだとしている。

憂恚無言篇・第六十九

黄帝が少師に問う。「人が急に悩んだり怒ったりし、声が出なくなるのは、何の道が塞がっているのだ？　何の気が通らなくなると、声が不明瞭になるのだ？　その理由を聞かせてくれ」

少師が答える。「咽喉（食道）は、水穀の通路である。喉嚨（気管）は、気が上下する所である。会厭（声帯）は、音声の門戸である。口唇は、音声の扉である。舌は、音声の中枢である。懸雍垂（口蓋垂）は、音声の関所である。頏顙（喉頭蓋）は、鼻と口へ気を分けて漏らす所である。横骨（舌骨）は、精神が舌を発動させる所である。だから人の鼻洞から鼻水が出て止まらないのは、頏顙が開かず、気を分ける作用が失われている。それで会厭が小さくて薄ければ、気が速く出て、その開閉がスムーズだから、気が出て言葉を発しやすい。会厭が大きくて厚ければ、開閉が難しく、気が出るのも遅いので吃音《どもり》になる。人が急に声が出なくなるのは、寒気が会厭に居座り、会厭が発動できなくなり、発動しても下がらなくなるので、その開閉ができないために声が出ない」

黄帝「どのように刺鍼するのだ？」

岐伯「足の少陰は、上が舌に繋がり、横骨に絡まって会厭に終わる。だから足少陰の血脈を二回ほど瀉せば、濁気が退く。会厭の脈は、上が任脈に絡まるので天突を取る。それで会厭が発声できる」

＊『説文解字』には「扇は扉である」とある。

寒熱篇・第七十

黄帝が岐伯に問う。「悪寒発熱するリンパ結核が、頚や腋にあるものは、何の気が発生させる？」

岐伯「これはリンパ結核による寒熱の毒気である。それが脈に留まって去らないものである」

黄帝「どうすれば去る？」

岐伯「リンパ結核の原因は、すべて臓にある。その末端が上がって頚腋の間に出る。その毒気が脈中に浮いており、まだ肌肉に付着しておらず、表面が膿血となっていれば去りやすい」

黄帝「どうすれば去る？」

岐伯「その原因から着手して末端を引き出せば、衰えさせて去らせ、悪寒発熱も絶てる。その経脈に触って調べて刺鍼し、ゆっくりと鍼を往来させれば去る。小麦粒のように小さなリンパ結核ならば、一回刺せば効果があり、三回刺せば治る」

黄帝「患者の生死は、どうやって判断する？」

岐伯「瞼を剥いて目を見ると、その中に赤脈があって、上下に瞳孔を貫いている。それが一脈ならば一年で死に、一脈半ならば一年半で死ぬ。二脈ならば二年で死に、二脈半ならば二年半で死ぬ。三脈ならば三年で死ぬ。赤脈が瞳孔を貫くほど下がっていなければ、治療できる」

＊瘰癧はリンパ結核。鼠瘻はリンパ結核で瘻孔のできたもの。昔の「人面瘡」。瘰癧は、首のリンパ結核が、累々と数珠のように繋がっていることから瘰癧とよぶ。

＊『三因方』には、「赤脈のある患者は少ないので検証が難しい」とある。

邪客篇・第七十一

黄帝が伯高に問う。「邪気が人に居座ると、目が閉じず安眠できなくなるが、何の気による？」

伯高「五穀が胃に入ると、それは糟粕・津液・宗気に分けられ、三隧道《トンネル》に別れて運ばれる。だから宗気は胸中に蓄積し、喉嚨に出て、心脈を通って呼吸する。営気は、津液を分泌して脈へ注ぎ、変化して血となり、四肢末端を栄養し、体内では五臓六腑に注ぎ、時刻数に応じて循環する。衛気は、悍気から出た素早いもので、四肢の分肉と皮膚の間に先行し、休むことがない。昼は体表の陽を行き、夜は体内の陰を行くが、常に足少陰の分間（足心・湧泉）から五臓六腑へ入る。ここで厥逆の気が、五臓六腑に居座ったとする。すると衛気が外の体表だけを護衛し、表面の陽部を行くが、体内の陰である五臓六腑に入れなくなる。衛気が陽部だけを行けば陽気が盛んになり、陽気が盛んになれば陽蹻脈も盛んになるので、衛気が陰の五臓六腑に入れず、陰虚となるので眠れない」

＊原文は「陽気盛則陽蹻陥」だが、これでは『霊枢・衛気行』と矛盾する。だから「陽気盛則陰蹻陥」か「陽気盛則陽蹻満」でなくてはならない。『霊枢・営衛生会』にも同じ内容がある。

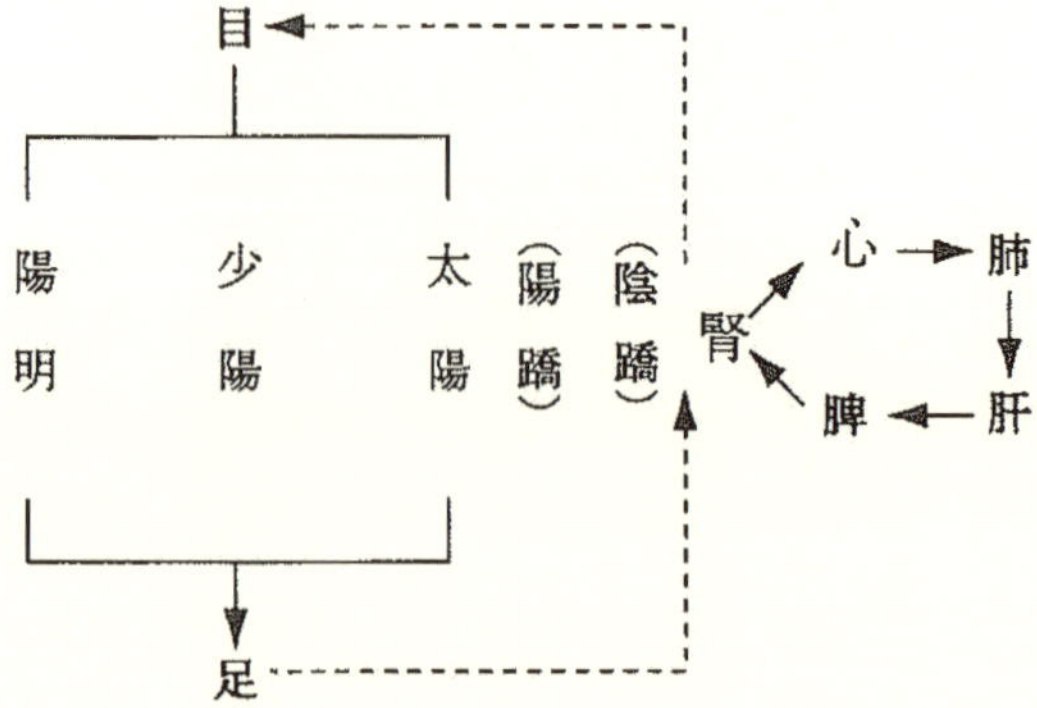

黄帝「分かった。どうやって治療する？」

伯高「不足を補って、有余を瀉し、その虚実を調えれば、衛気の道が通じて邪が去る。そして半夏湯一剤を飲めば、陰陽経脈が通じ、横臥すると直ちに睡眠に至る」

黄帝「分かった。それを〝壅塞を決涜し、経絡を大通させ、陰陽の調和を得る〟と言うのだな！　半夏湯の処方を聞きたい」

伯高「半夏湯の処方は、長さ千里以上の川から八升の流水を取り、それから万遍もスプーンで掬い揚げて、清らかな水を五升だけ取って煮る。乾燥した葦を燃料に燃やし、火で沸騰したらコーリャン一升を入れ、五合の製半夏を加えて弱火で煮込み、蒸発して一升半になったらカスを取る。この汁を小さなコップに一杯、一日三杯飲み、少しずつ量を増やして、効果が分かるまで量を増加する。だから発病したばかりならば、コップに飲んで寝れば、汗が出て治る。慢性ならば、三剤飲むと治る」

黄帝が伯高に問う。「人の四肢関節は、天地に対応するというのは何故か？」

伯高「天は円くて地は四角い。人は頭が円く、足が四角くて、それと対応する。天には日月があり、人には両目がある。地には九州があり、人には九竅（目鼻口耳の七竅と大小便の二竅）がある。天には風雨があって、人には喜怒がある。天には雷鳴があり、人には声がある。天には四季があり、人には四肢がある。天には五音の音種があり、人には五臓がある。天には六律の音階があり、人には六腑がある。天には冬夏があり、人には寒熱がある。天には甲乙の十干があり、人には手の十指がある。地には子丑の十二支があり、人は足に十指あって、陰茎と睾丸を加えた十二で対応する。女子は二節ほど足りないので、不足を補うため妊娠する。天には陰陽があり、人には夫婦がある。一年には三百六十五日あり、人には三百六十五穴ある。地には高山があり、人には肩膝がある。地には深い谷があり、人には腋窩と膝窩がある。地には十二河川があり、人には十二経脈がある。地には水脈があり、人には衛気が流れている。地には草むらがあり、人には毫毛がある。天には昼夜があり、人には起床と睡眠がある。天には星があり、人には歯がある。地には丘があり、人には小関節がある。地には山石があり、人には出っ張った骨がある。地には林があり、人には筋の集まりがある。地には集落があり、人には盛り上がった筋肉がある。一年には十二カ月あり、人には手足に十二大関節（手首足首、肘膝、肩股×2）がある。地には四季を通じて草木の生えない場所があり、人には不妊症がある。これが人と天地の対応である」

＊方は四方という意味で、地方は大地が四角ということ。九州は東西南北と、それらの間、つまり北東・東南・南西・西北の八方向プラス中央で九州。

黄帝が岐伯に問う。「鍼を持つ方法、鍼を刺入する原理、補法と瀉法の意義、皮膚を広げて腠理を開くには、どうするのか？　脈が屈折したり出入する部位は、どこに至って出るのか？　どこに至って止まるのか？　どこに至って遅くなるのか？　どこに至って速くなるのか？　どこに至って入るのか？　身体における六腑の腧穴など、その順序をことごとく聞きたい。経脈の別れる部位、離れて内部の陰へ入ったり、別れて体表の陽へ入ったり、こうした通路は、どこから行く？　それらを全て聞きたい」

岐伯「帝の質問は、鍼道の全てだ」

黄帝「それを聞きたい」

＊縦には「与える」とか「生育」の意味があり、舎には「捨てる」意味がある。後の岐伯の説明により、「縦舎」を「補瀉」と解釈する。馬蒔は「鍼を緩めて持たない、そして鍼を捨てて使わない」と解釈しているが、後の「持鍼縦舎、余未得其意也」に対し「瀉欲端以正、補必閉膚」と回答している。それで補瀉と解釈した。

岐伯「手太陰の脈は、親指の端に出る。深く入り、白肉際を通り、中手指節関節後ろの太淵に至り、留まってドクドクと脈打つ。表へ浮いて、中手指節関節の下で深く曲がり、陰経の各絡脈と魚際で合流する。数本の脈が一緒に注がれ、その気は伝達しやすく、大菱形骨の下を潜行する。さらに表へ浮いて、寸口へ出て行き、上がって肘内側に至り、上腕二頭筋の下へ入る。そして深く入り、上腕内側を上がって腋下に入り、深く入って肺に走る。これが経絡の順行と逆行した屈折である」

＊「内屈」と「外屈」は、「深部へ入る」ことと「体表に向かう」こと。澹は触動という意味があり、水が脈打つこと。壅骨を馬蒔は「掌後ろの高骨である」と解説している。

岐伯「心を主治する心包の脈は、中指の端に出て深く入り、中指内側を上行し、手掌中に留まって、橈骨と尺骨の間を潜行する。そして表へ浮いて橈側手根屈筋と長掌筋の間に出、骨肉の際を通り、その気は伝達しやすい。手首の上二寸で表へ浮き、長掌筋と橈側手根屈筋の間へ出て行き、肘内縁に上がり、上腕二頭筋腱の下へ入り、橈骨と尺骨の接合部に留まる。さらに胸中へ上がって入り、体内で心脈に絡まる」

黄帝「手少陰の脈だけ、腧穴がないのは何故？」

岐伯「少陰は心脈である。心は、五臓六腑の大主であり、精と神の宿る所である。その臓は堅固で、邪を入れられない。邪が入れば心が傷付き、心が傷付けは神が消え、神がなくなれば死んでしまう。だから邪が心にあると思えるケースは、実は心包絡が病んでいる。心包絡は、心を主治する脈である。だから手少陰経にだけは腧穴がない」

黄帝「手少陰だけは腧穴がないのは、病気にならないからか？」

岐伯「手少陰経は外経病だけで、内臓の心は病気とならない。だから手少陰経で、手掌後ろにある豆状骨の端、神門だけを取る。残りの脈の出入や屈折、その流れの速さは、手太陰や厥陰心包脈の走行と同じである。だから本経の穴位は、いつも心経を流れる気の虚実や速度に基づいて取る。邪気に勢いがあれば瀉し、正気が衰えていれば補う。このようにすれば邪気が去り、真気は堅固となるが、それを天に基づく秩序という」

＊外経病とは経脈の疾患。つまり心臓が発病すれば死んでしまうので、経脈を使って治療はできない。だから経脈に沿った痛みなどを治療するために、手少陰経がある。

黄帝「鍼を持って、補瀉はどうする？」

岐伯「まず十二経脈の本と末・皮膚の寒熱・脈の盛衰と滑渋を調べる。脈が滑で盛んならば病状が日増しに進行する。虚で細ならば長患いを維持している。大で渋ならば痛痺。寸口と人迎の拍動が同じようであれば難治である。まだ体幹と四肢ともに熱ければ、まだ病がある。その熱が下がっていれば、病も去っている。前腕屈側を持ち、その肉の堅さ、脈の大小や滑渋、皮膚温や潤いを観察する。

目の五色を見て五臓の状態を知り、死ぬか生きるか判断する。浮絡を見て、その色を観察し、寒熱や痛痺を判断する」

＊「陰陽如一者」を馬蒔は「人迎と気口が一つのようである」と解釈している。張志聰は「左右の陰陽が一つのようである」と解釈している。馬蒔を採用する。

黄帝「鍼を持った補瀉が、まだよく分からない」
岐伯「鍼の持ち方は、真っ直が正しい。安静にして、まず虚実を調べ、それから徐疾操作を決める。左手で骨を押さえ、右手で撫でて、肉が鍼を巻き込まないようにする。瀉では垂直が正しく、補では必ず皮膚を閉じる。鍼で助けて経気を誘導する。邪気を追い出せば、真気が復活する」
黄帝「皮膚を広げて腠理を開くには、どうするのか？」
岐伯「その筋溝を分けるため左手で皮膚を別け、少し切皮して、ゆっくりと直刺する。得気があったら、それを逃がさないようにすれば、邪気が去る」

黄帝が岐伯に問う。「人には八つの凹みがある。それぞれ何を診察する？」
岐伯「五臓を診察する」
黄帝「どうやって？」

岐伯「肺心に邪があれば、邪気が両肘窩に留まる。肝に邪があれば、邪気が両腋窩に留まる。脾に邪があれば、邪気が両鼠径部に留まる。腎に邪があれば、邪気が両膝窩に留まる。この八陥凹は、すべて関節の部位であり、真気の通る部位であり、血絡の通る部位なので、邪気や悪血は絶対に留まれない。もし留まれば筋絡や関節を傷付けて、関節の屈伸がしにくくなり、痙攣して引きつる」

通天篇・第七十二

黄帝が少師に聞く。「人には陰陽があると聞く。何が陰人で、何が陽人なのか?」

少師「天地の間は、六合の内にあり、五行を離れて存在しない。人も、それに対応しており、一陰一陽に留まらない。概略を言えるだけで、口では全てを説明し切れない」

黄帝「概略を聞きたい。賢人や聖人は、必ず陰陽がバランスよく備わっているのか?」

少師「太陰の人・少陰の人・太陽の人・少陽の人・陰陽和平の人がある。この五人は、それぞれ形態が異なり、筋骨気血にも違いがある」

＊「六合」とは、前後、左右、上下の六方向。
原文の「心能備而行之乎?」は、心が必、行は衡の誤字とされている。

黄帝「その違いは、何なのか?」

少師「太陰の人は、欲張りで仁愛がない。こびへつらうが陰険、入るのは好きだが出すのは嫌い。感情を抑えて表わさず、自分勝手で、人が動いてから追従する。これが太陰の人である」

＊「下斉湛湛」だが、馬蒔は「陰険だが、外は謙虚で、礼儀正しい」とし、趙庭霞は「清潔な様子」としている。

少師「少陰の人は、目先のことにケチで、よこしまな心である。人が損すると、自分が得した気になって、人を傷付けたり被害を与えたりする。他人が成功すると、かえって腹を立て、心は嫉妬して恩義を感じない。これが少陰の人である」

少師「太陽の人は、自慢したがりで、大言壮語するが実力はなく、志を世間に発し、行動の善し悪しを考えない。いつも自分が都合のいいように物事を運び、失敗しても反省することがない。これが太陽の人である」

少師「少陽の人は、細かく調べないと気が済まず、自分を高く評価したがる。小役人ならば自分を高く見せる。交際上手だが、仕事には没頭しない。これが少陽の人である」

少師「陰陽バランスがとれていれば、静かに生活し、恐がることもなく、喜び過ぎることもない。婉曲的で従順、人と争わず、その場の変化に合わせ、身分が高ければ謙虚、説得して力で治めない。これを最高の政治という」

少師「昔から鍼灸のうまい人は、患者の五形態を見て治療した。邪が盛んならば瀉し、正気が虚していれば補った」

黄帝「患者の五形態を見て治療するには、どうするのか？」

少師「太陰の人は、陰気が多くて陽気のない体質で、血が濁っていて、衛気は滞りやすく、陰陽が調和していない。筋肉はブヨブヨして皮膚が厚いから、すぐに陰分へ深刺して瀉さないと病気が良くならない。

少陰の人は、陰気が多くて陽気の少ない体質で、胃が小さくて腸が大きいので、消化機能が悪い。陽明経脈の拍動が小さく、太陽経脈の拍動が大きければ、必ず調べて調える。血が脱けやすく、気が衰敗しやすい。

＊『霊枢』の脈診では人迎と寸口を比較するから「太陽経脈の拍動」は、「太陰経脈の拍動」の誤りと思う。

太陽の人は、陽気が多くて陰気のない体質だから、慎重に治療する。陰気を瀉さないようにして陽気だけを瀉す。しかし陽気を瀉し過ぎて、ひどく虚してしまえば狂って暴れる。陰陽ともに脱けると急に仮死状態となって失神する。

少陽の人は、陽気が多くて陰気の少ない体質である。陰気が少ないから経脈が小さく、陽気が多いから絡脈が大きい。血が深部にあって、陽気が表面にある。だから陰の経を実にして、陽の絡を虚にする。絡脈だけを瀉せば強くなる。気が脱けて発病すれば、中焦の気が不足し、病で寝たきりになる。

陰陽和平の人は、陰陽の気が調和していて、血もスムーズに流れている。慎重に陰陽を調べて、邪気と正気の勢力を把握し、その容貌や動き（容儀）を観察する。そして有余と不足を調べ、盛んな邪気は瀉し、虚した正気は補い、盛んでも虚でもなければ経脈を取って治療する。これが五態に分けた患者の陰陽調整である」

黄帝「五態の人と旧知の仲でなく、突然に新たに出会い、その行動も知らなければ、どうやって分類すればよい？」

少師は答える。「一般大衆は五態の人のようではない。大衆は五×五の二十五人だが、それは五態の人とは異なる。五態の人は、一般民衆と最も合致していない」

黄帝「五態の人には、どうやって別けるのだ？」

少師「太陰の人は、顔色が真っ黒で、いつも卑下することばかり考えている。身体は大きいが、膝を屈めて背を低くしている。これが太陰の人である。

少陰の人は、清廉そうだがコソコソしており、根っからの隠れた賊である。立てば騒がしくて険悪であり、伏せたように歩く。これが少陰の人である。

太陽の人は、気位が高く、胸を張り、反り返って、膝を曲げている。これが太陽の人である。

少陽の人は、立てば上を仰ぎ、体を揺すって歩く。その両腕と両肘は、いつも背中より後ろに出ている。これが少陽の人である。

陰陽和平の人は、悠悠自適な様子で、何にでも順応し、尊厳な様子で、にこやかであり、何にでも気が行き届き、品格があって、みんなが君子だと言う。これが陰陽和平の人である」

官能篇・第七十三

黄帝が岐伯に問う。「九鍼について多くのことを先生に教わった。それは数え切れないほどだ。それを私が推論すると、一つの法則にまとめられる。それを私が読むので、先生が理論を聞いて、誤りがあれば私に言って、その道理を正して欲しい。それを長く伝えて、後世に患のないようにする。しかるべき人材がいれば伝えるが、そうでなければ言わない」

岐伯は頭を低くして御辞儀して言う「では聖王の道理を聞かせていただきたい」

黄帝「鍼の使い方では、身体と気の所在・左右上下にある臓器・陰陽表裏・十二経脈における気血の多少、経脈走行の逆と順・経気の出入りする経穴を必ず知る。激しすぎる邪を討ち取り、肉の結を解くことを知り、虚を補って実を瀉すこと、上下の経穴を知る。身体の四海・病の所在・寒熱や汗尿・経穴の部位に精通する。気を調べて調え、経脈や左右の分支に明らかで、交会穴を知り尽くす。寒熱往来すれば、陰陽を和合させて調える。虚実が近ければ、刺絡して通じさせる。身体の左右が調和しなければ繆刺する。逆証か順証かが明らかならば、治療できるかどうか分かる。陰陽が片寄っていなければ、病気の治る時期が分かる。体幹と末梢を調べて、寒熱を観察すれば、邪の所在が分かり、何度刺鍼しても間違いはない。あと九鍼の用途を知れば、刺鍼道は終わる」

黄帝「井滎輸経合の五輪穴・鍼の徐疾操作や屈伸出入など、すべてに法則がある。陰と陽で五行に合致させ、五臓は五志を所蔵し、六腑が水穀を消化する。四季の八風は、すべて陰陽があり、それぞれの方位があって、それが鼻と合致する。鼻の各部の色により、五臓六腑・痛む部位の上下左右、その寒温と何経の発病かが分かる。前腕内側の尺膚で皮膚の寒温と滑渋を調べれば、その苦しみが分かる。横隔膜で上下に分けられるので、何臓の気が発病しているか分かる。まず経脈を探し、鍼を少なくして経脈を疎通させ、少し深く刺入して留めるので、鍼を徐々に刺入する補法ができる。大熱が上半身にあれば、（大椎を）鍼で推して下げる。下半身から上がってくれば、足三里で引いて去らせる。以前から痛みがあれば、それから必ず先に取る。大寒が表にあれば、留鍼して補う。裏に入れば、合穴を使って瀉す。鍼が使えなければ、灸がよい。上半身の気が不足していれば、鍼で推して揚げる。下半身の気が不足していれば、堆積に刺して従わせる。陰陽ともに虚していれば、火によって治療する。厥逆して激しく冷え、骨縁の肉が落ち凹み、冷えが膝より上がったら、足三里を取る。陰絡の通る部位に寒が留まったり、寒が経脈中に入れば、鍼で推して運鍼する。経脈が陥没していたら施灸する。絡脈が結び、堅く締まっていれば施灸で治療する。どこが苦しいか分からなければ、申脈と照海を取る。男の照海と女の申脈は、良医ならば取らない。これにて鍼の論を終わる」

＊「屈伸出入」を『太素』は鍼の提插と切皮・抜鍼と考え、馬蒔は経脈が深く入ったり浅く出たり、井穴から出た

り合穴に入ったりすることだと考えている。

＊「稀而疎之」を馬蒔は「稀は少ない。疎は広い」と解釈している。だが「疎通」と解釈した。

黄帝「鍼の服用には、必ず法則がある。上は天の光を見て、下は八節気を伺い、不正の外邪を避ける。そののちに虚実を調べ、その邪に犯されないよう人々に示す。それが天の露（災害）を得たり、歳の虚に遭遇すれば、救おうとしても病気に勝てず、かえって災いになってしまう。だから〝必ず天の禁忌を知って、鍼の意味を語れる〟という。古代の治療法で、現在に効果が現れる。奥深い微妙な変化を見て、無窮の病状に通じる。それがヤブ医者には見えないが、良い医者は重視する。その形を知ることはできないので、神のようである」

黄帝「邪気が人に入ると、ゾクゾクして身体が震える。正邪が人に侵入すると、最初は微妙で、顔色が変化するが、身体には症状がない。邪が有るような無いような、亡いような存るような、形が有るような無いような、症状が分からない。そこで名医は、邪気を取り去って発病の芽を摘む。ヤブ医者は症状が表われてから治療するが、そのために身体を損なう」

黄帝「だから医者は鍼を使う前に、邪気の所在を確かめて、その穴位へ刺鍼して得気させ、気を調

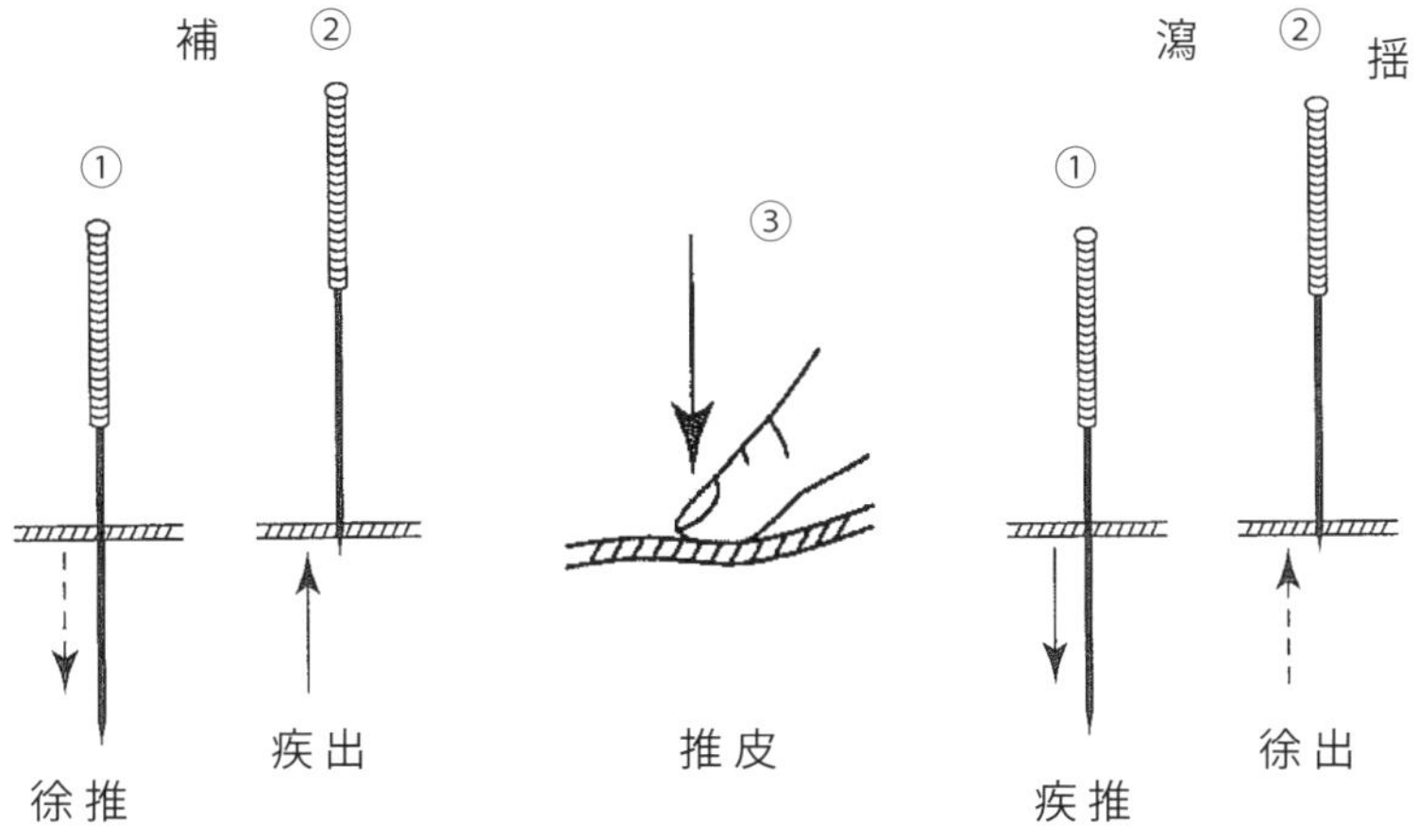

徐疾補瀉法

えたり補瀉する部位、徐疾補瀉の意味を明らかにして、必要な穴位を取る」

黄帝「瀉法では必ず円を使う。切皮して鍼を回転させれば邪気が鍼に引き寄せられるので、速く刺入して徐々に抜鍼すれば、鍼に引き寄せられて邪気が出る。鍼を引き上げて迎え、揺らして鍼穴を大きくすれば邪気が出る」

黄帝「補法では必ず方（四角）を使う。外から皮膚を引っ張り、穴位を門のように開く。左手の親指と人差指で穴位の皮膚を引っ張り、右の刺手で鍼を入れる。少し捻りながら徐々に鍼を推し入れる。必ず直刺し、静かにして落ち着き、その状態を堅く心に留めて解くことがない。少し反応があれば鍼を留め、気が鍼下に至ったら直ちに抜鍼する。穴位の皮膚を推して、その外門に蓋をすれば真気が残る。鍼を使う要点は、神気を忘れないことである」

雷公が黄帝に問う。「『鍼論』では〝しかるべき人材がいれば伝えるが、そうでなければ言わない〟と述べているが、どうやったら伝えるべき人材だと分かる？」

黄帝「その人を得たら、その人の能力に任せる。そうすれば事が明らかにできる」

雷公「その官の能力とは何？」

黄帝「目が良ければ色を見る。耳が聡《さと》ければ音声を聞く。流暢に喋れる者は、理論を伝えることができる。ゆっくり話して静かであり、手先が器用なうえ心で調べるものは鍼灸ができ、血気を正して、経気の逆順を調え、陰陽を観察して処方する。関節が緩くて筋肉が柔軟で、心が調和していれば、導引の按摩で行気できる。言葉に毒があって人を軽んじる者は、祈祷によって病を呪うことができる。爪が苦くて手に毒があり、しょっちゅう人を傷付ける者は、積聚を按摩して痛みを抑える。各人の能力があるので、能力を発揮すれば、名声が得られる。そうした人物が得られず、その功績も成し遂げられなければ、その師匠も無名になる。だから〝しかるべき人材がいれば言うが、そうでなければ伝えない〟とは、そういうことである。手に毒があるかどうかは、亀を圧してテストする。亀を器の下に置き、亀の上を圧してみれば五十日で亀が死んでしまう。手が甘ければ、亀が元のまま生きている」

論疾診尺篇・第七十四

黄帝が岐伯に問う。「望診や脈診せずに、前腕内側の皮膚（尺膚）を調べるだけで、その病を当てたい。外から内を知るには、どうすればいい？」

岐伯「前腕内側の皮膚が、緩んでいるか引きつっているか、肉が痩せているか盛り上がっているか、皮膚が滑らかかザラザラしているか、肉が堅いか脆いかによって病状を決定する。

人の眼窩の上を見ると、少し腫れていて、起床したばかりのようなむくみがあり、頚動脈が動いて、しょっちゅう咳し、手足の上を圧すると凹んだまま戻らないのは、風水膚脹である。

＊この部分は尺膚と関係ないので、『霊枢・水脹』の竹簡が切れ、繋ぎ合わせる時に、間違って入ったものと思われる。

前腕内側の皮膚がスベスベでツヤツヤならば風である。前腕内側の肉が軟弱ならば、身体が怠くて寝てばかりいる。肉が落ちていて悪寒発熱すれば、不治である。前腕内側の皮膚がスベスベで、脂でツヤツヤしていれば風である。前腕内側の皮膚がザラザラしていれば風痺である。皮膚が粗くて、干した魚の鱗のようであれば、脾土が衰えて水が乗じている。前腕内側の皮膚が非常に熱く、脈が盛んでザワザワしていれば熱病であり、脈が盛んだが滑であれば、病邪が出て汗をかいている。前腕内側の皮膚が冷たく、脈が小さければ、下痢して呼吸が弱い。前腕内側の皮膚がコタツのように熱く、発熱した後で悪寒すれば、寒熱往来である。前腕内側の皮膚から冷え、しばらくすると冷えが広がって熱くなれば、やはり寒熱往来である。

肘だけが熱ければ、腰から上が熱い。手だけが熱ければ、腰から下が熱い。肘の前だけが熱ければ、前胸部が発熱している。肘の後ろだけが熱ければ、肩背部が発熱している。前腕の中間だけが熱ければ、腹と腰が発熱している。肘の後縁から三～四寸下が熱ければ、腸内に虫がいる。手掌中央が熱ければ、腹中に熱がある。手掌中央が冷たければ、腹中に寒がある。母指球の白い皮膚上に、青い血脈があれば、胃中に寒がある。前腕内側の皮膚がコタツのように熱く、人迎脈が大きければ、必ず失血している。前腕内側の皮膚が堅く、人迎脈が非常に小さくて微弱呼吸、それに煩悶が加われば直ちに死ぬ。

目が赤ければ病が心にある。白ければ肺にある。青ければ肝にある。黄色なら脾にある。黒ければ腎にある。黄色に他の色が混じっていれば、病が胸中にある。

＊「黄色不可名者」を張志聰は「黄色に、黒白青赤がある間の色」と解釈している。

目痛を診る。赤脈が上から下へ走っていれば太陽病である。下から上へ走っていれば陽明病である。外眥から内眥へと走っていれば少陽病である。

寒熱を診る。赤脈が上から下へ向かって瞳孔に至っており、それが一本ならば一年で死ぬ。一脈半ならば一年半で死ぬ。二脈ならば二年で死ぬ。二脈半ならば二年半で死ぬ。三脈あれば三年で死ぬ。

＊寒熱篇にも同じ記載がある。

虫歯痛を診る。その陽明経脈の経路を圧すると、陽明経脈の通過部位だけが熱い。左にあれば左が熱く、右にあれば右が熱い。上にあれば上が熱く、下にあれば下が熱い。

浮絡を診る。赤が多ければ発熱が多く、青が多ければ痛むことが多く、黒が多ければ慢性の痛み、赤黒青ともに多ければ悪寒発熱で身体が痛む。

＊原文は「寒熱身痛而色微黄」だが、黄疸で身痛はないので「寒熱身痛」。このあとの而が『甲乙経』では面なので、而ではなく面が正しい。「寒熱身痛。面色微黄」という別々の文。ここまでが「寒熱身痛」、次が「面色微黄」。

顔色が少し黄色、歯垢も黄色、爪の上も黄色ならば黄疸である。眠りたがり、小便が赤黄色で、脈が小さくて渋ならば、脾病で食欲がない。

病人で、寸口脈が人迎脈と同じ大きさで、その浮沈も等しければ、治りにくい病気である。

女子で、手少陰脈が激しく脈打っていれば、妊娠している。

乳児が発病し、その頭髪が全て逆立っていれば、必ず死ぬ。耳に青い血管が見えれば、痙攣して痛む。大便に青い花びらのようなものが混じった未消化便、さらに脈が小さければ手足が冷たく、治りにくい。未消化便を下痢し、脈が小さくても、手足が温かい下痢ならば、治りやすい。

四季の変化は、寒暑の勝ち負けである。陰が極まれば必ず陽に転じ、陽が極まれば必ず陰に転じる。陰は寒を管理し、陽は熱を管理する。だから寒けがひどければ熱となり、熱がひどければ寒けとなる。それで〝寒は熱を生み、熱は寒を生む〟という。それが陰陽の変化である。だから〝冬に寒で傷付くと、春は熱病が発生する。春に風で傷付くと、夏は下痢が発生する。夏に暑で傷付くと、秋はマラリアが発生する。秋に湿で傷付くと、冬は咳嗽が発生する〟という。これが四季の秩序である」

刺節真邪篇・第七十五

黄帝が歧伯に問う。「刺法には五節があると言うが、それは何か？」
歧伯「もとより五節ある。一つに振埃、二つめが発蒙、三つめが去爪、四つめが徹衣、五つめが解惑という」
黄帝「先生の言う五節だが、よく分からない」
歧伯「振埃は、外経を刺して陽病を去らす。発蒙は、腑輪を刺して腑病を去らす。去爪は、関節の支絡を刺す。徹衣は、各陽部の体幹穴を刺し尽くす。解惑は、陰陽調整を知り、有余と不足に補瀉し、バランスを立て直す」

＊奇輪が不明だが、後の解説によると、五行穴や臓兪でなく体幹を刺している。

黄帝「『刺節（真邪）』の言う振埃を、先生は〝外経を刺して陽病を去らす〟と言うが、意味が分からない。それを聞きたい」
歧伯「振埃とは、陽気が逆上して胸中に充満し、胸が詰まり、肩を上下させて呼吸し、胸中の大気が上逆すればゼイゼイ喘いで起坐呼吸し、発病するとホコリや煙を嫌い、喉が詰まって息ができない。振埃というのは、ホコリを振り払うように速いという意味だ」

黄帝「どこを取るのだ？」

岐伯「天容を取る」

黄帝「咳して上気し、呼吸困難となって胸痛すれば、どこを取る？」

岐伯「廉泉を取る」

黄帝「取り方に法則があるのか？」

岐伯「天容は一寸以内に刺入する。廉泉は、血の色が赤く変わったら止《や》める」

黄帝「分かった」

黄帝「『刺節』の言う発蒙だが、その意味が分からない。発蒙は、耳が聞こえず、目が見えない。先生は〝腑輪を刺して腑病を去らす〟と言うが、どの穴位がそうさせるのか？　その理由を聞きたい」

岐伯「いい質問だ。これは刺鍼の要点だ。鍼のきわみであり、神明の類である。口で喋ったり書物にしても、完全に説明できない。発蒙というのは、目を開けるように速いという意味だ」

黄帝「それを聞かせて欲しい」

岐伯「それを刺すには、必ず日中に聴宮を刺し、耳珠に当てると、耳で声が聞こえる。それが腧穴である」
黄帝「分かった。どうやって耳に声を聞かせる？」
岐伯「邪の刺鍼では、しっかりと手で両鼻孔を押さえ、口を閉じて腹に力を入れ、鼓膜が空気で膨らんだ時に刺鍼すると、それに応じて声が聞こえる」
黄帝「分かった。これは見ることができない行為だから目視できない。見て取るのは、神明を得た者である」

＊眸子は、瞳孔という意味。馬蒔は「手太陽小腸経の聴宮は、気が瞳孔と通じているので中其眸子である」と解説している。しかし聴宮は目に鍼感が達せず、耳の奥で得気させるので、張志聡の「眸子は、耳中の珠である」という解説にしたがった。

黄帝「『刺節』の言う去爪を、先生は〝関節の支絡を刺す〟と言うが、それを聞きたい」
岐伯「腰脊は、身体の大関節である。下肢や脛は人の足であり、飛ぶように走る。陰茎は身体の機械であり、精液の出るところで、尿液の通路である。だから飲食不節や喜怒が異常であれば、津液が体内に溢れ、それが睾丸に溜って、水道が通じなくなり、日々に睾丸が腫れて、身体を前後に曲げたりしにくく、歩けなくなる。この病は明らかに水があり、水液が上にも下にも流れない。鈹鍼を使う。睾丸の腫れは形が隠せず、いつも覆えないので、去爪と呼ぶ」

黄帝「分かった」

黄帝「『刺節』の言う徹衣を、先生は〝各陽部の体幹穴を刺し尽くす〞と言うが、まだ決まった部位を教わってない。それを聞きたい」

岐伯「それは陽気が有り余って陰気が不足したものである。陰気が不足すれば内熱となり、陽気が有り余れば外熱となる。両方の熱が結合すると、炭火を抱いているように熱くなり、外から木綿や絹を着るのを恐れ、服を身に着けようとせず、座布団にも近付かない。腠理が閉塞して汗が出ず、舌が焦げ、唇が乾燥してカサカサになり、食道が乾燥し、飲食しても味が分からない」

黄帝「分かった。どのように取る?」

岐伯「天府、大杼の三穴。また中膂兪を刺して熱を去らせる。また手足の太陰へ補法して汗を出させる。熱が去ると汗が少なくなる。衣服を剥ぎ取るように速い」

黄帝「分かった」

黄帝「『刺節』の言う解惑を、先生は〝陰陽調整を知り、有余と不足に補瀉し、バランスを立て直す〞と言う。惑を何で解くのか?」

岐伯「脳卒中の片麻痺が身体にあり、血脈が半身で虚す。虚は不足である。実は有余である。身体の左右で軽重が得られず、傾いて倒れる。東西が分からず、南北が分からず、急に上になったり下になったり、急に逆になったり戻ったりし、しょっちゅう転倒し、ひどければ正気を失って迷い、惑《まど》う」

黄帝「分かった。どのように取る？」

岐伯「その有余を瀉して、不足を補い、陰陽バランスを回復させる。このように鍼を使えば、惑いを解くように速い」

黄帝「分かった。これを霊蘭の室に保存して、みだりに取り出さないようにしよう」

黄帝「五邪に対する刺し方があると聞くが、五邪とは何？」

岐伯「癰邪・盛んな邪気・微弱な邪気・熱邪・寒邪の病を五邪という」

黄帝「五邪を刺すには、どうするか？」

岐伯「五邪の処方は、五章しかない。オデキなら熱を消滅させる。腫れていれば散らす。寒痺なら温める。身体が弱って邪気も衰えていれば衛陽を助ける。邪気が盛んならば瀉して去らせる。その方法を述べる。

癰邪は、勢いよく腫れているときに迎え撃ってはならない。それは衰えやすく、性質が変わる。化膿していなければ、その経脈を更に行き、その原因を瀉して落ち着く場所をなくせば散逸する。各陰陽経脈が通っているオデキは、その経脈上の穴位を瀉す。

＊原文の「痹熱消滅」だが、『太素』では「痺熱消滅」としている。しかし文の流れからすると「癰熱消滅」としなければおかしい。

＊俗は倦の文字にとして使われ、倦には衰える意味がある。

脆道を張志聰は「肌肉の理路である。邪気が集まって脆道から更に行き、集まっている郷を去り、その場所に落ち着けさせなければ、集まった気は散る」と解説している。

盛んな邪気を刺すには、日々に少しずつ瀉せば、その有余を奪って徐々に衰える。その通路に刺絡して、その邪が肌肉と密着する部位を見て刺鍼する。その真に反する事なかれ。各陽経の筋溝を刺す。

＊剽は砭石で刺すこと。

微弱な邪気を刺すには、日々に衛気を大きくする。その不足を補って害する事なかれ。微弱な邪の所在を見て、迎えて奪う穴位にて、表層と深部に邪気が尽きるまで至らせる。邪気が外から侵入できないように衛気を行かせれば、邪気は自然に消える。筋溝を刺す。

熱邪を刺すには、発汗させて追い出すと体温が下がる。熱邪が出歩いて身体へ帰ってこなければ病がなくなる。門戸である汗孔を開いて、邪を出させれば、病が治る。

寒邪を刺すには、日々に温める。ゆっくりと鍼を往来させて神気を至らせる。抜鍼して鍼孔を閉じれば、正気が分散せず、虚実が調い、真気が残る」
黄帝「官鍼は、どう使うのか？」
岐伯「癰を刺すのは鈹鍼、盛んな邪を刺すには鋒鍼、微弱な邪を刺すには圓利鍼、熱を刺すには鑱鍼、寒を刺すには毫鍼を使う」

岐伯「鍼の解結の論を言う。天地と対応し、四季と一致して、人は天地に参与する。だから解くことができる。下に湿地帯があるので、上に葦蒲が生える。また同じようにして形気の多少が判断できる。陰陽とは寒暑である。炎熱では、地表の水分が滋雨となって上に昇り、草の根に汁が少なくなる。人の陽気が体表にあり、皮膚が緩んで腠理が開き、大汗をかいて血気が減り、肉が湿る。寒ければ地が凍《こご》えて水が氷り、人の陽気が体内にあり、皮膚が緻密になり、腠理が閉じて汗が出ず、血気がこわばって、肉が堅く滞る。寒いときは、水の上を行くものが氷ついて往けず、地に穴を掘るものが凍えて穿《うが》てず、鍼の上手なものも四肢厥冷を治せない。血脈が凝結して堅く固まり、往来しなければ、やはり直ちに柔らかくできない。だから水を行くものは、必ず天候が温まるのを待ち、氷が解けて凍えが消えてから水を行くことができ、地を穿つことができるが、人の脈も同じである。厥冷を治すには、まずホットパックして経脈を調和させる。手掌と腋・肘と脚・後頚部と背中にホットパックして調え、温もりが浸透すれば血脈も流れる。そのあと病状を見る。脈が軟らかくて滑らかならば刺して回復させる。堅くて張り詰めていれば瀉して散らす。そして気が鍼下に至れば抜鍼する。これが解結である」

＊馬蒔は「鍼論の意味を詳しく言ったもので、結を解く法」と説明している。
気温が寒いと刺鍼効果が悪い。中国の実験では摂氏二十五度でないと得気せず、日本では治療所の室温を摂氏二十四度にすべきと書いている。

岐伯「鍼治療は、気を調えることにある。食物の気が胃に積もっていれば、営衛に変えて通じさせ、それぞれの通路に行かせる。呼吸の宗気は気海に溜り、下へ行く宗気は気衝に注ぎ、上へ行く宗気は気道に走る。だから厥冷が足にあれは宗気が下行せず、脈中の血が凝集して留まっている。これは火で調えねば、治療できない。

鍼の使い方は、まず経絡の虚実を観察し、手で経脈を撫で、押したり弾いたりし、それに反応して弦のように動くのが見えたら、そこを取って刺鍼する。六経脈が調えば、病気がなくなる。また病気があったとしても自然に治る。一つの経で、上が実して下が虚し、通じなくなっていれば、必ず横の浮絡が邪で実して盛んになっており、邪が経脈に加わって通じなくなっている。それを見つけたら瀉す。これが解結である」

岐伯「上半身が冷えて下半身が熱ければ、まず後頚部の太陽脈である大椎を刺し、久しく留鍼する。刺し終えたら、後頚部と肩甲部にホットパックし、その熱を下行させて下半身の熱気と合流したら終える。これが推して上げる方法である。上半身が熱くて下半身が冷たければ、まず脈が虚して陥没している経絡へ刺鍼し、熱気が下行したら終える。これが引いて下げる方法である。

全身の高熱で、意識がぼんやりして幻覚が見えたり、幻聴が聞こえたり、うわごとを言ったりすれば、足陽明と絡脈を見て刺鍼する。虚なら補い、血が実していれば瀉す。患者を仰向けに寝かせ、その頭の前にいて、両手の人差指から小指までの四指を使い、しばらく頚動脈の人迎を挟み、渦のように回転させながら缺盆まで按圧する。缺盆まで達したら最初から繰り返し、熱が去ったら終える。これが推して散らす方法である」

＊馬蒔は「四指」を「親指と人差指で、両手合わせて四指」と書いているが、不自然な動きなので違うと思う。

黄帝「一脈で、数十種類の病が発生する。痛みやオデキ、発熱や悪寒、痒みや痺れ、あるいは知覚麻痺と、変化は窮められない。それらの原因は何だ？」

岐伯「それらは全て、邪気によって発生する」

黄帝「私の聞くところによると、気には、真気・正気・邪気がある。真気とは何だ？」

岐伯「真気とは、天から受け取り、穀気と一緒になって全身を充たすものである。正気は正風である。一方角から吹く季節風で、激しすぎる風ではなく、また季節と逆方向の風でもない。邪気とは、季節に反する風の悪者で、人を傷付ける。邪気は人に深く侵入し、自然には出てゆけない。正風が侵入しても浅い部位で、人の抵抗力に遭うと自然に去ってゆく。正風の気は柔弱で、抵抗力である真気に勝てないから自然に去る」

＊春の東風、夏の南風、秋の西風、冬の北風が実風。春の西風、夏の北風、秋の東風、冬の南風が虚風。

岐伯「虚風の賊邪が人に侵入すると、ゾクゾクと寒くて身震いし、鳥膚が立って汗孔が開く。その邪が深く入り、骨に宿れば骨痺となって骨が痛む。筋に宿れば筋が痙攣する。脈中に宿れば血が閉塞し、通じなくなってオデキとなる。肉に宿れば衛気と争って、陽邪が勝てば熱となり、陰邪が勝てば寒けとなる。寒が勝てば、真気である衛気が去り、衛気が去れば虚となり、衛気が虚すと身体が冷える。邪が皮膚の間に宿れば、陽気が外へ発散し、汗孔を開いて体毛が揺れる。邪気が往来して進めば痒くなり、邪が留まって去らねば痹（痛み）となり、衛気が行かなくなれば感覚がなくなる。

虚風の賊邪が身体の半分に宿り、それが深く入って営衛の中に居座ると、営衛が徐々に衰えて真気が去り、邪気だけが残るので半身不随となる。邪気が浅ければ、半身の経脈だけが痛む」

＊原文は「其気外発腠理開毫毛、淫気往来」で、「発腠理」は分かるが「開毫毛」は変。毛が開くなど有り得ない。だから淫は揺の間違いで、「其気外発、腠理開、毫毛揺、気往来」が順当。

岐伯「虚風の賊邪が身体の深部へ入り、寒と熱が一緒になって久しく留まり、体内に付着する。そして寒が熱に勝てば、骨が疼いて筋肉が細る。熱が寒に勝てば、肉が爛れて肌が腐り、膿となる。それが内部へ入って骨を傷めると、骨壊死になる」

岐伯「病が身体の前面の筋肉にあれば、筋が屈して伸ばせなくなる。筋肉の間に邪気がいて返らなければ、堅くて紫色の筋瘤になる。またシコリがあり、そこへ気が集まって、そこに衛気が留まり、返れなくなって津液が久しく留まり、それらが結合すると腸のポリープである腸瘤になる。久しいものは数年で形成され、手で押すと柔らかい。シコリがあり、そこへ気が集まって津液が留まり、そこに邪気が侵入して凝結し、日が経つうちに重症へと変わり、繋がって集まれば昔瘤と呼ばれる腫塊になり、手で圧すると堅い。シコリがあり、それが深く進行して骨へ侵入し、邪気が骨に付着して、骨と邪気が合併し、日々に大きくなると骨結核である附骨疽になる。シコリがあり、それが肉に侵入して、それに宗気が集まり、邪が留まって去らないと、熱があれば血が腐って膿となり、熱がなければ肉瘤と呼ばれる腫塊になる。こうした数種類の邪気は、発生部位が一定してないものの名称は決まっている」

＊反は返るとして用いられた。

帰は、集まる意味を採用。

因は「親しむ」の意味を採用。

足跟中─┬─外踝（申脈）足太陽 ── 陽蹻─┬─ 目─ 脳 ─ うなじ
　　　　└─内踝（照海）足少陰 ── 陰蹻─┘

衛気行篇・第七十六

黄帝が伯高に問う。「衛気の運行について聞きたい。その出入は、何と合致しているのか？」

伯高「一年は十二カ月あり、一日は十二刻ある。子午を縦線とし、卯酉を横線とする。天空全体に二十八星座あり、経度と緯度で仕切られた東西南北の一角ごとに七星座あるので、四×七で二十八星座となる。星座のうち房と昴が緯の横線、虚と張が経の縦線である。したがって房から畢までを陽、昴から心までを陰とする。陽は昼を管理し、陰は夜を管理する。衛気は一昼夜で身体を五十周するが、日中は陽経を二十五周、夜は陰を二十五周して五臓を周遊する。

それで朝になって夜陰が尽きると、陽気である衛気が陰蹻脈から目頭の睛明へ出て、目が開く。そこから衛気が頭へ上行し、後頸部に沿って足太陽膀胱経を下がり、背中を通って足小指の端にある至陰へ至る。頭で散った衛気は、目尻から別れて手太陽を下がり、手小指の端外側にある少沢に至る。頭で散った衛気は、目尻から別れて足少陽を下がり、第五趾と第四趾の間にある足竅陰へ注ぐ。そして上で手少陽の部分を行く衛気は、手小指と薬指の間にある関衝へ至る。頭で別れ、上で耳前に至る衛気は、顎の経脈と合流し、足陽明に注いで下がり、足背を行き、足五指の間へ入る。頭で散った衛気は、耳下から手陽明を下がり、親指と人差指の間にある商陽へ入り、手掌中央の労宮に入る。衛気は足に至り、足底の湧泉へ入り、内踝下の照海に出て、陰蹻脈を通って陰臓を行き、再び目の睛明に出て陽経と合流することをくり返すが、これを一周とする。

だから昼間に日が一星座を行くと、人の衛気は身体を一周と十分の八周する。日が二星座を行くと、人の衛気は三周と十分の六周する。日が三星座を行くと、人の衛気は五周と十分の四周する。日が四星座を行くと、人の衛気は七周と十分の二周する。日が五星座を行くと、人の衛気は九周する。日が六星座を行くと、人の衛気は十周と十分の八周する。日が七星座を行くと、人の衛気は十二周と十分の六周する。日が十四星座を行くと、人の衛気は二十五周と余りが十分の二周である。そこで陽が尽きて陰になり、陰経が衛気を引き継ぐ。陰経に入ると、最初は必ず足少陰から腎へ

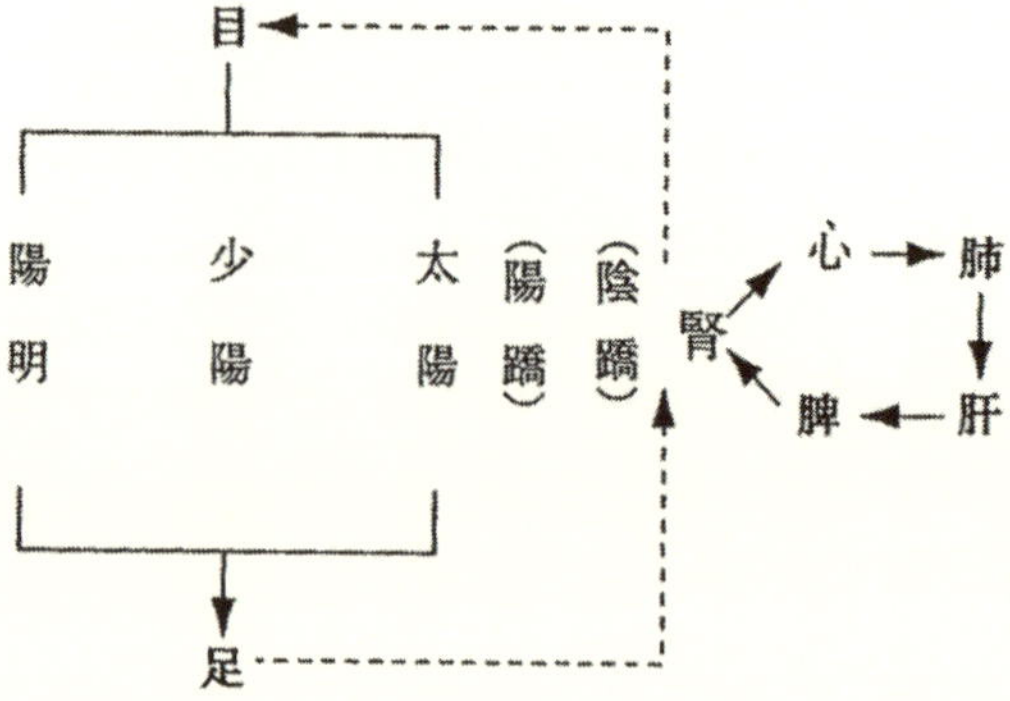

注ぎ、腎から心へ注ぎ、心から肺へ注ぎ、肺から肝へ注ぎ、肝から脾へ注いで、脾から腎へと再循環して一周である。だから夜は一星座を行くと、人の衛気は陰臓を一周と十分の八周し、やはり陽経を行くが如く陰臓を二十五周して、再び目の晴明で陽経と合流する。こうして陰陽を一日一夜進み、合わせて余りが身体で十分の二周、陰臓で十分の二周残る。人は睡眠から目覚めるとき、早起きと朝寝坊の人がいるが、この余りのためである」

＊昔は二十四時間でなく、二時間毎の区切りだった。

＊小数点以下に原文では計算ミスがあったので、正しく訂正した。

太陽を太陽にすると、太陽経脈と混同するので日にした。

黄帝「衛気が身体において、上下の運行が定期的でないならば、気をうかがって刺すには、どうすればいい？」

伯高「天の陰分と陽分には多い少ないがあり、日の長さには長短があって、春秋冬夏は、それぞれ陰分と陽分が決まっている。そのうえで必ず夜明けを基準とし、夜が尽きるのを始まりとする。一昼夜で水時計の水が百刻《きざ》み落ちる。二十五刻では、日中の半分である。このように衛気が陽経を流れ続けて終わらず、日が入ると止む。日の長短に基づいて、それぞれの季節を基準に刺鍼する。慎重に衛気の流れる時をうかがえば、病は期待できる。刺鍼する時を失って、うかがうことに反すれば、百病を診ても治らない。だから〝実を刺すときは、その気が来るときに刺す。虚に刺すときは、その気が去るときに刺す〟と言う。これは鍼下に気が存亡するとき、虚実をうかがってから刺すことを言っている。つまり気が所在する部位を慎重にうかがって刺す。それを逢時と呼ぶ。病が三陽経脈にあれば、必ず気が陽経にあるときをうかがって刺す。病が三陰経脈にあれば、必ず気が陰経にあるときをうかがって刺す。

水時計が一刻み落ちると、人の衛気は太陽にある。水が二刻み落ちると、人の衛気は少陽にある。水が三刻み落ちると、人の衛気は陽明にある。水が四刻み落ちると、人の衛気は陰分にある。水が五刻み落ちると、人の衛気は太陽にある。水が六刻み落ちると、人の衛気は少陽にある。水が七刻み落ちると、人の衛気は陽明にある。水が八刻み落ちると、人の衛気は陰分にある。水が九刻み落ちると、人の衛気は太陽にある。水が十刻み落ちると、人の衛気は少陽にある。水が十一刻み落ちると、人の衛気は陽明にある。水が十二刻み落ちると、人の衛気は陰分にある。水が十三刻み落ちると、人の衛気は太陽にある。水が十四刻み落ちると、人の衛気は少陽にある。水が十五刻み落ちると、人の衛気は陽明にある。水が十六刻み落ちると、人の衛気は陰分にある。水が十七刻み落ちると、人の衛気は太陽にある。水が十八刻み落ちると、人の衛気は少陽にある。水が十九刻み落ちると、人の衛気は陽明にある。水が二十刻み落ちると、人の衛気は陰分にある。水が二十一刻み落ちると、人の衛気は太陽にある。水が二十二刻み落ちると、人の衛気は少陽にある。水が二十三刻み落ちると、人の衛気は陽明にある。水が二十四刻み落ちると、人の衛気は陰分にある。水が二十五刻み落ちると、人の衛気は太陽にある。これが日中の半分で循環する衛気の規則性である。日が房から畢までの十四星座を行けば、水が五十刻み落ち、日が天を半周する。そして昴から心まで行くと、やはり十四星座で、水が五十刻み落ち、一昼夜が終わる。日が一星座を回ると、水が三刻みと七分の四刻み落ちる。『大要』は〝日が星座の上にかかれば、必ず人の衛気が太陽にある〟と述べている。だから日が一星座を過ぎると、人の衛気が三陽経脈を行き、陰分を通る。このように衛気の運行は終わりがなく、天地と同じ法則に従っている。乱れているようだが法則性があり、終われば初めに戻る。一昼夜で水が百刻み落ちれば、衛気の循行も五十周が尽きる」

＊馬蒔は「陰分とは足少陰腎経である」と解説している。

九宮八風篇・第七十七

立秋二（玄委・西南方・坤）　秋分七（倉果・西方・兌）　立冬六（新洛・西北方・乾）
夏至九（上天・南方・離）　招揺・中央五　冬至一（叶蟄・北方・坎）
立夏四（陰洛・東南方・巽）　春分三（倉門・東方・震）　立春八（天留・東北方・艮）

北極星の太乙（太一とも呼ぶ）は、必ず冬至の日には叶蟄の宮へ四十六日居て、その翌日には天留へ四十六日居て、その翌日には倉門へ四十六日居て、その翌日には陰洛へ四十五日居て、その翌日には上天へ四十六日居て、その翌日には玄委へ四十六日居て、その翌日には倉果へ四十六日居て、その翌日には新洛へ四十五日居て、その翌日には再び叶蟄の宮へ戻って冬至となる。

＊馬蒔は「太乙は歳神である」という。そして盧良侯は「太乙は北極星である」という。北極星は動かないから太一だという。

太乙の遊行は、冬至の日に叶蟄の宮へ居て、その所在日数である四十五～四十六日留まり、一から九までの宮を通ったら、再び一の叶蟄の宮へ返る。必ずこのようにして止まらず、終われば始めに戻る。

太乙が宮を移る日は、天が必ず応じて風雨となる。だから当日は風雨になれば吉で、そうした年は豊年で、民衆が安らいで病も少ない。移る日の前に風雨となれば雨が多い年となり、移った日の後で風雨となれば日照りの年になる。

＊盧良侯は「多汗は、多旱とすべき」と述べている。

太乙が冬至の日にあるとき気候の異変があれば、君主に変化がある。太乙が春分の日にあるとき気候の異変があれば、総理大臣に変化がある。太乙が中宮の日にあるとき気候の異変があれば、官僚に変化がある。太乙が秋分の日にあるとき気候の異変があれば、将軍に変化がある。太乙が夏至の日にあるとき気候の異変があれば、民衆に変化がある。〝気候の異変〟とは、太乙が五宮にある日、疾風で樹木が折れたり、砂粒を巻き上げたりすることを言う。各季節に身分の異なる主があり、どの方角から吹く風かによって変化を予測する。風が季節に合わせて吹くべき方向から来れば実風で、生長を主として万物を養う。吹くべき方角と逆にぶつかってくれば虚風で、人を傷付け、殺戮や災害を主とする。虚風を慎重にうかがって、それを避ける。だから〝聖人は弓矢を避けるように、虚邪の道を避ける。そうすれば邪が害することができない〟とは、これを言う。

＊「故聖人日避虚邪之道」を、盧良侯は「日避とは、太乙が遊行する初日である」と解説しているが、「故聖人日避虚邪之道」の書き間違えと思う。

だから太乙が中宮へ行くと、朝の八方向の風で吉凶を占う。

風が南から吹けば大弱風と呼び、人を傷付ける。内は心に侵入し、外は脈に宿り、熱病を主とする邪気である。

風が西南から吹けば謀風と呼び、人を傷付ける。内は脾に侵入し、外は肌に宿り、衰弱を主とする邪気である。

風が西方から吹けば剛風と呼び、人を傷付ける。内は肺に侵入し、外は皮膚に宿り、喉の乾燥を主とする邪気である。

風が西北から吹けば折風と呼び、人を傷付ける。内は小腸に侵入し、外は手太陽経脈に宿り、脈拍が絶えれば邪気が溢れ、脈が閉塞すれば結んで通じなくなり、突然死することが多い。

風が北から吹けば大剛風と呼び、人を傷付ける。内は腎に侵入し、外は骨と肩背の脊柱起立筋に宿り、寒性の病を主とする邪気である。

風が東北から吹けば凶風と呼び、人を傷付ける。内は大腸に侵入し、外は両脇腋骨の下、そして四肢関節に及ぶ。

風が東から吹けば嬰児風と呼び、人を傷付ける。内は肝に侵入し、外は筋の付着部（腱）に宿り、身体の湿を主とする邪気である。

風が東南から吹けば弱風と呼び、人を傷付ける。内は胃に侵入し、外は肌肉に宿り、身体が重くなることを主とする邪気である。

この八風は、すべて季節風と逆方向から吹く風で、発病させられる。歳回りの虚、月の虚である新月、時の虚である季節に反する気候、この三虚が重なれば突然発病して急死する。そして二つが実で一つが虚なら、疲労困憊して悪寒発熱する。雨湿の地にいれば、痿症になって足が萎える。だから聖人は、弓矢を避けるように風を避ける。三虚のときに運悪く邪風が侵入すると、卒倒して半身不随になる。

＊淋露は「疲労困憊」とされている。淋露は羸露で、疲れて眠くなること。

九鍼論篇・第七十八

黄帝「先生に九鍼を聞いたが、その内容は非常に多かった。だがまだ分からない。どうして九鍼が誕生したか？　何に基づく名称なのか？」

岐伯「九鍼は、大地の数字に基づいている。一から始まって九に終わる。一は陽で天、二は陰で地、三は天地の生み出した人、四は季節、五は五種類の楽器の音、六は六つの音階、七は北斗七星、八は八方角からの風、九は八方角と中央の地域を示す」

黄帝「鍼は、九の数とどのように対応するのか？」

岐伯「聖人が立てた天地の数である。一から九で、九地域を立てた。九の九で、九×九＝八十一となり、それで黄鐘の数を立てた。それが鍼に応じた数字である」

＊黄鐘は六律の楽器。長さ九寸。恐らく銅鐸のような青銅製の鐘。

岐伯「一は天であり、陽である。五臓で天に対応するのは肺であり、肺は五臓六腑の日傘である。皮は人体の最も表層にあるので肺と合致し、人の陽である。だから皮膚を治療する鍼は、その頭が大きくて尖端が鋭くなければならず、深く入らないようにして陽気を出す。

二は地であり、地とは土である。人で対応するのは肉である。だから肉を治療する鍼は、鍼体が竹筒のような円柱で尖端が丸くなければならず、肉分を傷付けない。傷付ければ脾気が竭きる。

三は人である。人は血脈によって生きている。だから脈を治療する鍼は、鍼体が大きくて尖端が丸くなければならず、脈を按圧して刺入することなく、気を至らせて邪気だけを出す。

四は季節である。季節には八方向から吹く風が、経絡の中へ侵入して慢性病になる。だから慢性病を治療する鍼は、鍼体が竹筒のような円柱で尖端が鋭くなければならず、熱を瀉して出血させ、慢性疾患を終わらせる。

五は音色である。音は冬と夏の境で、子午を分けるように、陰と陽を別《わ》ける。寒と熱が争い、寒熱二つの気が一緒になり、結合するとオデキとなって化膿する。だからオデキを治療する鍼は、尖端が剣の鋒のようでなければならず、それによって大膿が排出できる。

六は音階である。音階は、陰陽の四季を調節し、十二経脈と合致する。虚邪が経絡に侵入すると突然の痛みとなる。だから急性の痛みを治療する鍼は、尖端が牛のシッポのようで、丸くて鋭く、鍼体が少し大きくなければならない。それで急性の邪気を除く。

七は北斗七星である。北斗七星は、人の七竅である。邪が経絡に宿ると痛痺（激痛）になる。だから激痛を治療する鍼は、尖端が蚊や虻のクチバシのようでなければならず、静かに経脈を撫で、穴位を探り当てたら徐々に刺入し、わずかに筋肉がピクッとしたら久しく鍼を留め、正気が充実し、真気と邪気がともに往来して、筋肉が緩んだら抜鍼して養生する。

八は風である。風は人の肩股肘膝の八関節である。八節の虚風があり、八風が人を傷付けると、肩や股関節、腰脊節、腠理の間へ虚風の賊邪が侵入し、深部の痛みとなる。だから深部の痛みを治療する鍼は、鍼体が長く、尖端が鋭利でなければならず、深部の邪を取り去って慢性の痛みを治療できる。九は九野である。九野は、人で言えば経穴や関節、皮膚の間である。激しい邪気が身体に溢れ、風水の浮腫みたいな状態になって溜り、大きな関節を通らなくなる。だから関節の腫れを治療する鍼は、尖端が棒のようで、その鋒は少し丸くする。それで大邪の気が関節を通過できずに腫れるものを取り除く」

＊四の原文は「経絡之中為瘤病者也」だが、後の文は「而痼病竭」となっている。「瘤病」と「痼病」のどちらが正しいかだが、「痼病」を採用した。

五は、五音だから九までの数の中間であり、冬夏の境であって、子午のように分ける。

人の七竅とは、耳が2、目が2、鼻が2、口が1。

八節は、立春・立夏・立秋・立冬に春分・秋分・夏至・冬至。虚風は、季節と逆方向の風。

九は「令尖如挺」だが、『九鍼十二原』に基づいて「令尖如梃」と改めた。九野は、後の文からすると『九宮八風』の九宮のこと。一般的には東西南北とその中間、そして中央を合わせた九州を九野と呼ぶ。

黄帝「鍼の長さに寸法があるのか？」

岐伯「一は鑱鍼。スカーフを留める巾針に似せて作り、尖端の半寸が急に鋭くなっている。長さ一寸六分。頭身にある熱を主治する。

二が圓鍼。木綿針に似せて作り、竹筒のように円柱の鍼体で、尖端が卵円形。長さ一寸六分。分肉間の邪気を取る。

三が鍉鍼。尖端は黍粟のような鋭さ。長さ三寸半。主に経脈を按圧して邪気を外へ出す。

四が鋒鍼。木綿針に似せて作り、竹筒のように円柱の鍼体で、尖端が鋭い。長さ一寸六分。主に熱を瀉して出血させる。

五が鈹鍼。両刃の剣に似せて作り、幅が二分半、長さ四寸。化膿したオデキで、熱のあるものを主治する。

六が圓利鍼。牛のシッポに似せて作り、鍼は頭が少し大きいが、逆に鍼体が小さくて、深く刺入できる。長さ一寸六分。主に急性の痛みを取る。

七が毫鍼。毫毛に似せて作り、長さ一寸六分。寒邪による痛痺が絡脈にあるものを主治する。

八が長鍼。長針に似せて作り、長さ七寸。主に深くて慢性の痛みを取り去る。

九が火鍼。鋒鍼に似せて作り、尖端の鋒が僅かに丸く、長さ四寸。主に大邪の気が関節から出ずに腫れるものを取り去る。これで鍼の形は終わる。これが九鍼の大きさと長さである」

＊四の原文は「主癰熱出血」だが、前の文と矛盾するので、前文の「令可以瀉熱出血」を採用した。
六の原文「取法於氂鍼、微大其末、反小其身」だが、「氂鍼」などない。だから鍼は余分。また「主取癰痺者」だが、他の篇では「暴気」や「痺気暴発」とある。だから「主取暴痺者」の間違いと思う。
七の毫鍼は、ここでは一寸六分だが、『鍼灸大成』には三寸六分とあり、『九鍼十二原』にも三寸六分とある。三だった線の二本が、版木の磨耗で消えたと考えられる。また原文「主寒熱痛痹在絡者也」だが、痛痹は寒痹なので、熱は不要だから削除した。

帝「人の身体は、どのように九野と対応しているのか？」
岐伯「身体と九野の対応を言う。左足は立春に対応し、その日は戊寅己丑である。左脇は春分に対応し、その日は乙卯である。左手は立夏に対応し、その日は戊辰己巳である。胸喉首頭は夏至に対応し、その日は丙午である。右手は立秋に対応し、その日は戊申己未である。右脇は秋分に対応し、その日は辛酉である。右足は立冬に対応し、その日は戊戌己亥である。腰尻肛門は冬至に対応し、その日は壬子である。六腑と横隔膜下の肝脾腎は中央に対応し、その日は刺鍼してはならず、〝太乙所在の日〟ならびに戊と己は大禁だから刺鍼してはならない。この九日は、慎重に八正の風を観察し、それと身体の左右や上下の対応関係によって刺鍼しない。例えば身体のデキモノを治したければ、大禁の当る日に潰して排膿する治療をしてはならない。これを天忌の日と呼ぶ」

岐伯「身体が楽で、気持ちが苦しければ、病が脈に発生しており、その治療には鍼灸する。身体が苦しくて、気持ちが楽ならば、病が筋に発生しており、その治療にはホットパックや体操する。身体が楽で、気持ちも楽ならば、病が肉に発生しており、その治療には刺絡する。身体が苦しく、気持ちも苦しければ、病が食道に発生しており、その治療には甘薬を使う。何度もビクビクし、筋脈が通じなくなって知覚麻痺の病が発生したら、その治療には按摩と薬酒を使う。これを五形志と言う」

岐伯「五臓の気が失調すると、心ならゲップ、肺なら咳、肝なら言葉、脾なら嚥下、腎ならアクビとなる。

六腑の気が失調すると、胆なら怒り、胃なら気逆してシャックリ、大腸小腸は下痢、膀胱が絞約しなければ尿の失禁、下焦が溢れれば水腫となる」

岐伯「五味。酸っぱさは肝へ入り、辛さは肺へ入り、苦さは心へ入り、甘さは脾へ入り、しょっぱさは腎へ入り、淡い味は胃へ入る。これが五味である。

五并。五臓の精気が肝と一緒になると憂い、心と一緒になれば喜び、肺と一緒になると悲しみ、腎と一緒になると恐れ、脾と一緒になると畏れとなる。これが五臓の精気が臓と一緒になって発生する感情である。

五悪。肝は風を嫌い、心は熱を嫌い、肺は寒を嫌い、腎は燥を嫌い、脾は湿を嫌う。これが五臓の嫌うものである。

五液。心の液は汗であり、肝の液は涙であり、肺の液は鼻水であり、腎の液は唾であり、脾の液は涎である。これが五液の出る部位である。

五労。見続ければ血を傷め、寝続ければ気を傷め、座り続ければ肉を傷め、立ち続ければ骨を傷め、歩き続ければ筋を傷める。これが五つの長時間労働による病である。

五走。酸っぱさは筋に走り、辛《から》さは気に走り、苦さは血に走り、しょっぱさは骨に走り、甘さは肉に走る。これが五味の向かう目的地である。

五裁。病が筋にあれば、すっぱいものを食べるな。病が気にあれば、辛《から》いものを食べるな。病が骨にあれば、しょっぱいものを食べるな。病が血にあれば、苦いものを食べるな。病が肉にあれば、甘いものを食べるな。口が食べたくなっても多く食べるな。必ず自分で断て。それを五裁（断つ）と言う。

五発。陰病は骨に発病する。陽病は血に発病する。陰病は肉に発病する。陽病は冬に発病する。陰病は夏に発病する。

五邪。邪が陽へ入れば狂となる。邪が陰へ入れば血が滞って痛む。邪が陽へ入って結合すれば鬱病になる。邪が陰へ入って結合すれば声が出なくなる。陽病から陰へ入れば静かになる。陰病から陽へ出れば怒りっぽくなる。

五蔵。心は神を収め、肺は魄を収め、肝は魂を収め、脾は意を収め、腎は精と志を収める。五主。心は脈を管理し、肺は皮を管理し、肝は筋を管理し、脾は肌を管理し、腎は骨を管理する。陽明は多血多気、太陽は多血少気、少陽は多気少血、太陰は多血少気、厥陰は多血少気、少陰は多気少血。だから〝陽明経を刺して血気を出し、太陽経を刺して血は出して気を出さず、少陽を刺して気は出して血を出さず、太陰経を刺して血は出して気を出さず、厥陰経を刺して血は出して気を出さず、少陰経を刺して気は出して血を出さない〟という。

足は陽明と太陰が表裏、少陽と厥陰が表裏、太陽と少陰が表裏であり、これは足の陰陽である。手は陽明と太陰が表裏、少陽と心主（厥陰）が表裏、太陽と少陰が表裏であり、これは手の陰陽である」

＊五発の原文は「陰病発於肉」ではなく「以味病発於気」だが、これだけ陰病となっていないのはおかしい。そこで『素問・宣明五気』に基づいて引っぱってきた。

＊五邪の団だが、原文は轉。これは、摶の誤字とされているので、同じ意味の団に変えた。

歳露論篇・第七十九

黄帝が岐伯に問う。「経文に〝夏日に暑で傷付くと、秋に瘧の病となる〟とあるが、瘧の発病までに時間がある。なぜか？」

岐伯「邪が風府へ侵入し、病は脊柱起立筋を下がる。人の衛気は一昼夜に、必ず風府で会合する。その翌日から毎日背骨を一節下がる。だから当日の発作は遅れるが、それは邪が先に背骨へ侵入するからである。だから邪が風府に至るたびに腠理が開き、腠理が開くと邪気が入り、邪気が入るとマラリア発作となるが、このようにして一日ごとに発作が遅れる。衛気の循行は風府へ至り、一日ごとに背骨を一節下がって、二十一日で尾骨まで下がり、二十二日目には脊柱内へ入って、衝脈が脊柱内を行く伏衝脈の脈に注ぐ。そこから伏衝脈の脈を上昇して、九日目に両缺盆の中央へ出て、衛気が上昇する。それで病の発作が少しずつ早くなる」

＊原文は「故其病稍益至」だが、馬蒔は「故其病稍益早」とし、至は早の誤字だとしている。

その中で五臓に着いた瘧の邪は、横に胸腹膜と繋がるが、そこまでの道程《みちのり》は遠く、その瘧邪は深く、その瘧邪の動きは遅いので、毎日体表に出て衛気と争って発作を起こすわけに行かず、翌日に蓄積されて発作が起きる」

＊これは一日置きに発作を起こすマラリアについて述べている。

黄帝「衛気が風府へ行くたびに、腠理が開いて邪が入る。しかし衛気は毎日一節ごと脊柱を下がるので、風府へ行かない。どうして発作が起きるのだ？」

岐伯「風府とは決まった場所ではない。衛気が瘧邪に応戦する所である。応戦すれば必ず腠理が開く。だから邪気の宿った場所が、風府なのである」

黄帝「なるほど。風と瘧は、たがいに同類であるが、風は常にあり、瘧は発作の起きない休止時がある。どうして？」

岐伯「風気は、侵入した体表に留まる。瘧気は経絡を通って沈み、体内に着く。だから瘧気が体表へ出たときだけ、衛気が応戦して発作が起きる」

黄帝「なるほど」

黄帝が少師に問う。「四季の八風が人に侵入することを聞く。気候には寒暑があり、寒では皮膚が張り詰めて腠理が閉じ、暑なら皮膚が緩んで腠理が開く。それが原因で賊風邪気は体内へ侵入するのか？　八正の気候と反する虚邪でないと、人を傷付けられないのか？」
少師「そうではない。賊風邪気が人に侵入するとき、時期は関係ない。腠理が開いていて、邪が深く侵入し、体内の極まで達する病となれば、その病人も突然である。腠理が閉じていれば、邪が入っても浅く留まり、その病も慢性で遅い」
黄帝「寒温が適当で、腠理も開いてないのに、急病となるものはどうして？」
少師「帝は、邪気が入る理由を知らないのか？　普通に生活していても、腠理の開閉や緩急は、決まった時間通りにおこなわれる」
黄帝「それを聞けるか？」
少師「人は天地と関わっており、太陽や月と対応する。だから満月では西の海水が盛り上がり、人の血気が積もって肌肉に充ち、皮膚が緻密になって毛髪が堅くなり、腠理が閉じて皮脂や垢が付着する。そうなると賊風に遭おうとも、浅く入るだけで深く侵入できない。また新月では東の海水が盛り上がり、人の血気が虚して衛気が体表から去り、形骸だけとなる。肌肉が減って皮膚が緩み、腠理が開いて毛髪が傷付き、皮膚が薄くなって皮脂や垢が落ちる。そのとき賊風に遭えば、深く侵入するので、発病も急である」
黄帝「突然に急死したり発病するのは、どうして？」
少師「三虚ならば、急死したり急病になる。三実ならば、邪が人を傷付けられない」

黄帝「三虚とは何か？」
少師「年回りの虚、新月の虚、時候の異変という三つがあり、そのために賊風が傷付けたものを三虚と呼ぶ。だから三虚を知らずに論じれば、医者は逆にヤブということだ」
黄帝「三実とは？」
少師「年回りの実、満月の実、時候の和順という三つで、それがあれば賊風邪気があっても危害を及ぼせない。それを三実という」
黄帝「良い論である。はっきりした道理である。これを金の箪笥にしまわせてくれ。しかし、これは個人についての論である」
黄帝「年によって、全員が同じ病となるのは、何が原因なのだ？」
少師「これは八正（八宮）の気候である」
黄帝「どうやったら調べられる」
少師「必ず冬至の日に、太乙が叶蟄の宮に立つ。太乙が叶蟄の宮に達すると、天が必ず反応して風雨となる。その風雨が南方から吹けば虚風であり、賊邪が人を傷付ける。賊風が夜中に吹けば、万民が閉め切った部屋の中で眠っているため、邪が犯すことはできない。そうした年は民に病が少ない。賊風が昼間に吹けば、万民が防備を怠るので、みんなが虚風に侵入され、万民に病が多い。季節と反する虚邪が入り、骨へ居座って体表に症状として現れない場合、立春になると陽気が発散して腠理が開くので、その立春に、本来は東方から吹くべき風が西方から吹けば、開いた腠理から虚風が入り、万民が再び虚風に侵入される。こうして骨に居座った虚邪と、腠理から入った賊風が結合すれば、経気が結代する。だから様々な賊風に逢って、異常な雨に遇う年を〝歳露に遇う〟と呼ぶ。一年の気候が和順で、賊風が少なければ、民は病が少なく、死ぬことも少ない。一年に多くの賊風邪気があり、寒温も不順ならば、民は病が多くて死ぬ」

黄帝「虚邪の風が傷付ける程度は、どうなのか？　どうやって知る？」

少師「旧正月の元旦、太乙が天留の宮にある。その日に北西の風が吹いて雨がなければ、人が多く死ぬ。旧正月の元旦、明け方に北風が吹けば、春に民が多く死ぬ。旧正月の元旦、明け方に北西の風が吹けば、病死するものは十人のうち三人である。旧正月の元旦、日中に北風が吹けば、夏に民が多く死ぬ。旧正月の元旦、夕方に北風が吹けば、秋に民が多く死ぬ。旧正月の元旦、終日北風が吹けば、大病で死ぬものは十人のうち六人である。

旧正月の元旦、南方から風が吹くものを旱郷と呼び、西方から風が吹くものを白骨と呼んで、国中が疫病に見舞われ、多くの人が死亡する。旧正月の元旦、東方から風が吹けば、家屋が壊れて砂が舞い、国が災害に遭う。旧正月の元旦、東南から風が吹けば、春に死亡するものがある。旧正月の元旦、天候が温和で風が吹かなければ、食糧が安くて民は発病しない。天候が寒くて風があれば、食糧が高くて民の多くが発病する。このように旧正月元旦の風向きを調べて、人の死亡率を予測する。

二月の丑の日に風が吹かなければ、民の多くは心腹の病となる。三月の戌の日に暖かくなければ、民の多くは悪寒発熱の病となる。四月の巳の日に暑くなければ、民の多くは黄疸の病となる。十月の申の日に寒くなければ、民の多くが突然死する。風というものは、すべて家屋を壊し、樹木を折り、砂を巻き上げて、体毛を逆立たせ、腠理を開かせるものである」

＊原文の「正月朔日、平旦北風」だが、次の句も同じなので、『甲乙経』の「平旦西北風」と西を補い、「民病多者」を『太素』から「民病死者」と、多を死に変更した。

巇の文字は、『漢語大字典』に掲載されていなかった。前の文が「民の何人が死亡する」という文で、この文が「歳の風によって巇傷人が判る」という内容だから、巇を死と考えた。

大惑論篇・第八十

黄帝が岐伯に問う。「私が高い台に上がるとき、中段まで来て振り返ると、這いつくばって前進し、目まいがする。これは変で、おかしいと思う。目を閉じて一点を見つめ、心を落ち着けて気を安定させるが、しばらくしても消えない。ただグルグルと目が回るだけ。髪を振り乱して這いつくばり、うつ伏せになって後ろを見るが、ながいこと経っても治まらない。しかし急に自然に止まる。これは何の気がそうさせているのだ？」

＊清冷之台は、東苑の台とある。つまり東の花園にある高い台。『類経』は「台が高ければ寒いので、清冷之台だ」という。

「独博独眩」は「独轉独眩」の誤り。

岐伯「五臓六腑の精気は、すべて上がって目に注がれ、目の精になる。精の巣が眼である。骨の精は瞳孔になる。筋の精は虹彩になる。血の精は眼球両端の赤肉になる。その巣で気の精が白眼になる。肌肉の精は、目が飛び出さないように拘束する瞼になる。このように筋骨血気の精を包みこんで、脈と一緒になって目系（視神経）となり、上がって脳に繋がり、後ろは後頸部の中央（盆の凹《くぼ》）へ出る。だから邪が後頸部へ侵入し、そのとき抵抗力が虚していれば邪が深く入り、目系に沿って脳へ入る。邪が脳へ入れば脳が回転し、脳が回転すれば目系が引っ張られ、目系が引っ張られれば目眩となって目が回る。眼睛が斜めであれば、その眼睛が見ている物も統一されず、眼睛が散らばり、眼睛が散れば視岐となり、視覚が分かれれば一つの物が二つに見える複視となる。目は五臓六腑の精であり、営衛や魂魄が常に留まっていて、神気の生み出すものである。だから精神が疲労すれば魂魄が散佚《さんいつ》し、意識が乱れる。瞳孔や虹彩は陰であり、白眼や眼球両端の赤肉は陽である。そして陰陽が一緒になって視力となる。目は心の使者であり、心には神が宿っている。だから精神が乱れて一つにならず、急に常とは変わった処を見れば、精神や魂魄が散佚して得られなくなるが、それを目まいと呼ぶ」

黄帝「私の疑惑も、そこである。いつも私は東の花園へ行くが、そこで目まいが起きなかったことがない。そこから去ると回復する。私は東の花園へ行ったときだけ精神が疲労するのか？　何が異なっているのだ？」

岐伯「そうではない。心は喜んでいても、精神は嫌っている。急に喜びと嫌悪を同時に感じると、精気が乱れ、見るものを間違って目まいとなる。精神が別のものに移れば回復する。だから、それを受けて軽ければ迷いであり、ひどければ惑って目まいする」

黄帝「忘れっぽい者は、何の気がそうさせる？」
岐伯「上半身の気が不足し、下半身の気があり余れば、胃腸が実となって心肺が虚す。虚すと営衛が下半身に留まったままになり、長いこと留まったままで瞬時に上がらない。だから忘れっぽい」
黄帝「空腹になりやすくても食欲がないのは、何の気がそうさせる？」
岐伯「精と気は共に脾にあって、熱気は胃に留まる。胃熱では穀が消化され、穀が消化されると空腹になりやすい。だが胃の気が逆上すれば胃袋が塞がり、食欲が無くなる」
＊原文は「則胃脘寒」だが、『甲乙経』に基づいて「則胃脘塞」に改めた。
黄帝「病気になって眠れないのは、何の気がそうさせる？」
岐伯「衛気が夜になっても陰臓へ入れず、常に体表の陽経へ留まる。衛気が陽経に留まれば体表に陽気が満ち、陽気が体表に満ちれば陽蹻脈が盛んになり、陰臓へ衛気が入れなくなれば陰気が虚すので、目を閉じて眠ることができなくなる」
黄帝「病気になって目が見えなくなるのは、何の気がそうさせる？」
岐伯「衛気が陰臓に留まって、体表の陽経を行けない。衛気が陰臓に留まれば陰気が盛んになり、陰気が盛んになれば陰蹻脈が満ち、陽経へ入れないので陽気が虚す。だから目を閉じる」

黄帝「寝てばかりいるのは、何の気がそうさせる？」

岐伯「この人は胃腸が大きくて皮膚が渋っており、分肉が脂肪層と筋肉層に分かれていない。胃腸が大きければ、そこに衛気が久しく留まり、皮膚が渋っていれば分肉が分かれないので、衛気の運行が遅くなる。衛気は、昼間は必ず陽の体表を行き、夜に陰臓を行く。だから陽の体表で衛気が尽きれば眠くなり、陰臓で衛気が尽きれば目が覚める。つまり胃腸が大きければ、衛気が内臓を行く時間がかかるので久しく留まり、皮膚が渋って分肉も分かれていないので衛気の運行が遅れる。それで陰臓に留まっている時間が長く、その衛気は精が出ずに、目を閉じたくなるので寝てばかりいる。胃腸が小さくて、皮膚が滑らかで緩ければ、分肉も順調に分かれて通り、衛気も陽の体表に久しく留まるので、あまり眠らない」

＊この文は「皮膚湿」とあるが、対比の文では「皮膚滑」となっている。だから「皮膚湿」は「皮膚渋」の誤りと考えられる。『甲乙経』と『太素』は「皮膚渋」となっている。

黄帝「衛気が常道の経を行かず、急に寝てばかりいる者は、何の気がそうさせる？」

岐伯「邪気が上焦に留まると、上焦が閉塞して通じなくなる。食事を終えてスープを飲んでいると、衛気が久しく胃腸の陰臓に留まって循環しなくなり、突然に眠くなる」

＊「非常経也」は「いつもと違う」と訳せるが、馬蒔は「十二経脈は常経だが、陰陽蹻脈は常経でない。だから非常

経也と言っている」と解説し、張志聡は「昼間は陽経を行き、夜間は陰経を行くのが正常だが、そうではないから非常経也だ」と解釈している。

黄帝「分かった。そうした各邪をどうやって治療する？」

岐伯「まず臓腑を調べ、その小さな過失である微邪を追い出す。その後で衛気を調える。盛んならば瀉し、虚では補う。必ず先に患者の身体と気持ちの苦楽を明らかにし、それにしたがって治療をする」

＊張志聡は「誅其小過とは、その微小な邪を追い出すこと」と言っている。「其形志之苦楽」は『九鍼論・第七十八』に記載がある。

癰疽篇・第八十一

黄帝「胃腸が穀を受け取ったあと、上焦から出る衛気は、分肉を温めて骨節を養い、腠理を通じさせる。中焦から出る営気は露のようで、上は合谷や陽渓のような骨の谷間に注ぎ、孫脈に滲んで津液と混合調和し、変化して赤くなって血となる。血が和むと孫脈から満ち溢れ、さらに絡脈へ注ぎ、それらが充満したら経脈へ注ぐ。陰陽の経脈が怒張し終わると、息によって循行する。その循行には法則があり、周回には道理があるが、それは天と同じ法則であり、止まることがない。その経脈を圧して調べる。虚により実を去るには、瀉せば不足する。留鍼しないで速く抜鍼すれば邪気が減り、留鍼すれば先に邪気が出た後で真気が回復する。実により虚を去るには、補えば有余となる。血気が調えば、肉体と気が維持される。それで気血の平衡と平衡でないのは知っているが、どうしてデキモノが発生するのか分からない。それが治癒するか衰敗するかの時期、治癒するまでと死ぬまでの日数などは何を基準とするのか？　それを聞けるのか？」

岐伯「経脈は流れて行って止まらないが、それは天と同じ基準、地と合致した法則である。だから天の星座が基準を失えば、日食や月食が起きる。大地の経脈である河川が基準を失えば、河川が氾濫して草が生えず、五穀が実らない。道路も通れなくなり、民が往来できない。街に集まって都市に住んでいたのが、別離して異なる場所へ行く。血気でも同じだが、その理由を述べる。血脈の営衛は、循環して止まらず、上は星座に対応し、下は河川の数に対応する。寒邪が経絡の中へ侵入すれば血が流れにくくなり、血が流れにくければ血管も通らなくなり、通じなければ滞った部位に衛気が溜って返らなくなり、そこでデキモノとなる。寒気が長びくと熱に変化し、熱が激しければ肉が腐り、肉が腐れば膿となり、膿を排出しなければ筋肉も爛れ、筋肉が爛れれば骨が傷み、骨が傷めば髄が消える。デキモノが関節の凹みになく、膿が排出されなければ、血が枯れて空虚となり、筋骨肌肉が栄養されず、経脈が敗れて漏れ、熱毒が五臓を熏蒸するが、臓が傷付けば死ぬ」

＊「血泣」だが、泣は渋の異体字。

黄帝「デキモノの形、ならびに死亡日と名称を聞きたい」

岐伯「喉の食道中にできたオデキを猛疽と呼ぶ。猛疽を治療しないと化膿し、膿を排出しなければ食道が塞がって半日で死ぬ。それが化膿していれば、鍼で瀉して排膿し、豚の脂身を口に含んだままにし、呑み込まなければ三日で治る。

頚にできたオデキを天疽と呼ぶ。そのオデキは大きくて赤黒い。すぐに治療しなければ、オデキの熱気が下りて淵腋へ入り、前の任脈を傷め、体内では熱が肝肺を熏蒸する。肝肺が熏蒸されれば十日余りで死ぬ。

陽邪の気が大いに盛んになり、脳を消して後頚部に留まったものを脳爍と呼ぶ。その患者の顔色は楽しくなく、後頚部が針で刺すように痛い。それで煩悶する患者は死ぬ。治療できない。

肩と上腕にできたオデキを疵癰と呼ぶ。そのオデキが赤黒ければ、すぐに治療する。これは人に足まで汗をかかせるが、五臓を害することはない。オデキができて四〜五日ほどで施灸する。

腋下にできた赤くて堅いオデキを米疽と呼ぶ。三稜鍼で治療するが、細くて長い鍼がよい。まばらに点刺し、豚の白身脂を塗れば六日で治る。ガーゼや包帯で覆う必要はない。そのオデキが堅くて潰れなければ、馬刀挟瘻と呼ばれるリンパ結核なので、いそいで治療する。

＊馬刀挟瘻とは、馬刀が腋下のリンパ結核、挟瘻は頚部リンパ結核。

胸にできたオデキを井疽と呼ぶ。その状態は大豆のようで、三〜四日で盛り上がる。早く治療しなければ癰毒が下の腹部へ入るが、そうなると不治で、七日で死ぬ。

前胸部である膺にできたオデキを甘疽と呼ぶ。色が青く、青いこと未熟な黄カラスウリの果実のようである。必ず悪寒発熱して苦しむので、すぐに治療して寒熱を取り去る。治療しなければ十年後に死に、死んだ後で膿が出る。

脇にできたオデキを敗疵と呼ぶ。敗疵は女子の病である。長びけば、その病は大癰膿となり、オデキの中、大きさが赤小豆ぐらいの肉（ポリープ）が生じている。治療法は、菱の実とレンギョウの根を一升ずつ切り刻み、一斗六升の水で煮て、煮詰まったものを三升取り、無理やり飲む。さらに厚着して釜の上に座り、足まで汗が出れば治る。

＊原文「灸之」は「久之」の誤り。この文章は順序として「女子之病也。其中乃有生肉、大如赤小豆。久之、其病大癰膿。治之、剉菱翹草根各一升」とすべきで、「女子の病である。オデキの中には肉があり、大きさは赤小豆ぐらい。長引けば病が大きくなって化膿する。その治療には、菱の実とレンギョウの根を一升ずつ削り」となる。原文の順序が乱れている。

股や脛にできたオデキを股脛疽と呼ぶ。その状態は余り変化がないが、オデキが化膿して骨まで達する。すぐに治療しなければ三十日で死ぬ。

尻にできたオデキを鋭疽と呼ぶ。その状態は、赤くて堅くて大きい。すぐに治療する。治療しなければ三十日で死ぬ。

大腿内側にできたオデキを赤施と呼ぶ。すぐに治療しなければ六十日で死ぬ。両股の内側にオデキがあれば不治で、十日で死ぬ。

膝にできたオデキを疵癰と呼ぶ。その形状は大きく、オデキの色は皮膚と同じ。悪寒発熱して堅ければ、三稜鍼で点刺して排膿するな。点刺して排膿すれば死ぬ。オデキが柔らかくなったあと、三稜鍼で点刺して排膿すれば生きる。

さまざまなデキモノが脊柱にでき、それと内臓の分節が対応していれば治療できない。陽腑と対応する脊柱にあれば百日で死に、陰臓と対応する脊柱にあれば三十日で死ぬ。

＊節を馬蒔は「関節である」と言い、関節の伸側を陽、屈側が陰という。張志聰は「節とは椎体であり、相応とは五臓と対応することである」と述べている。張志聰説を採用した。手足の関節は後でも述べられている。

脛にできたオデキを兎齧と呼ぶ。その形状は赤く、骨にまで達する。すぐに治療する。治療しなければ人を害する。

内踝にできたオデキを走緩と呼ぶ。その形状はオデキだが、皮膚と同じ色である。何度も患部を点刺して、その悪寒発熱が止まれば死なぬ。

足の上下にできたオデキを四淫と呼ぶ。その形状は大きなオデキであり、すぐに治療する。そうでないと百日で死ぬ。

足の縁にできたオデキを厲癰と呼ぶ。その形状は大きくなく、最初は小指ぐらいである。すぐに治療して、その黒い部分を除く。それが消えなければ徐々に不治となり、百日で死ぬ。

足指にできたオデキを脱癰と呼ぶ。その形状が赤黒ければ死に、不治である。赤黒くなければ死なない。オデキが好転しなければ、すぐにオデキを切る。そうしなければ死ぬ」

＊このあたりに書かれたものは、糖尿病の末期のようだ。

黄帝「先生の言う癰と疽は、どのように違うのか？」
岐伯「営衛が経脈の中で滞れば、血が渋滞して循行せず、循行しなければ、そこに衛気が付随して流れず、そこに堆積して循行できないので、衛気の陽気が溜って発熱する。高熱が止まらなければ、熱が高くなって肉が腐り、肉が腐れば膿となる。しかし膿が骨髄まで深く達しないので、骨髄が焦げて枯れることもなく、五臓が傷付くこともないが、それを癰という」
黄帝「では疽とは？」
岐伯「熱気が盛んになって、その熱が肌肉まで達し、筋や髄が枯れ、体内では五臓に達する。血気が尽き、そのオデキが深く筋骨まで達し、良い肉が全く残っていない。だから疽という。疽は、覆っている皮膚が黒紫で光沢がなく、牛頚の皮のように堅い。癰は、覆っている皮膚が薄くてテカテカしている。それが疽と癰の証候の違いである。」

＊『素問』や『霊枢』で使われている「泣」は、「沍」の異体字。
牛の頚の皮膚は柔らかそうだが、当時の牛は鼻輪でなく首輪を付けていたようなので、擦れてザラザラになっていた。つまり、癰はオデキで膿が溜まり、疽は壊疽で血管が詰まったもののようだ。糖尿病の末期に足が壊疽になる。

【著者】 淺野　周（あさの　しゅう）中国医学翻訳家　鍼灸師（北京堂鍼灸）

出版書籍

『完訳鍼灸大成』『刺鍼事故』『最新鍼灸治療165病』『美容と健康の鍼灸』『頭皮鍼治療のすべて』『火鍼マニュアル』『超初心者用・鍼灸院治療マニュアル』（三和書籍）『全訳経絡学』『全訳中医基礎理論』『全訳中医診断学』『全訳鍼灸治療学』『全訳鍼法灸法学』『全訳鍼灸医籍選』『実用急病鍼灸学』『鍼灸院開業マニュアル』『鍼灸院開業マニュアルDVD Ⅰ・Ⅱ』（たにぐち書店）『鍼灸学釈難』『経外穴110選』『鍼灸実技71選』『急病の鍼灸治療』『難病の鍼灸治療』（源草社）『刺血療法（共著）』（緑書房）

略歴

1956年　島根県生まれ　1985年　学生時代に三寸三番を使った大腰筋刺鍼を開発
1987年　明治東洋医学院鍼灸科卒　1990年　北京中医学院針推系進修生終了
1990年　八東郡東出雲町にて自宅で北京堂を開業
1992年　松江北京堂を開業　翌1993年閉店　1995年　北京留学　翌1996年帰国
1997年　北京堂西川津店を開業　2001年閉店
1998年　北京堂ホームページを開設　治療法を公開
2004年　北京堂沼袋店を開業　2006年　北京堂生麦店を開業
2009年　北京堂松江店を開業　2010年　北京堂仙川店を開業
2011年　北京堂京都店を開業　2013年　北京堂綾瀬店を開業
このあとも続々と鍼灸院を開業させている。

東洋医学概論の解説書

図説・霊枢　現代語訳（鍼経）

2018年8月27日　第1版第1刷発行　　著者　淺野　周

発行者　高橋　考
発行所　三和書籍
〒112-0013　東京都文京区音羽2-2-2
TEL 03-5395-4630　FAX 03-5395-4632
info@sanwa-co.com
http://www.sanwa-co.com
ISBN978-4-86251-318-2 C3047
印刷所／製本　中央精版印刷株式会社

近日発売予定

Sanwa co.,Ltd.

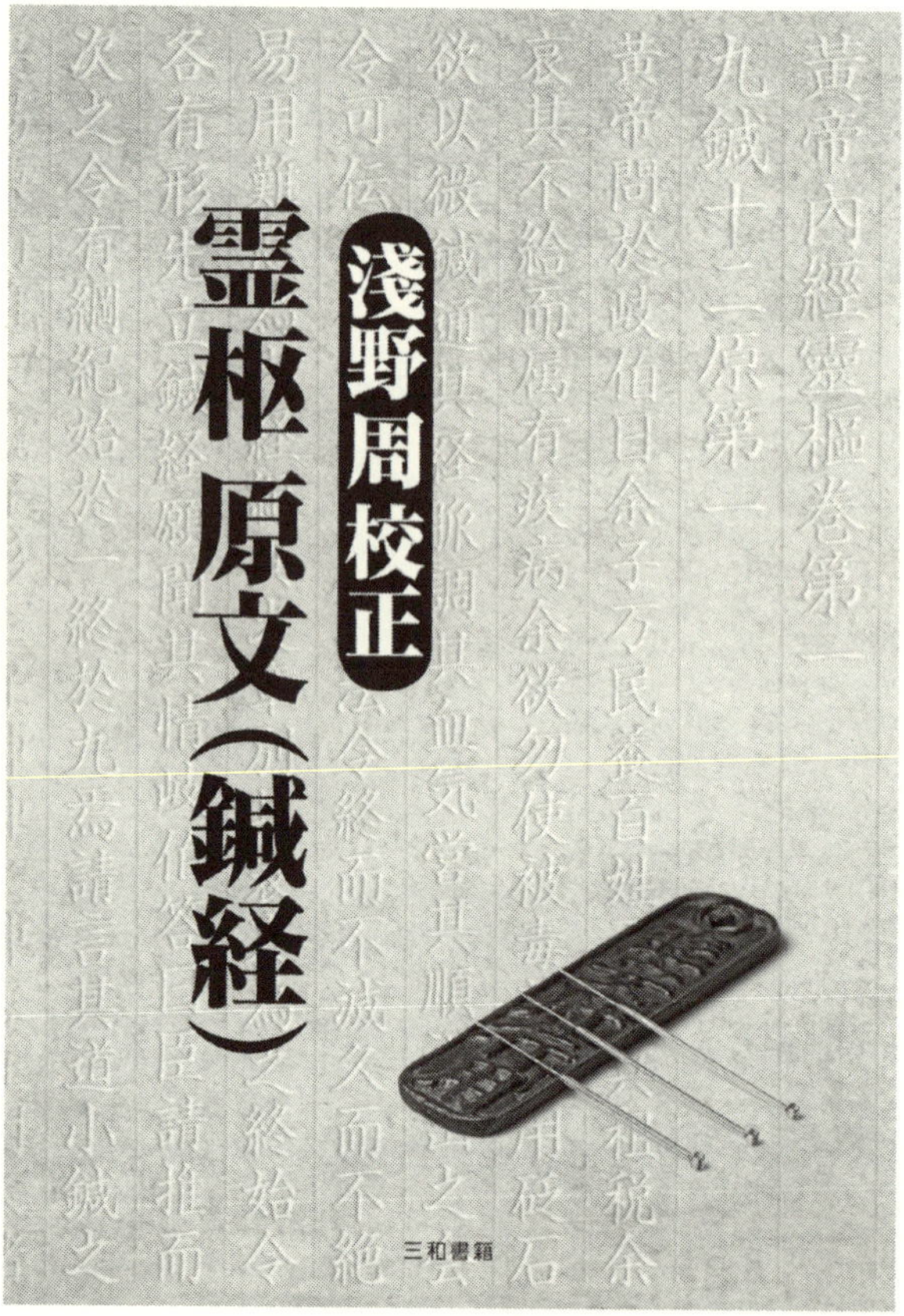

淺野 周 校正　霊枢 原文（鍼経）

淺野周 訳

A5判／並製／166頁　本体2,800円＋税

まだ紙がない時代に書かれた『霊枢』を歴代の鍼灸家たちが、正しいと思われる文字や順序を解明し書き改めてきました。そのため、複数冊の『霊枢』が存在しています。『霊枢』の翻訳書は日本にも存在します。しかし原文は少ないということで、原文も出版することになりました。翻訳本は、訳者によって解釈が異なるため、原文を参考にして、翻訳本を見比べてみることができます。